Reine Arzneimittellehre

Von Dr. med. Samuel Hahnemann

Unveränderter Nachdruck der Ausgabe letzter Hand

Band 4

5. Nachdruck

Karl F. Haug Verlag · Heidelberg

CIP-Titelaufnahme der Deutschen Bibliothek

Hahnemann, Samuel:
Reine Arzneimittellehre / von Samuel Hahnemann. –
Unveränd. Nachdr. d. Ausg. letzter Hand, Studienausg. /
mit e. Einf. von Klaus-Henning Gypser. – Heidelberg : Haug.
  ISBN 3-7760-1059-2 kart.
  ISBN 3-7760-0515-7 Hldr.

Unveränd. Nachdr. d. Ausg. letzter Hand, Studienausg. /
mit e. Einf. von Klaus-Henning Gypser
Bd. 4. – 5. Nachdr. - 1991

© 1979 Karl F. Haug Verlag GmbH & Co., Heidelberg
Alle Rechte, insbesondere die der Übersetzung in fremde Sprachen, vorbehalten. Kein Teil die
Buches darf ohne schriftliche Genehmigung des Verlages in irgendeiner Form – durch Photoko
Mikrofilm oder irgendein anderes Verfahren – reproduziert oder in eine von Maschinen, insbesond
von Datenverarbeitungsmaschinen, verwendbare Sprache übertragen oder übersetzt werden.
All rights reserved (including those of translation into foreign languages). No part of this book may
reproduced in any form – by photoprint, microfilm, or any other means – nor transmitted or transla
into a machine language without written permission from the publishers.

1. Nachdruck 1955
2. Nachdruck 1979
3. Nachdruck 1983
4. Nachdruck 1989
5. Nachdruck 1991

Titel-Nr. 2059 · ISBN 3-7760-1059-2
Gesamtherstellung: Weihert-Druck GmbH, 6100 Darmstadt

Reine

Arzneimittellehre,

von

Samuel Hahnemann.

Vierter Theil.
Zweite, vermehrte Auflage.

Dresden, 1825,
in der Arnoldischen Buchhandlung

I.

Eine Erinnerung.

So lange genaue Beobachtung, unermüdete Forschung und sorgfältige Vergleichung nicht dahin gelangt ist, der bei Menschen vorkommenden, unglaublichen Menge von Krankheitserscheinungen und Krankheitsfällen, welche die Natur immerdar verschieden und höchst abweichend hervorzubringen scheint, wirklich festständige Urübel nachweisen zu können, so lange ist es offenbar, dafs jede einzelne Krankheitserscheinung, so wie sie sich zeigt, nach dem Umfange der sich in jedem Falle zeigenden Symptome homöopathisch behandelt werden müsse, wodurch sie alle doch unendlich besser beseitigt werden, als nach allem bisherigen Cur-Schlendriane des gemeinen Arztwesens.

Die bisherige Arzneischule wähnte, mit der Cur jener grossen Verschiedenheit von Krankheitserscheinungen am leichtesten dadurch fertig werden zu können, dafs sie eine Reihe von Krankheitsformen eigenmächtig auf dem Papiere festsetzte, welche alle am Krankenbette vorkommenden Krankheitsfälle vorstellen und in sich begreifen sollten. Die Aerzte nannten dieses ihr Machwerk Pathologie.

Da sie die Unmöglichkeit vor sich sahen, jeden Krankheitsfall nach seiner Eigenheit hülfreich behandeln zu können, glaubten sie, aus jener anscheinend unübersehlichen Menge abweichender Krankheitserscheinungen, welche die Natur hervorbringt, einige Uebelseynszustände, in denen sich ein oder das andre gröfsere Symptom öfterer in Aehnlichkeit antreffen läfst, als Grundformen herausheben und sie mit allgemeinen, nicht selten bei Krankheiten vorkommenden Zufällen ausgestattet und mit eignen Namen belegt, als ständige, sich gleich bleibende, abgeschlossene Krankheiten aufstellen zu müssen. Diese von ihnen fabricirten Krankheitsformen zusammen gaben sie dann für den Inbegriff der ganzen Krankheitswelt, für die **Pathologie** selbst aus, **um doch wenigstens für diese ihre erkünstelten Gebilde besondre Curpläne festsetzen zu können**, die man dann als **Therapie** zusammenstellte.

So machte man aus der Noth eine Tugend, bedachte aber nicht, was aus dieser Unnatur für Unheil entstehen müsse, bedachte nicht, dafs diese der Natur Gewalt anthuende Willkürlichkeit, durch tausendjährige Fortführung verjährt, endlich für ein symbolisches, unverbesserliches Werk*) gehalten werden würde.

---

*) Nur Schade, dafs dieser süfse Traum verschwindet, wenn man die vielerlei Pathologieen mit ihren abgeänderten Namen und abweichenden Krankheitsbeschreibungen, wenn man die 150 Fieberdefinitionen und die so sehr verschiedenen Curarten in den mancherlei Therapieen ansieht, die alle gleichen Anspruch auf Untrüglichkeit machen. Wer hat nun unter diesen allen Recht? Merkt man da nicht die Naturwidrigkeit, Unächtheit und Apokryphie aller?

5

Wer dann als Arzt gerufen in dem Falle war,
am Krankenbette, wie die Kunst forderte, zu über-
legen, an welcher namentlichen Krankheit der Pathologie sein Kranker leide, musste bei mehren
Symptomen, die die Pathologie unter dieser Form
angegeben, weil sie bei seinem Kranken sich nicht
fanden, doch annehmen, dafs sie nur zufällig hier
nicht vorhanden, und wohl da seyn könnten,
wenn sie auch nicht da wären — die übrigen, oft
sehr zahlreichen und wichtigen Beschwerden und
Zufälle aber, woran der Kranke eben wirklich litt,
die aber in der Definition des Krankheitsnamens im
pathologischen Buche nicht zu finden waren, musste
er, so befahl's die Kunst, für unwesentlich, für
zufällig, für unbedeutend, gleichsam für wilde,
unartige Ausschöfslinge (Symptome von Symptomen)
annehmen, die nicht zu berücksichtigen wären.

Nur durch solches, unerhört eigenmächtiges An-
flicken an den wirklichen Krankheitszustand und eben
so eigenmächtiges Wegschneiden davon, gelang es
der schulgerechten Willkür, die Reihe von Krankheiten, wie sie in der Pathologie aufgestellt sind,
zu verfertigen, und in der Praxis dem Kranken eine
der Krankheiten aus dieser Pathologie anzudemonstriren,
woran die Natur bei seiner Erkrankung nie gedacht
hatte.

„Was kümmert uns," sprechen die Arzneileh-
rer und ihre Bücher, „was kümmert uns die Anwe-
„senheit der mancherlei sonst noch an dem Krank-
„heitsfalle zu findenden, verschiednen Symptome,
„oder die Abwesenheit der etwa fehlenden? Solche
„empirische Kleinigkeiten darf der Arzt nicht achten;
„sein praktischer Blick, das Eindringen seines gei-

„stigen Auges*) in die innere Natur des Uebels ent-
„scheidet gleich bei der ersten Ansicht des Kranken,
„was ihm fehle, mit welcher pathologischen Krank-
„heitsform der Arzt es zu thun, und mit welchem
„Namen er es also zu belegen habe, und seine The-
„rapie sagt ihm, was für Recepte dagegen zu ver-
„schreiben sind."

So wurden die aus dem Menschenwerke, Pathologie genannt, auf den Kranken lege artis übertragenen und ihm angedichteten Krankheits-Trugbilder fertig, die es dem Arzte so leicht machten, stehenden Fufses aus seinem Gedächtnisse ein Paar Recepte hervorzurufen, die die klinische Therapie (des Recepttaschenbuches) für diesen Namen schon zusammengesetzt vorräthig hält.

Aber wie konnten die Recepte für diese Krankheitsnamen entstehen? Welche göttliche Offenbarung gab sie so unmittelbar ein?

Lieber! Es sind theils Formeln von einem vornehmen Praktiker bei diesem oder jenem Krankheitsfalle, dem auch er eigenmächtig diesen Namen aus der Pathologie zugeschrieben hatte, aus mancherlei, ihm dem Namen nach wohl bekannten, Ingredienzen in seinem Kopfe zusammengewürfelt, und mit derjenigen wichtigen Kunst, die man **Receptirkunst** (artem formulas concinnandi recteque con-

---

*) Welcher, nicht in Verklärung (clairvoyance) manipulirte, ehrliche Mann könnte, sich wohl rühmen, ein geistiges Auge zu besitzen, das durch Fleisch und Bein hindurchdränge in das, nur dem Menschenschöpfer selbst verständliche, innere Wesen der Dinge, wofür der Sterbliche keinen Begriff, keine Sprache haben würde, wenn sie ihm auch dargelegt werden könnten? Erreicht ein solches Vorgeben nicht den Gipfel prahlerischer Charlatanerie und lügenhaften Blendwerks?

cipiendi) nennt, in eine elegante Form gebracht,
wodurch wenigstens den Forderungen der chemischen
Schicklichkeit und der pharmaceutischen Observanz,
wenn auch nicht dem Wohle des Kranken, Genüge
geleistet ward; — ein oder mehre Recepte dieser
Art für den benannten Fall, wobei der Kranke wenigstens
nicht starb, sondern sich, seiner guten
Natur und dem Himmel sey Dank! nach und nach
wieder erholte. Also Recepte, aus den Schriften namhafter
Praktiker entnommen. Theils sind es Formeln,
welche auf Verlangen eines Verlegers, welcher
wohl wufste, wie herrlich Recepttaschenbücher im
Buchhandel abgehen, von einer in seinem Solde stehenden
gutwilligen Seele, die in arte formulas concinnandi
taktfest geübt war, oben in einem Dachstübchen
rein weg für die pathologischen Namen fabricirt
wurden, nach Anleitung der Tugenden, welche
die materiae medicae, lügenhaften Andenkens,
den einzelnen Arzneisubstanzen freigebig zugetheilt
haben.

Fand der Arzt jedoch die Krankheit bei seinem
Patienten einer der pathologischen Krankheitsformen
allzuwenig entsprechend, als dafs er ihr einen solchen
bestimmten Namen hätte beilegen können, so
stand es ihm frei, nach seinen Büchern, dem Uebel
einen fernern und verborgnen Ursprung zu ertheilen,
um hierauf (auf diese Erdichtung hin) eine Cur einzurichten.
Da ward, wenn der Kranke vor Zeiten
einmal Kreuz- und Rückenschmerzen (gleich viel,
welche?) gehabt hatte, die Krankheit frischweg für
versteckte oder da oder dorthin getretene Hämorrhoiden,
— wenn er einen gespannten Unterleib, schleimige
Excremente, mit Heifshunger abwechselnde
Appetitlosigkeit, auch wohl nur Jücken in der Nase

gehabt hatte, für eine Wurmkrankheit, oder wenn
er zuweilen Schmerzen (gleichviel, welche?) in den
Gliedmafsen hatte, sein Uebel für versteckte, auch
wohl unreife Gicht ausgegeben, und so auf die angebliche
innere Krankheitsursache los curirt. Fanden
sich Anfälle von Schmerzen im Unterleibe, so
mufsten Krämpfe daran Schuld seyn; stieg das Blut
oft nach dem Gesichte, oder blutete die Nase, so
war der Kranke entschieden allzu vollblütig; magerte
der Kranke bei den Curen, wie natürlich, sehr ab,
so mufste gegen Auszehrung gearbeitet werden; war
er dabei empfindlich von Gemüthe, so war Nervenschwäche
zu bekämpfen; litt er an Husten, so war
versteckter Katarrh, auch wohl ein Ansatz zur Lungensucht
im Hinterhalte; der Kranke müfste denn
in der rechten Bauchseite zuweilen Schmerzen empfinden,
oder auch nur im rechten Schulterblatte,
da würde ohne Zweifel eine heimliche Leberentzündung,
oder verborgene Verhärtung derselben angenommen
werden müssen. Einem alten Hautausschlage
oder einem Schenkelgeschwür müsste, um eine Cur
drauf zu richten, theils eine Flechtenschärfe, theils
ein Skrophelgift angedichtet werden, so wie einem
langwierigen Gesichtsschmerze billigermafsen ein
Krebsgift. Hatte man aber nun bald diesen, bald
jenen, durch Vermuthung gebornen, innern Krankheitszustand
nach den klinischen Büchern vergeblich
durchcurirt, dann blieb, wenn auch die **unbestimmter
Weise für alles helfen sollenden**
mineralischen Bäder bereiset worden waren, nichts
übrig, als die von dem weiland hochberühmten
Kämpf ersonnenen Infarcten des Unterleibes und
seine Verstopfungen in den feinsten Gefäfsen dieses
Theils anzunehmen, und mit dessen widersinnig
gemischten Kräuterbrühen, zu Hunderten in die dik-

ken Gedärme eingespritzt, auf Kämpf's Seele hin, so weit zu quälen, bis er genug habe.

Da konnte es freilich, bei so leicht zu erträumenden Vermuthungen, dem Himmel sey Dank, nie an Curplänen fehlen, womit sich die Leidenstage des Kranken ausfüllen liefsen (denn Recepte giebt es ja die Fülle für alle Krankheitsnamen); so weit sein Beutel, seine Geduld, oder seine Lebensdauer zureichen wollten.

„Doch, nein! wir können noch gelehrter und scharfsinniger zu Werke gehen, und die Uebel, wovon das Menschenkind befallen wird, in der Tiefe und Verborgenheit abstracter Lebensansichten aufsuchen und conjecturiren, ob hier die Arteriellität, die Venosität, oder die Nervosität, ob die Sensibilität, die Irritabilität oder die Reproduction an dem Mehr oder Weniger leide (denn die qualitativen unendlichen Verschiedenheiten, an denen diese drei Aeufserungen des Lebens leiden können und mögen, berühren wir geflissentlich nicht, um uns der Last des Erdenkens und Vermuthens nicht noch mehr auf den Hals zu laden); wir rathen blofs, ob diese drei (Lebensflächen) Dimensionen entweder deprimirt, oder zu hoch gespannt seyen. Leidet die erstre, zweite oder dritte Dimension, nach unserm Bedünken, an einer der beiden Arten des Zu-hoch oder Zu-niedrig, so können wir dagegen dreist manövriren, nach dem Schema der neuen chemiatrischen Secte, die sich aussann, „dafs nur Stickstoff, Wasserstoff und Kohlenstoff die „Seelen der Arzneien, d. i. das einzig Wirksame „und Heilbringende in ihnen seyen; dafs ferner Koh„lenstoff, Stickstoff und Wasserstoff die Irritabilität, „die Sensibilität und das reproductive System, folg„lich (wenn die Prämissen richtig sind) das ganze

„Leben nach Gefallen regieren und auf- und nieder-
„schrauben (potenziren und depotenziren), folglich
„alle Krankheiten heilen könnten" — Schade nur,
dafs sie noch uneins sind, ob die äufsern Einflüsse
durch ihre Gleichheit oder ihren Gegensatz mit
den Stoffen des Organism's wirken!"

Damit aber auch die Arzneien diese Stoffe, welche sie, so viel man sich erinnern kann, bisher nicht besafsen, nun auch wirklich bekämen, so wurden sie ihnen sämmtlich am Schreibepulte in den Feierabendstunden förmlich angedichtet, und in einer eigens dazu erschaffenen Materia medica decretirt, was jene Arzneisubstanz an Kohlenstoff, Stickstoff und Wasserstoff von nun an enthalten solle.

Läfst sich wohl die ärztliche Willkür weiter treiben, oder mit Menschenleben frevelhafter spielen?

Aber wie lange soll diefs unverantwortliche Spiel mit Menschenleben noch dauern?

Soll etwa nach 2300jähriger Dauer dieses verbrecherischen Verfahrens, auch jetzt noch nicht, wo doch die ganze Menschheit auf dem Erdboden zu erwachen scheint, um mächtig nach ihren Rechten zu greifen, auch jetzt noch nicht der Tag der Erlösung für die leidende Menschheit anbrechen, welche bis daher von Krankheiten gequält, noch dazu mit vernunftlos gegen Krankheitstrugbilder gerichteten Arzneien ohne Zahl und Maafs gemartert ward nach der verwildertsten Phantasie auf ihre uralte Zunft stolzer Aerzte?

Soll das schädliche Gaukelspiel des Cur-Schlendrians auch jetzt noch fortdauern?

Sollen die Bitten des Kranken, die Erzählung seiner Leiden anzuhören, ohne ein Menschenherz zweckmäfsig auf sich aufmerksam zu machen, ungehört von Menschenbrüdern, in der Luft verhallen?

Oder sollten die so auffallend verschiednen Klagen und Beschwerden jedes einzelnen Kranken etwas anders, als seine eigenthümliche Krankheit bedeuten? Worauf sonst sollte diese deutliche Sprache der Natur, die in so sehr abweichenden Zufällen des Kranken in angemessenen Ausdrücken laut wird, worauf sonst sollte sie hindeuten, als dem theilnehmend aufmerksamen Arzte den Leidenszustand so kenntlich als möglich zu machen, um ihm so selbst die feinsten Abweichungen dieses Krankheitsfalles von jedem andern vernehmlich unterscheiden zu lassen?
Sollte die allgütige, auf unsre Erhaltung so allmächtig hinstrebende Natur durch ihre höchst weise, einfache und wunderbare Veranstaltung, den Kranken in den Stand zu setzen, seine so mannichfach abgeänderten Gefühle und krankhaften Thätigkeiten dem Beobachter durch Worte und Zeichen an den Tag zu legen, ihn so ganz vergeblich und zwecklos hiezu befähigt haben und nicht zur klaren Bezeichnung seines Leidenszustandes, der einzig möglichen, die sich denken läfst, wenn der Krankheitserkenner nicht irren sollte? Die Krankheit als Eigenschaft kann ja nicht selbst reden, sich nicht selbst erzählen; der daran leidende Kranke allein kann seine Krankheit aussprechen durch die mancherlei Zeichen seines Uebelbefindens, die Beschwerden, die er fühlt, die Zufälle, die er klagen kann, und das Veränderte, was an ihm durch die Sinne wahrzunehmen ist. Und diefs Alles will die Afterweisheit der gemeinen Aerzte kaum des Anhörens werth achten; es, selbst angehört, für unbedeutend, für empirisch und von der Natur als sehr ungelehrt ausgedrückt, ihren pathologischen Büchern nicht angemessen und defshalb in ihren Kram nicht taugend ausgeben, dafür aber ein Figment ihres Schul-Aber-

witzes als Bild vom innern (nie erforschlichen) Zustande der Krankheit erdichten, diefs lügenhafte pathologische Trugbild in ihrem Irrsinne an die Stelle treu und wahr durch die Natur gezeichneten, individuellen Zustandes des jedesmaligen Krankheitsfalles setzen, und gegen diefs (durch den sogenannten praktischen Blick) erhaschte Traumbild der Phantasie die arzneilichen Waffen richten?

Und welche Waffen? In grofsen Gaben Arzneien, das ist, wohl zu merken, kraftvolle Substanzen, welche, wo sie nicht helfen können, dem Kranken schaden müssen und wirklich schaden (da die eigne und einzige Natur aller Arzneien in der Welt in ihrer Fähigkeit besteht, mit dem lebenden, empfindlichen Körper in Berührung gebracht und eingenommen, ihn krankhaft umzustimmen, jede auf eine besondre Art), welche folglich den Kranken noch kränker machen müssen, wenn sie nicht auf das sorgfältigste, mit ihrer Eigenschaft auf den Krankheitszustand passend, zur gewissen Hülfe gewählt worden sind! Diese an sich schädlichen, oft sehr schädlichen (blofs im geeigneten Falle dienlichen), nach ihrer eigenthümlichen, wahren Wirkung ungekannten Substanzen werden so blindhin ergriffen, oder nach Geheifs des Lügenbuchs, Materia medica genannt, das ist mifsgekannt und nach ihrer wahren, eigenthümlichen Wirkung ungekannt, wie aus dem Glücks- oder Unglücksrade gezogen, untereinander gemischt (wenn man das Gemisch nicht schon fertig aus dem Recepttaschenbuche abschrieb), um den schon an sich leidenden Kranken mit diesem barbarischen Mischmasche voll ekelhaften Geruchs und Geschmacks (alle Stunden einen Efslöffel voll!) noch ärger zu martern. Zu seinem Heile? O Gott! nein, zu seinem Nachtheile. Ein so in allen Stunden höchst natur- und wahrheitwidriges Verfahren muſs sichtbare Verschlimmerung seines Zustandes allgewöhnlich hervorbringen, Verschlimmerung, die dem unwissenden Kranken für Bösartigkeit der Krankheit ausgelegt wird. Armer, Unglücklicher! was sollen die nach Willkür der herrschenden Arzneischule zusammengerafften, wie aus der Luft gegriffenen, am unpassenden Orte so kräftig schädlichen Substanzen anders thun, als Böses schlimmer machen?

Und in diesem menschenverderblichen Sinne wollte man fortfahren, der zur deutlichen Kunde gekommenen, laut erschollenen Wahrheit zum Trotze fortfahren, weil's bisher, seit undenklichen Zeiten, so eingeführt sey, die leidenden Menschen auf diese unverständige Weise für ihr baares Geld methodice zu quälen? zu ihrem Schaden!

Welches Menschenherz, was auch nur noch den kleinsten Funken von Gotteswarnung im Busen fühlt, möchte vor diesem Greuel nicht erbeben?

Vergebens, vergebens suchst du die laut werdende, fürchterliche Stimme des unbestechlichen Richters im Gewissen, das heilige Gottesgericht in deiner linken Brust durch die erbärmliche Ausflucht, daſs es die Uebrigen auch so machen, und es seit undenklichen Zeiten nun einmal so eingeführt sey, zu beschwichtigen, und durch atheistischen Scherz, wilde Lüste und Vernunft benebelnde Becher voll geistiger Getränke zu übertäuben. Der Heilige, der Allmächtige lebt, und mit ihm seine ewig unveränderliche Gerechtigkeit!

*   *   *

Da die innern Vorgänge und Verrichtungen im lebenden menschlichen Organism nicht angeschaut, und so lange wir nur Menschen und nicht Gott selbst sind, von uns weder im gesunden, noch im kranken Zustande innig erkannt werden können, und eben defshalb jeder Schlufs vom Aeufsern auf's Innere trüglich ist, die Krankheits-Erkenntnifs auch weder ein metaphysisches Problem seyn kann, noch in der Phantasie erträumt werden darf, sondern reine Erfahrungssache der Sinne ist, indem die Krankheit, als Erscheinung, blofs durch Beobachtung wahrgenommen werden kann; so sieht jeder Unbefangene leicht, dafs, da die sorgfältige Beobachtung jeden Krankheitsfall in der Natur*) verschieden findet, kein aus der menschlichen Pathologie, die die Krankheiten als sich gleichbleibend erdichtet, entlehnter Name den in der Wirklichkeit so abweichenden Krankheitszuständen angeheftet werden darf, und dafs es überhaupt fast keine hypothetische Vorstellung geben kann, die wir uns von irgend einer Krankheit machen möchten, welche nicht eingebildet, trüglich und unwahr wäre.

Die Krankheiten sind nichts Andres, als Aenderungen des gesunden, regelmäfsigen Befindens, und da diese Aenderung blofs in Entstehung von mancherlei Zufällen, krankhaften Beschwerden und durch die Sinne wahrnehmbaren Abweichungen vom vorigen gesunden Zustande besteht, indem nach Hinwegräumung aller dieser Zufälle und Beschwerden nichts als Gesundheit übrig bleiben kann, so kann es auch für den Arzt keine andre, wahre Ansicht der Krankheiten, um das Cur-Object und was an ihnen

---

*) Die Krankheiten, die von feststständigem Miasm oder stets gleicher Ursache erzeugt werden, ausgenommen.

zu heilen sey, ausfindig zu machen, geben, als die
sinnliche Wahrnehmung der am Kranken zu bemerkenden Befindens - Veränderungen.

Der redliche Arzt also, dessen Gewissen sich
scheut, leichtsinnigen Blicks sich von dem zu heilenden Uebel ein Trugbild zu erdichten, oder es bequem für eine in der Pathologie schon bereit stehende Form auszugeben, dem es mit einem Worte
wirklich Ernst ist, die gegenwärtige Krankheit in
ihrer wahren Eigenthümlichkeit zu erspähen, um
seinen Kranken mit Gewifsheit herstellen zu können,
wird ihn genau mit allen Sinnen beobachten, sich
alle seine Leiden und Zufälle vom Kranken selbst
und den Angehörigen vollständig erzählen lassen und
es schriftlich verzeichnen, ohne etwas weder dazu, noch davon zu thun; dann hat er ein treues,
ächtes Bild von der Krankheit, und mit demselben
eine genaue Kenntnifs alles dessen, was an ihr zu
Heilendes und Hinwegzunehmendes ist; er hat eine
wahre Kenntnifs von seiner Krankheit.

Da nun Krankheiten nichts, als Aenderungen des
gesunden, regelmäfsigen Befindens seyn können, und
jede Umänderung eines gesunden Menschenbefindens
Krankheit ist; so kann auch Heilung nichts Anderes,
als Umänderung des regelwidrigen Befindens zum
regelmäfsigen und gesunden seyn.

Wenn also, wie Niemand leugnen kann, Arzneien die Mittel zur Heilung der Krankheiten sind,
so werden sie auch die Kraft haben müssen, das
Befinden des Menschen umzuändern.

Indem es nun keine Umänderung des gesunden
Befindens geben kann, als die, dafs der Gesunde
krank werde, so müssen auch die Arzneien, weil
sie die Kraft zu heilen, folglich das Befinden des
Menschen, also auch des gesunden Menschen, um-

zuändern besitzen, bei ihrer Einwirkung auf den
Gesunden, mancherlei Zufälle, krankhafte Beschwerden und Abweichungen vom gesunden Zustande hervorbringen.

Vorausgesetzt nun, was gleichfalls Niemand
leugnen kann, dafs beim Heilen das Hauptgeschäft
des Arztes im Vorauskennen derjenigen Arznei besteht, welche mit möglichster Gewifsheit die Heilung erwarten läfst, so mufs er, da Heilung durch
Arzneien blofs durch Befindensveränderung erfolgt,
hauptsächlich vorauswissen, was die einzelnen Arzneien im Befinden des Menschen ändern können,
ehe er eine derselben zum Eingeben wählt, wenn
er sich nicht einer verbrecherischen Unbesonnenheit
und eines unverzeihlichen Angriffs auf Menschenleben
schuldig machen will; — denn wenn jede kräftige
Arznei schon Gesunde krank macht, so mufs ungekannt gewählte, folglich unpassende Arznei den
Kranken nothwendig kränker machen, als er war.

Das eifrigste Streben eines der Hülfe in Krankheiten sich Widmenden (eines Arztes) mufs daher
vor allen Dingen auf die Vorkenntnifs derjenigen
Eigenschaften und Wirkungen der Arzneien gerichtet
seyn, mittels deren er die Heilung oder Besserung
der einzelnen Krankheitsfälle mit möglichster Gewifsheit vollführen könne, das ist, er mufs, ehe er
das Arztgeschäft beginnt, sich vorher genau unterrichtet haben, welche besondre Befindensveränderungen im Menschen die einzelnen Arzneien bewirken, um in jedem Krankheitsfalle die zur Heilung angemessenste Befindens - Veränderung erzeugende
Arznei wählen zu können.

Nun ist es unmöglich, dafs auf irgend eine
Weise in der Welt die Menschenbefindens - Veränderungen, welche Arzneien zeigen könnten, reiner,

gewisser und vollständiger erkannt und wahrgenommen werden könnten, als bei Einwirkung der Arzneien auf gesunde Menschen; ja es läfst sich nicht einmal ein Weg denken, auf welchem es, aufser diesem, möglich wäre, auch nur etwas weniges Deutliches von den wahren Veränderungen in Erfahrung zu bringen, die sie im Befinden des Menschen erzeugen möchten. Denn was sie auf chemische Gegenwirkungsmittel äufsern, legt blofs chemische Eigenschaften, ohne Bedeutung für den lebenden Organism der Menschen, an den Tag. Was sie Thieren eingegeben, in diesen für Veränderungen erregen, lehrt blofs, was sie in diesen, jedes besondrer Natur gemäfs, zu verändern vermögen, nicht aber, was sie auf den ganz verschieden organisirten, und mit einem sehr abweichenden Geistes - und Empfindungsvermögen ausgestatteten Menschen wirken würden. Selbst in Menschenkrankheiten eingegeben, um hier etwa ihre Wirkungen zu erfahren, können die Symptome, welche die Arzneien da eigenthümlich und allein hervorbrächten, nie deutlich in dem Gewühle der schon vorhandnen Krankheitssymptome erkannt, nie rein ausgeschieden werden, so dafs man erführe, welche von den entstandnen Veränderungen der Arznei, oder welche der Krankheit zuzuschreiben wären. Daher kein Wort von der Erkenntnifs der wahren, reinen Wirkungen der einzelnen Arzneien aus der gewöhnlichen Materia medica, die ihre Fabeln von den Tugenden der Drogen aus dem verwirrten Gebrauche gemischter Arzneien in Krankheiten zusammenraffte, von denen man oft nicht viel mehr Beschreibung, als den ihnen angedichteten pathologischen Namen liest.

Blofs der einfache Naturweg bleibt uns übrig, um deutlich, rein und mit Gewifsheit die Kräfte der

Arzneien auf den Menschen, das ist, die Veränderungen zu erfahren, die sie in seinem Befinden hervorbringen, — der einzig ächte und einfache Naturweg: dafs wir die Arzneien gesunden Menschen eingeben, welche aufmerksam genug sind, an sich wahrzunehmen, was jede einzelne Arznei besonderes Krankhaftes und Verändertes an und in ihnen hervorbringe, und dafs wir diese davon entstandnen Beschwerden, Symptome und Abänderungen ihres Körper- und Geisteszustandes sorgfältig aufzeichnen, als die von dieser Arznei eigenthümlich fortan zu erwartenden Menschenbefindens-Veränderungen, indem während der Wirkungsdauer einer Arznei (wenn grofse Gemüthsstörungen und andre schädliche Einwirkungen von aussen unterbleiben) keine Beschwerde in einem Gesunden entstehen kann, die nicht von der Arznei herrühre, da blofs sie zu dieser Zeit sein Befinden beherrscht.

Von möglichst vielen, einzelnen Arzneien mufs der Arzt die möglich vollständigste Kenntnifs der durch sie an gesunden Körpern rein hervorgebrachten Befindens-Veränderungen vor sich haben, ehe er es wagt, das Wichtigste aller Geschäfte zu unternehmen, einem Kranken, einem unsre heiligste Helferpflicht in Anspruch nehmenden, unser ganzes Mitleid und allen unsern Eifer zu seiner Rettung auffordernden, leidenden Menschenbruder für seine Krankheit Arzneien einzugeben, diese, am unpassenden Orte verordnet, so schädlichen, nicht selten Leben in Gefahr setzenden, fürchterlichen Substanzen.

Einzig so verfährt der redliche Arzt in der bedenklichsten Gewissenssache, die es nur geben kann, in Erwerbung der Kenntnifs der reinen Wirkungen der Arzneien und in Ausspähung des ihm zum Heilen übertragenen Krankheitsfalles nach dem deutlichen Fingerzeige und den lauten Forderungen der Natur, und verfährt auf diesem Wege einzig naturgemäfs und gewissenhaft; gesetzt, er wüfste auch noch nicht, welche durch Arzneien im Gesunden künstlich erregten krankhaften Symptome die Natur zur Tilgung gegebner Symptome in natürlichen Krankheiten bestimmt habe.

Diese Aufgabe kann ihm wiederum weder speculative, apriorische Ergrübelung, noch Träumerei der Phantasie — nein! auch diese kann ihm blofs Versuch, Beobachtung und Erfahrung lösen.

Da zeigt nun nicht etwa eine einzelne Erfahrung, nein, alle sorgfältig angestellten Versuche, Beobachtungen lehren es bis zur Ueberzeugung (jeden Vernünftigen, der sich überzeugen will), dafs blofs diejenige unter den so auf ihre reinen Wirkungen ausgeprüften Arzneien einen gegebnen Krankheitsfall schnell, leicht und dauerhaft in Gesundheit verwandelt, welche in gesunden Menschen ähnliche Krankheitszustände selbst und eigenthümlich erzeugen kann, ja, dafs eine solche ihn nie ungeheilt läfst. An die Stelle der natürlichen Krankheit tritt im Organism die künstliche, etwas stärkere Arzneikrankheit, welche, nun allein das Leben beschäftigend, wegen der Kleinheit der Gabe schnell wieder in ihrer Wirkungsdauer verlöscht, und den Körper ohne Krankheit, das ist, gesund und (homöopathisch) geheilt zurückläfst.

Zeigt uns dann die wohlthätige Natur in der homöopathischen Heilkunst den einzig sichern und untrüglichen Weg, auf welchem wir die Gesammtheit der Zufälle eines Kranken, das ist, seinen ganzen Leidenszustand von Grund aus leicht und dauerhaft hinwegzunehmen*), und ihn so nach Wunsche gesund zu machen vermögen, zeigen uns alle auf diese Art sorgfältig geführte Curen die unfehlbarsten Heilungen; wer könnte wohl noch so verkehrt seyn, und so sehr sein eignes und der Menschheit Bestes vernachlässigen und diesen Weg der Wahrheit und Natur nicht gehen wollen, sondern die nicht zu vertheidigenden, alten, erdichteten Krankheitsphantasmen und Curmethoden beibehalten zum Verderben der Kranken?

Ich weifs wohl, dafs zu Geistesgebrechen gediehene Vorurtheile, die uns schon des grauen Alterthums wegen heilig geworden sind, Heldenmuth erfordern, um sie an uns selbst zu heilen, und dafs eine nicht gemeine Stärke des Geistes dazu gehört, um alle Thorheiten, die unsrer jugendlichen Empfänglichkeit als Orakelsprüche eingepredigt worden waren, aus unserm Gedächtnisse zu vertilgen und gegen neue Wahrheit zu vertauschen.

Doch der Eichenkranz, den uns ein schönes Bewufstseyn darreicht, belohnt solche Selbst-Ueberwindungen tausendfach!

Sieh! werden denn alte, uralte Unwahrheiten zu etwas Besserm — etwa zur Wahrheit — durch ihr bemoofstes Alterthum? Hat denn die Wahrheit, selbst wenn sie erst vor einer Stunde gefunden worden wäre, nicht ihre Ewigkeit in sich? Wird sie etwa durch die Neuheit ihrer Entdeckung zur Unwahrheit? Oder wo giebt es eine Entdeckung oder eine Wahrheit, die nicht anfänglich auch neu gewesen wäre?

*) Nach Hinwegnahme aller seiner Beschwerden, Zufälle und krankhaften Befindensveränderungen kann da wohl etwas Andres übrig bleiben, als ein gesunder Mensch?

II.

Der ärztliche Beobachter.

(Ein Bruchstück.)

Die Beobachtung des Heilkünstlers setzt eine, bei gemeinen Aerzten auch nicht in mittelmäfsigem Grade anzutreffende Fähigkeit und Uebung voraus, die Erscheinungen bei den natürlichen Krankheiten sowohl, als bei den durch Arzneien in ihrer Prüfung am gesunden Körper künstlich erregten Krankheitszuständen genau und treffend wahrzunehmen und mit den passendsten, natürlichen Ausdrücken zu bezeichnen.

Um das an Kranken zu Beobachtende genau wahrzunehmen, muſs man alle seine Gedanken darauf richten, sich gleichsam aus sich selbst setzen, und sich, so zu sagen, an den Gegenstand mit aller Fassungskraft anheften, damit uns nichts entgehe, was wirklich da ist, zur Sache gehört und durch jeden offnen Sinn empfangen werden kann.

Da muſs die dichterische Einbildungskraft, der gaukelnde Witz und die Vermuthung einstweilen verstummen, und alles Vernünfteln, Deuteln und Erklärenwollen muſs unterdrückt bleiben. Der Beobachter ist bloſs da, um die Erscheinung und den Vorgang aufzufassen; seine Aufmerksamkeit allein muſs wachen, daſs ihm von der Gegenwart nicht nur nichts entschlüpfe, sondern dafs auch das Wahrgenommene so richtig verstanden werde, als es wirklich ist.

Diese Fähigkeit, genau zu beobachten, ist wohl nie ganz angeerbt; sie mufs gröfstentheils durch Uebung erlangt, durch Läuterung und Berichtigung der Sinne, das ist, durch strenge Kritik unsrer schnell gefafsten Ansichten der Aussendinge vervollkommnet, und die dabei nöthige Kälte, Ruhe und Festigkeit im Urtheile mufs unter steter Aufsicht eines Mifstrauens in unsre Fassungskraft gehalten werden.

Die hohe Wichtigkeit dieses unsers Gegenstandes mufs Leib und Seele auf die Beobachtung hinrichten und eine vielfach geübte Geduld, von Kraft des Willens gestützt, mufs uns in dieser Richtung bis zur Vollendung der Beobachtung erhalten.

Uns zu dieser Fähigkeit zu erziehen, dient Vertrautheit mit den besten Schriften der Griechen und Römer, um die Geradheit im Denken und Empfinden, so wie die Angemessenheit und reine Einfachheit im Ausdrucke unsrer Empfindungen zu erlangen; es dient hierzu die nachahmende Zeichenkunst, welche unser Auge, und somit auch die übrigen Sinne, schärft und übt, die Gegenstände wahr aufzufassen, und das sinnlich Aufgefafste richtig und rein und ohne Zusatz der Phantasie darstellen lehrt, so wie die Mathematik uns die nöthige Strenge im Urtheile verschafft.

So ausgerüstet wird der ärztliche Beobachter seinen Zweck nicht verfehlen, besonders wenn ihm zugleich die erhabne Würde seiner Bestimmung — als Stellvertreter des allgütigen Vaters und Erhalters, seinen lieben Menschen in schaffender Erneuung ihres durch Krankheit zerrütteten Daseyns zu dienen — unablässig vor Augen schwebt. Er weifs, dafs Be-

obachtungen arzneilicher Gegenstände in lauterer und
heiliger Gemüthsstimmung, wie vor den Augen des
allsehenden Gottes, des Richters unsrer Gedanken,
verfasset und mit redlicher Zustimmung eines zarten
Gewissens niedergeschrieben werden müssen, um sie
der Welt mitzutheilen, in dem Bewufstseyn, dafs
keins unter allen irdischen Gütern eines angestreng-
tern Eifers würdiger ist, als das Leben und die Gesundheit unsrer Nebenmenschen.

Die beste Gelegenheit, unsern Beobachtungssinn
zu üben und zu vervollkommnen, ist bei Versuchen
mit Arzneien an uns selbst. Unter Vermeidung aller
fremdartig arzneilichen Einflüsse und störender Ge-
müthseindrücke bei diesem wichtigen Geschäfte ist
der Prüfer nach Einnahme der Arznei mit aller seiner Aufmerksamkeit auf alle an und in ihm vorge-
henden Befindensveränderungen gespannt, um sie
mit stets wachendem Gefühle und offenen Sinnen
wahrzunehmen und treulich aufzuzeichnen.

Bei Fortsetzung dieser sorgfältigen Aufspürung
aller in und an sich hervorgehenden Veränderungen
erlangt der Beobachter die Fähigkeit, alle, auch
noch so zusammengesetzte, Empfindungen, die er
von der Versuchs-Arznei erfahren, und alle, auch
die feinsten, Abänderungen seines Befindens wahrzunehmen, und den in ihm deutlich gewordenen
Begriff davon in angemessenen, erschöpfenden Ausdrücken niederzuschreiben.

Hier allein ist es für den Anfänger möglich, rein,
richtig und ungestört beobachten zu können, da er
weifs, dafs er sich selbst nicht täuschen wird, niemand ihm etwas Unwahres vorsagt, und er von sich
selbst fühlet, siehet und merkt, was an und in
ihm vorgehet. So genau wird er dann auch an Andern zu beobachten hierdurch geübt.

Bei diesen lautern und genauen Untersuchungen wird uns einleuchtend, dafs alle bisherige Symptomatologie der gemeinen Arzneikunst nur ein oberflächliches Wesen war, und dafs die Natur den Menschen in seinem Befinden und allen seinen Gefühlen und Thätigkeiten durch Krankheit oder Arznei so unendlich mannichfach und abweichend umzustimmen pflegt, dafs ein einzelnes Wort oder ein allgemeiner Ausdruck zur Bezeichnung der oft so sehr zusammengesetzten krankhaften Gefühle und Symptome durchaus unzureichend sind, wenn wir wirklich, wahr und vollkommen, was Verändertes im Befinden angetroffen worden, darstellen wollen.

Noch kein Gesichtszeichner (Porträtmahler) ist so nachlässig gewesen, dafs er die bestimmte Eigenheit der Gesichtszüge der treffend darzustellenden Person unbeachtet gelassen oder es für hinlänglich gehalten hätte, blofs so im Allgemeinen ein Paar rundlichte Oeffnungen, wie Augen, unter der Stirne anzubringen, dazwischen etwas länglicht Herablaufendes, wie eine Nase, immer von gleicher Gestalt herunterzuführen, und unter dieser querüber einen Spalt anzubringen, der den Mund bei diesem, wie bei allen andern Gesichtern bedeuten solle; kein Zeichner, sage ich, ist so fabrikmäfsig und leichtsinnig mit Zeichnung der Gesichter der Menschen umgegangen, kein Naturbeobachter in Beschreibung irgend eines Naturerzeugnisses, kein Zoolog, kein Botaniker, kein Mineralog.

Nur die Semiologie der gemeinen Medicin ging fast auf diese Art zu Werke, wenn sie die Krankheitserscheinungen beschreibet. Da werden die so unendlich von einander abweichenden Empfindungen und die namenlos verschiednen Beschwerden der mancherlei Kranken so wenig durch Sprache und

Schrift nach ihren Abweichungen und Verschiedenheiten, nach ihren Eigenthümlichkeiten, nach der Zusammengesetztheit der Schmerzen aus mehren Arten von Gefühlen, ihren Abstufungen und Schattirungen, so wenig durch genaue, vollständige Beschreibung ausgedrückt, dafs man alle diese unendlich mannichfachen Leiden nur in den wenigen kahlen, nichts sagenden, allgemeinen Worten hingeworfen sieht, wie: **Schweifs, Hitze, Fieber, Kopfschmerz, Halsweh, Bräune, Engbrüstigkeit, Husten, Brustbeschwerde, Seitenstechen, Bauchweh, Mangel an Appetit, üble Verdauung, Verdauungsbeschwerden, Rückenschmerz, Hüftweh, Hämorrhoidal-Beschwerden, Harnbeschwerden, Gliederschmerz** (nach Belieben bald **gichtisch,** bald **rheumatisch** genannt), **Hautausschlag, Krämpfe, Convulsionen** u. s. w. — mit so flachen Ausdrücken, sage ich, werden die unzählig verschiednen Leiden der Kranken in den sogenannten Beobachtungen abgefertigt, dafs (— ein oder das andre grofse, auffallende Symptom in diesem oder jenem Krankheitsfalle etwa abgerechnet —) fast jede angeblich beschriebne Krankheit der andern wie ein Daus ähnlich sieht, ähnlich wie die Bildlein des Mahler-Sudlers einander gleichen an Flachheit und Charakterlosigkeit.

So oberflächlich und nachlässig kann das wichtigste aller irdischen Geschäfte, **die Beobachtung der Kranken und der unendlichen Verschiedenheiten ihres abgearteten Befindens** nur von Menschenverächtern getrieben werden, denen es weder darum zu thun ist, die Krankheitszustände nach ihrer Eigenthümlichkeit zu unterscheiden, noch für die Besonderheit des Falles das einzig angemessene Heilmittel wählen zu wollen.

Der gewissenhafte Arzt, der im Ernste die zu heilende Krankheit in ihrer Eigenheit aufzufassen strebt, um das treffende Heilmittel ihr entgegensetzen zu können, wird unendlich sorgfältiger in der Unterscheidung des Wahrzunehmenden zu Werke gehen; ihm wird kaum die Sprache zureichen, um die zahllosen Abweichungen der Symptome im kranken Menschenbefinden durch angemessene Worte auszudrücken; ihm wird keine, auch noch so sonderbare, Empfindung entgehen, welche die an ihm selbst versuchte Arznei in seinem Gefühle erzeugte, die er nicht durch den passenden Ausdruck in der Sprache wieder zu geben vermöchte, um beim Heilen auf das treffend gezeichnete Krankheitsbild die treffend ähnlich wirkende Arznei anpassen zu können, wodurch, wie er weifs, einzig geheilt wird.

So wahr ist es, dafs nur der sorgfältige Beobachter ein ächter Heilkünstler wird.

Inhalt.

Bilsenkraut.

Fingerhut.

Gold.

Guajak.

Kampher.

Porst.

Raute.

Sassaparille.

Schierling.

Schöllkraut.

Schwefel.

Silber.

Bilsenkraut.

(Der aus dem frischen Kraute des Hyoscyamus niger gepreſste und mit gleichen Theilen Weingeist vermischte Saft.)

Das Kraut verliert im Trocknen einen groſsen Theil seiner Arzneikräfte.

In welchen Zerrüttungen der Geistes- und Gemüthsorgane, und in welchen Gebrechen der Sinne diese Arznei hülfreich sey, zeigen die folgenden Symptome, die von ihr eigenthümlich bei gesunden Personen erregt worden.

Eine Gabe, die ein Quatrilliontel eines Tropfens Saft enthält, oder, besser, ein sehr kleiner Theil eines solchen Tropfens, ist zu jedem homöopathischen Heilbehufe mehr, als hinreichend, wenn alle andre fremdartige Reizmittel und Arzneien vom Kranken entfernt gehalten werden.

Oefteres Riechen in gesättigte Kampherauflösung tilgt die beschwerlichen Zufälle von Bilsenkraut, wenn es in zu grofser Gabe oder im unhomöopathischen Falle eingegeben worden ist.

So viele auch der hier folgenden Symptome von diesem Kraute sind, so bedürfen sie doch noch vieler Ergänzung.

Bilsenkraut.

Schwindel.

Schwaches Gedächtniſs.

Gänzlicher Mangel des Gedächtnisses.

Erinnerung längst vergangener Dinge*).

(5) Eingenommenheit und Verdüsterung des Kopfs, wie sie bei allzu groſser Körperschwäche zu entstehen pflegt, vorzüglich früh.

Stumpfer Kopfschmerz in der Stirne, vorzüglich in den Hirnhäuten.

Stumpfes Kopfweh im Grunde des Gehirns.

(Reiſsendes Kopfweh im Hinterhaupte).

(Feinstechender Schmerz im Kopfe).

(10) (Stechend reiſsender Kopfschmerz) (n. 2 St.).

Stechen im Kopfe über dem rechten Auge, im Husten.

Kopfweh, als wenn das Gehirn erschüttert würde und schwapperte, beim Gehen (n. 5. St.).

Kriebeln im Kopfe, im Wirbel (n. 1 St.).

Hitze und Kriebeln im Kopfe (n. 24 St.).

(15) Hitze und Röthe im Gesichte.

Empfindung vor dem rechten Auge, als wenn ein Flor vorgezogen wäre (n. 3 St.).

Falsches Sehen: die Flamme des einen Lichtes erscheint kleiner, die andre groſs, obgleich beide Lichter von gleicher Gröſse sind (n. 10 St.).

Zucken im Auge (n. 8 St.).

---

*) Heilwirkung?

(Getöne in den Ohren, wie von Glocken) (n. 1 St.).
(20) Zucken in dem Backen.
Trockenheit in der Nase.
Nasenbluten.
Schmerzhafte Hitzblüthchen an der Lippe.
Verlust des Geruchs und Geschmacks.
(25) Wackeln der Zähne und Dröhnen und Summen darin.
Zahnschmerz, vorzüglich beim Kauen, als wenn die Zähne herausfallen sollten.
Zahnschmerz: Reifsen im Zahnfleische, vorzüglich beim Zutritt kalter Luft.
Reifsender Zahnschmerz, früh, mit einem Andrange des Blutes nach dem Kopfe, als wenn Blutspeien bevorstände.
Eine Art Mundfäule.
(30) Eine beifsende Empfindung hinten im Halse.
Speichelflufs.
Der Speichel schmeckt salzig.
Appetitlosigkeit bei richtigem Geschmacke.
Uebelkeit.
(35) Brecherlichkeit.
Die Gegend der Herzgrube ist beim Befühlen empfindlich und schmerzhaft.
Oeftere Anfälle von Drücken in der Herzgrube, die den Athem beengen.
Ungemein starke Blähungserzeugung nach dem sehr mäfsigen Abendessen, und häufiger, doch schwieriger, Abgang der Blähungen (n. 14. St.).
Ein Drücken in der Nabelgegend.
(40) Gefühl von Härte des Unterleibes.
Schmerzhafte Empfindlichkeit der Bauchdecken.
Krampfhafte Zusammenziehungen in den Bauchmuskeln, als wenn innerhalb etwas Lebendiges wäre*) (n. 3 St.).
Einzelne Stiche in der Lebergegend (n. ½ St.).
Ein Stechen in der Nabelgegend während des Athemholens (n. 5 St.).
(45) Früh, nach dem Aufstehen aus dem Bette, ungeheure Blähungskolik, ein kneipendes Herab-

---

*) Vom Dunste des Krautes.

Bilsenkraut.

Schwindel.
Schwaches Gedächtniſs.
Gänzlicher Mangel des Gedächtnisses.
Erinnerung längst vergangener Dinge*).
(5) Eingenommenheit und Verdüsterung des Kopfs, wie sie bei allzu grofser Körperschwäche zu entstehen pflegt, vorzüglich früh.
Stumpfer Kopfschmerz in der Stirne, vorzüglich in den Hirnhäuten.
Stumpfes Kopfweh im Grunde des Gehirns.
(Reifsendes Kopfweh im Hinterhaupte).
(Feinstechender Schmerz im Kopfe).
(10) (Stechend reifsender Kopfschmerz) (n. 2 St.).
Stechen im Kopfe über dem rechten Auge, im Husten.
Kopfweh, als wenn das Gehirn erschüttert würde und schwapperte, beim Gehen (n. 5. St.).
Kriebeln im Kopfe, im Wirbel (n. 1 St.).
Hitze und Kriebeln im Kopfe (n. 24 St.).
(15) Hitze und Röthe im Gesichte.
Empfindung vor dem rechten Auge, als wenn ein Flor vorgezogen wäre (n. 3 St.).
Falsches Sehen: die Flamme des einen Lichtes erscheint kleiner, die andre grofs, obgleich beide Lichter von gleicher Gröfse sind (n. 10 St.).
Zucken im Auge (n. 8 St.).

*) Heilwirkung?

(Getöne in den Ohren, wie von Glocken) (n. 1 St.).
(20) Zucken in dem Backen.
Trockenheit in der Nase.
Nasenbluten.
Schmerzhafte Hitzblüthchen an der Lippe.
Verlust des Geruchs und Geschmacks.
(25) Wackeln der Zähne und Dröhnen und Summen darin.
Zahnschmerz, vorzüglich beim Kauen, als wenn die Zähne herausfallen sollten.
Zahnschmerz: Reifsen im Zahnfleische, vorzüglich beim Zutritt kalter Luft.
Reifsender Zahnschmerz, früh, mit einem Andrange des Blutes nach dem Kopfe, als wenn Blutspeien bevorstände.
Eine Art Mundfäule.
(30) Eine beifsende Empfindung hinten im Halse.
Speichelflufs.
Der Speichel schmeckt salzig.
Appetitlosigkeit bei richtigem Geschmacke.
Uebelkeit.
(35) Brecherlichkeit.
Die Gegend der Herzgrube ist beim Befühlen empfindlich und schmerzhaft.
Oeftere Anfälle von Drücken in der Herzgrube, die den Athem beengen.
Ungemein starke Blähungserzeugung nach dem sehr mäfsigen Abendessen, und häufiger, doch schwieriger, Abgang der Blähungen (n. 14. St.).
Ein Drücken in der Nabelgegend.
(40) Gefühl von Härte des Unterleibes.
Schmerzhafte Empfindlichkeit der Bauchdecken.
Krampfhafte Zusammenziehungen in den Bauchmuskeln, als wenn innerhalb etwas Lebendiges wäre*) (n. 3 St.).
Einzelne Stiche in der Lebergegend (n. ½ St.).
Ein Stechen in der Nabelgegend während des Athemholens (n. 5 St.).
(45) Früh, nach dem Aufstehen aus dem Bette, ungeheure Blähungskolik, ein kneipendes Herab-

---

*) Vom Dunste des Krautes.

drücken, wie eine Last, im Unterbauche, mit Brecherlichkeit und Schmerz im Rücken, als wäre er zerschlagen, ohne dafs eine Blähung abgeht, in Bewegung und Ruhe (n. 24 St.).

Schneidende Leibschmerzen.

Schneiden, tief im Unterleibe.

Kurze Anfälle von Schneiden auf einer kleinen Stelle tief im Unterbauche, unter dem Schambeine (n. 6 St.).

Schmerz des Bauches (der Bauchmuskeln), als wenn man sich allzu sehr angestrengt, und verhoben hätte, früh gleich nach dem Erwachen.

(50) Oefteres Drängen zum Stuhle*).

Unwissend läfst er den Stuhlgang von sich, im Bette (n. 2 St.).

Er mufs oft zu Stuhle; die Stuhlgänge aber sind natürlich.

Viertägige Leibes-Verstopfung und öfteres Drücken in der Nabelgegend, wie von Vollheit des Unterleibes, wobei es ihm öfters Noth thut und zu Stuhle nöthigt, ohne Stuhlzwang im Mastdarm und After.

Der Leib ist verstopft und die Harnausleerung gehemmt, mit Pressen zum Uriniren.

(55) Unterdrückter Harnabgang, mit Drängen in der Blase**).

---

*) Die Anregungen zum Stuhle und die öftern Ausleerungen von Bilsen stehen mit der Verzögerung des Stuhlganges und dem Mangel an Triebe dazu in Wechselwirkung; doch scheinen jene die vorzüglichere Erstwirkung zu seyn. Es scheint sogar hierin eine zwiefache Wechselwirkung Statt zu finden: viel Anregung mit seltnerem s. 53. (192—194.) und häufigerem Abgange und zu wenig Anregung, mit wenig oder keiner Ausleerung s. (209.) (210.), auch mit häufiger Ausleerung s. 51.; doch ist das öftere Noththun mit dem geringern und seltnern Abgange die vorzüglichere Wechselwirkung.

**) Die Anregung der Blase zum Harnen und die Reizlosigkeit derselben — die geringe Harnabsonderung und der reichliche Harnfluss stehen gegen einander bei Bilsen in Wechselwirkung, so dafs viel Harntrieb mit wenigem und vielem Harnabgange — so wie Unthätigkeit der Blase bei weniger und sehr vieler Harnabsonderung zugleich gegenwärtig seyn kann; doch scheint viel Drän-

Lähmung der Blase.
Gefühl von Wundheit und Brennen im Eingange der Mutterscheide (n. 1 St.).
Um einige Tage verspätete Monatreinigung.
Unterdrückte Monatzeit.
(60) Vor Eintritt des Monatlichen, wehenartige Schmerzen, wie zum Kinde, in der Bärmutter, nebst Ziehen in den Lenden und im Kreuze.
Das Monatliche tritt schon den vierzehnten Tag ein.
Begattungstrieb*).

* * *

Empfindung, als wenn etwas in der Luftröhre säfse und vom Husten nicht losginge.
Trocknes Hüsteln.
(65) Nachts, trockner Husten.
Nachthusten.
Er hustet oft die Nacht, wacht aber jedesmal darüber auf, und schläft dann wieder ein (n. 30 St.).
Während des Liegens fast unaufhörlicher Husten, der beim Aufsitzen vergeht.
Grünlicher Auswurf beim Husten.
(70) (Ein brennender Schmerz in der linken Seite, Abends.)
Stechen in den Schulterblättern.
Fixe Schmerzen in den Lenden.
(Reifsender Rückenschmerz.)
(Abends, nach Leibesbewegung, Zittern des Armes.)
(75) Eingeschlafenheit der Glieder.
Häufige, grofse Blutschwäre.
Zerschlagenheitsschmerz im Geschwüre, bei Bewegung des Theiles (n. 24. St.).
Das Geschwür wird blutig und schmerzt auf's Aeusserste (n. 24 St.).
Ein spannender Schmerz quer über die Mitte der

---

gen zum Harnen mit wenigem Harnabgange die vorzüglichere, häufigere Erstwirkung zu seyn.

*) M. s. auch (282.)

Bilsenkraut.

Oberschenkel, als wenn sie zu kurz wären, beim Treppensteigen.
(80) Bei Bewegung, Schmerz in den Waden, wie Klamm, Nachmittags.
Ein lähmiges Ziehen in den Schenkeln, vorzüglich beim Gehen.
(Beim Gehen, Schmerz im linken Schienbeine, wie zerschlagen, vorzüglich Abends, während die Wadenseite heifs, geschwollen und mit rothem Friesel besetzt ist, doch ohne Schmerz und ohne Jücken.) (n. 72 St.)
Kalte Füfse.
Schmerz in den Unterfüfsen.
(85) Im untern Fufsgelenke, ein schneidender Schmerz beim Gehen.
Das Fufsgelenk schmerzt wie zerschlagen, Nachmittags.
Beim Gehen und Vorwärts-Setzen der Füfse und beim Steigen werden die Fufszehen krampfhaft gekrümmt, wie von Klamm.
Wachende Schlummersucht.
Er hat im Schlummer eine lächerliche Miene.
(90) Er hob im Bette bald die Kniee in die Höhe, bald streckte er sie aus, bald wendete er sich herum, wendete den Kopf bald dahin, bald dorthin, bald hob er die Hand auf und schlug damit auf's Bett, bald zupfte er Stroh aus seinem Lager, krabbelte drauf herum und redete nichts dazu; dabei war er weder ärgerlich, noch zaghaft (n. 3½ St.).
Im bewufstlosen Schlafe (Abends 9 Uhr) fing er an zu wimmern, hob dann den gesunden Arm empor, der dann schnell wieder nieder fiel, gleich drauf zuckte die Achsel heftig nach oben; dann ward der Kopf rüber und nüber geworfen; dann hob sich der kranke Fufs in die Höhe, dann zuckte es schnell im gesunden; oft war es in der gesunden Hand, wo sich schnell die Finger ausspreizten und wieder fest schlossen; unterdessen liefs er zuweilen Klagetöne hören.
Aengstliche Schlaflosigkeit.
(Er kann die Nacht im Bette nicht warm werden.)

Nachmittägiges Fieber voll Kälte und Schmerz, z. B. des Rückens.
(95) (Das Blut brennt in den Adern.)
Er redet wachend irre: es sollte ein Mann da gewesen seyn, — der doch nicht da war.
Er ist still in sich gekehrt.
Höchste Furchtsamkeit.
(Er hält sich für einen Verbrecher.)
(100) (Er macht sich selbst Vorwürfe und Gewissensskrupel.)
Er macht Andern Vorwürfe, und beklagt sich über vermeintlich ihm angethanes Unrecht.
Eifersucht.
Zänkerei.
Wuth, Andern Beleidigung zuzufügen und sie zu verletzen.

Beobachtungen Andrer.

Schwindel. (*J. A. Hünerwolf*, in Miscel. Nat. Cur.
Dec. III., ann. 2. obs. 92. — *M. Grünewald*,
in Miscell. Nat. Cur. Dec. III. ann. 9. 10. App.
S. 179*). — *C. M. Blom*, in Kon. Vetensk.
acad. Handl. 1774. S. 52. — *Navier*, in Recueil
period. d'obs. de med. Tom. IV.. — *Planchon*,
in Journal de Medecine, Tom. XIX. S. 42. —
H. Sloane, in Philos. transact. No. 457. —
Greding, in *Ludwigii* Advers. med. pr. I. S. 86.
9r. — *Wepfer*, hist. Cicutae aquat. Bas. 1716.
S. 230. — *Vicat*, Mat. med. I. S. 185. —
Bernigau, in *Hufel.* Journ. V. S. 905.
Heftiger Schwindel. (*J. Stedman*, in Philos. transact. Vol. XL. VII. S. 194.)
Schwindel, mit Verdunkelung des Gesichts **).
(*Smith*, in med. Comment. Vol. II, Dec. II.)
Schwindel, wie von Trunkenheit (sogleich). (*F. Stapf*, in einer schriftlichen Nachricht.)

(5) Hin- und Herschwanken von einer Seite zu der
andern (*Stapf*, a. a. O.).
Taumlichkeit, (*J. la Serre*, in Misc. Nat. Cur.
Dec. II. ann. 5. obs. 78. — *Grünewald*, a. a. O.).
Sie wankten, wie betrunken***) (*Cagnion*, bei
Desault, Iournal de Chirurgie Tom. I.).
Trunkenheit (*Sloane*, a. a. O. — *J. F. Gmelin*,
Reise durch Sibirien, Gött. 1752. Vol. III. S.
84. 85. ****)).
Gefühllosigkeit: er ist unempfindlich gegen Kneipen und Zwicken †) (*Arch. Hamilton*, in
Neue Edinb. Versuche II. S. 275.).

---

*) Ein 14tägiger Schwindel vom Rauche des Samens.

**) Von 4 Gran harzigem Extract bei einem 24jährigen gesunden Manne.

***) Mehre Kinder, welche die Wurzeln statt Möhren gegessen hatten.

****) Von Hyosciamus physaloides.

†) Von Hyoscyamus albus.

Bilsenkraut.

Beobachtungen Andrer.

(10) Betäubung (*Stedman*, a. a. O.).

In einem stieren, gedankenlosen Hinschauen auf die Gegenstände, Neigung, sich selbst zu vergessen (n. ½ St.) (*Carl Franz*, in einem Aufsatze).

Er erinnert sich unwillkührlich an Personen und Vorfälle, an die er gar nicht denken wollte (n. ½ St.) (*Franz*, a. a. O.).

Mangel des Gedächtnisses (*J. Jaskiewitz*, Diss. Pharmaca regni veget. Vindob. 1775. S. 53.).

Es fallen ihm leicht Dinge ein, die er nicht will, und kann sich schwer auf Dinge besinnen, deren er sich gern erinnern möchte (n. 3 St.) (*Franz*, a. a. O.).

(15) Unbesinnlichkeit: er erinnert sich dessen, was er die letzten Tage gedacht und gethan hat, nur wie im Traume (n. 24 St.) (*W. E. Wislicenus*, in einem Aufsatze.).

Vergessenheit alles vorher Gehörten (*Wendt*, in *Hufel.* Journal V. S. 390.).

Vergeſslichkeit: er weiſs nicht gewiſs, ob er das, was er gesagt haben wollte, auch vorher wirklich gesagt habe (n. ¼ St.) (*Franz*, a. a. O.).

Er klagt über Schwere des Kopfs und heftige Kopfschmerzen (*Hamilton*, a. a. O.).

Anhaltender, heftiger Kopfschmerz (*Planchon*, a. a. O.).

(20) Schwerer, verdüsterter Kopf (*Costa*, in Journ. de Medic. Tom. XXX. Febr.).

Schwere im Kopfe (*Greding*, a. a. O. S. 91. — *Vicat*, a. a. O. — *Matthiolus*, Comment. in Diosc. lib. VI. S. 1064.).

Schwere des Kopfs mit geschwollenen Augenlidern (*Greding*, a. a. O. S. 89.).

Kopfbenebelung, Hartleibigkeit und Lendenschmerz (*Greding*, a. a. O. S. 95.).

Die Gedanken wollen bisweilen nicht fort (d. 2. Tag.) (*Stapf*, a. a. O.).

Bilsenkraut.

Beobachtungen Andrer.

(25) Der Kopf ist ihm sehr befangen, wie Gedankenlosigkeit; er ist verdrossen zu Allem und schläft daher Nachmittags (ohne Träume) einige Stunden, öfters halb munter werdend, immer wieder fort (n. 9 St.) (*Wislicenus*, a. a. O.).

Kopfweh von mehren Stunden *) (*Gardane*, Gazette de santé, 1773. 1774. S. 294,).

Kopfweh (*Stedman*, a. a. O. — *Greding*, a. a. O. S. 73. 76. 86. — *Sauvages*, Nosol. II. S. 242.).

In der Stube bekommt er Kopfschmerz, nachdem er in freier Luft nichts davon gespürt hatte (n. 2 St.) (*Franz*, a. a. O.).

Drückend betäubendes Kopfweh, vorzüglich in der Stirne, mit Nadelstichen, besonders auf der linken Seite, abwechselnd wiederkehrend (n. 4 St.) (*Chr. Fr. Langhammer*, in einem Aufsatze).

(30) Drückend betäubendes Kopfweh, vorzüglich in der ganzen Stirne, das sich endlich in absetzend reifsendes verwandelte (n. 10½ St.) (*Langhammer*, a. a. O.).

Absatzweise bald zusammenschnürender, verdüsternder Kopfschmerz oben in der Stirne und allgemeines Mifsbehagen, bald Freiheit von allen Beschwerden und Wohlbehagen mit erhöbeter Phantasie, letzteres weit länger anhaltend (n. 1 St.) (*Franz*, a. a. O.),

Ein Wogen im Gehirne, wie vom starken Klopfen der Arterien, mit Drücken in der Stirne; am stärksten nach dem Bücken (n. ½ St.) (*W. E. Wislicenus*, a. a. O.).

Kopfweh mit widernatürlicher Hitze (*Greding*, a. a. O. S. 82.).

Nagendes Drücken in den äufsern Kopfbedeckungen, durch Bewegen derselben und Drauffühlen vermehrt (n. 15 St.) (*Wislicenus*, a. a. O.).

(35) Ein dumpfer Steifheitsschmerz im Nacken (*Stapf*, a. a. O.).

---

*) Vom Geruche und Dunste des Krautes.

Beobachtungen Andrer.

Mit Genickschmerz abwechselndes Kopfweh (*Greding*, a. a. O. S. 77.).
Beim Drehen des Kopfs, ein Drücken im Scheitel und Ziehen im Nacken (n. 3 St.) (*Franz*, a. a. O.).
Düsterheit, Stumpfsinnigkeit (*Gardane*, a. a. O.).
Verdunkelung der Augen (*Hünerwolf*, a. a. O.).

(40) Gesichtsverdunkelung: die Gegenstände erscheinen undeutlicher; er ist kurzsichtiger und muſs das Buch näher beim Lesen halten (n. 1 St.) (*Wislicenus*, a. a. O.).
Verengerte Pupillen (*Stapf*, a. a. O.).
Sehr erweiterte Pupillen (n. ½ St.) (*Franz*, a. a. O.).
Trübsichtigkeit, als wenn ein Flor vor den Augen wäre (*Bernigau*, a. a. O.).
Flimmern vor dem Auge: es spielten dunkle Punkte schnell hin und her (n. 1 St.) (*Wislicenus*, a. a. O.).

(45) Verminderung des Gesichts (*Blom*, a. a. O.).
Die Augen waren, wenn der Verstand wiederkehrte, trübe und ohne Feuer, und das Gehirn verdüstert (*Hamilton*, a. a. O.).
Gesichtsverfinsterung (*Grünewald*, — *Jaskiewitz*, — *Sloane*, — *Wepfer*, a. a. O.).
Gesichtsschwäche (*Stoerck*, lib. de Stram., Hyosc., Acon. Vien. 1762. S. 36. 39. 47. 55.).
Ueberhingehender schwarzer Staar (*Sauvages*, a. a. O.).

(50) Erblindet und sinnlos schweift sie in der Stadt umher (*Hünerwolf*, a. a. O.).
Kurzsichtigkeit: er konnte kaum auf 3 Schritte weit etwas erkennen (*Bernigau*, a. a. O.).
Weitsichtigkeit mit groſser Hellsichtigkeit verbunden, bei erweiterten Pupillen; die Weitsichtigkeit hielt mehre Tage an und verminderte sich dann nur allmälig*) (n. 3 St.) (*Langhammer*, a. a. O.).

---

*) Bei einem sehr Kurzsichtigen, als Heil-Gegenwirkung des Körpers.

Bilsenkraut.

Beobachtungen Andrer.

Viertägige Kurzsichtigkeit (*Costa*, a. a. O.).

Chronische Langsichtigkeit (*Wepfer*, a. a. O.).

(55) Gesichtstäuschung: neun Personen sahen nach dem Genufs der Wurzel des Bilsenkrautes alle Gegenstände scharlachroth (*Dav. Heilbronn*, in Neues Journ. der ausländ. med. chir. Lit. v. *Hufel.* u. *Harles*, I. 1804. S. 199.).

Gesichtstäuschung: die Gegenstände sehen feuerroth aus (*Wendt*, a. a. O.).

Gesichtstäuschung: es sieht ihm alles wie von Gold aus (*S. Schulze*, in Misc. Nat. Cur. Dec. I. ann. 4. 5. obs. 124.).

Gesichtstäuschung: was klein ist, dünkt ihm sehr grofs (*Grünewald*, a. a. O.*) — *Gmelin*, a. a. O.**) — *Wendt*, a. a. O.***)).

Falsches Sehen: die Buchstaben beim Lesen schienen sich zu bewegen, und wie untereinander laufende Ameisen (*Wepfer*, a. a. O.).

(60) Falsches Sehen: er stach beim Nähen die Nadel am unrechten Orte ein (*Wepfer*, a. a. O.).

Stiere, verdrehte Augen (*El. Camerarius*, in Acta Nat. Cur. Vol. I. obs. 12r.).

Stierer Blick (*la Serre*, a. a. O.).

Mit stierem Blicke starrt er die Anwesenden an (*Hünerwolf*, a. a. O.).

Trunkene Miene, lange Zeit hindurch (*Cagnion*, a. a. O.).

(65) Verdrehte Augen (*Hünerwolf*, a, a. O.).

Offene, nach verschiednen Seiten hin verdrehte Augen (*Hamilton*, a. a. O.).

Convulsivisch bewegte, hervorgetretene Augen (*Planchon*, a. a. O.).

Funkelnde Augen (*Stedman*, a. a. O. — *Blom* bei *Bergius* Mat. med. S. 128.).

---

*) Er sieht eine Lerche für eine Gans an.

**) Er sieht einen Getreidehalm für einen Balken und einen Wassertropfen für eine See an.

*) Die Buchstaben deuchten ihm ungewöhnlich grofs.

Bilsenkraut.

Beobachtungen Andrer.

Rothe, funkelnde Augen (*Costa*, a. a. O.).

(70) Augenentzündung (*Navier*, a. a: O.).
Jückendes Reifsen in beiden Augenwinkeln, mehr in den äufsern, durch Reiben vergehend (n. 8 St.) (*Wislicenus*, a. a. O.).
Nagendes Drücken am obern Augenhöhlrande, welches bei Berührung der Stelle vergeht (n. ½ St.) (*Franz*, a. a. O.).
Drücken in den Augen, als ob Sand hineingefallen wäre (n. 12 St.) (*Langhammer*, a. a. O.).
Die Augenlider*) sind wie geschwollen, das Weifse hie und da röthlich; die Augen sehen aus, als wenn er geweint hätte (*Stapf*, a. a. O.).

(75) Unvermögen, die Augenlider zu öffnen (*Wepfer*, a. a. O.).
Hitze im Gesichte, namentlich an den Ohrläppchen, mit etwas erhöheter Gesichtsröthe und sehr erweiterten Pupillen (*Stapf*, a. a. O.).
In der lauen Stube brennende Hitze im Gesichte (*Stapf*, a. a. O.).
Verzerrtes, bläuliches, erdfarbenes Gesicht mit offenstehendem Munde (*Camerarius*, a. a. O.).
Bläuliches Gesicht (n. 2 St.) (*Costa*, a. a. O.).

(80) Kaltes, blasses Gesicht**) (*Hamberg*, Diss. de Opio. §. 18.).
Blässe des Gesichts (*Smith*, a. a. O.).
Oeftere Veränderung der Gesichtsfarbe (*Stedman*, a. a. O.).
Rothes, aufgetriebenes Gesicht (*Blom* bei *Bergius*, a. a. O.).
Braunrothes, geschwollenes Gesicht (*Bernigau*, a. a. O.).

(85) Pockenähnliche Pusteln, meistens an der rechten Seite des Kinnes (*Fr. H — n.*).

---
*) Das Wort „Augenlid" wird auch im Englischen durch Eye-lid gegeben.
**) Vor dem Tode.

Beobachtungen Andrer.

Dichte Pusteln voll gelben Eiters brechen an den Backen und am Kinne aus, worauf die Nase geschwürig wird (*Greding*, a. a. O. S. 82.).

Scharfe Stiche zu den Ohren hinein, Drücken in den Schläfen, Eingenommenheit des Kopfs (n. 1 St.) (*Wislicenus*, a. a. O.).

Gegen Abend ein schneller (unbeschreiblicher) Schmerz im rechten Ohre (*Stapf*, a. a. O.).

Reifsen in den ganzen Ohrknorpeln, durch Draufdrücken vermehrt (n. 15 St.) (*Wislicenus*, a. a. O.).

(90) Beim Räuspern ist es ihm, als wenn ihm etwas vor die Ohren fiele (*Franz*, a. a. O.).

Plötzliches Zucken innerhalb der Nasenwurzel herab (n. 1 St.) (*Wislicenus*, a. a. O.).

Hitze, auch äufserlich fühlbar, im untern Theile der Nase, innerlich und äufserlich (n. 1 St.) (*Wislicenus*, a. a. O.).

Drückendes Klemmen an der Nasenwurzel und den Jochbeinen (n. 1 St.) (*Wislicenus*, a. a O.).

Nasenbluten (*Gardane*, a. a. O.).

(95) Schief gedrehter Hals (*Planchon*, a. a. O.).

Verschliefsung der Kinnbacken bei voller Besinnung (n. 24 St.) (*Joh. Gtfd. Fläming*, in einem Aufsatze).

An der linken Seite des Halses, Geschwulst, die in Eiterung übergeht (*Greding*, a. a. O.).

Steifigkeit der Nackenmuskeln; beim Vorbiegen des Kopfes spannen sie, wie zu kurz, einige Stunden lang (n. 1 St.) (*Wislicenus*, a. a. O.).

Reine, dürre Zunge (*Costa*, a. a. O.).

(100) Brennen und Trockenheit der Zunge und der Lippen, die wie angesengtes Leder aussehen (*Wepfer*, a. a. O.).

Mitten auf der Zunge, ein Gefühl von Bollheit, als wenn man sich mit heifsen Speisen verbrannt hätte, beim Sprechen und Athemeinziehen sehr vermehrt (*Stapf*, a. a. O.).

Beobachtungen Andrer.

Stummheit (*Targ. Tozzetti*. relaz. di alcuni viaggi Vol. VI. S. 279. — *Jaskiewitz*, — *Sauvages*, a. a. O.).

Er antwortet nicht (*Greding*, a. a. O. S. 77.).

Verhinderte Sprache (*Bernigau*, a. a. O.).

(105) Sinnlos verlor sie die Sprache (*Hünerwolf*, a. a. O.).

Zahnschmerz, das Zahnfleisch der linken Seite scheint geschwollen und die Zähne des Oberkiefers dumpf schmerzend (*Stapf*, a. a. O.).

Hinter den Zahnreihen, zwischen der Backe und dem Zahnfleische, Schmerz der weichen Theile, als wären sie unterköthig (Abends bei der Fieberhitze) (*Franz*, a. a. O.).

Ein schmerzhaftes Ziehen in einem einzelnen Zahne, bald hie, bald da, gleich als wenn ein Zahn hohl werden sollte (*Stapf*, a. a. O.).

Verhinderung im Kauen (*Hamberger*, a. a. O.).

(110) Zahnweh (*Greding*, a. a. O. S. 80. 106.).

Zahnweh während des Schweifses (*Greding*, a. a. O. S. 109.).

Drückend zuckendes Zahnweh in einem hohlen Zahne, was sich über die Schläfe erstreckt; beim Beifsen auf den Zahn scheint es, als wäre er zu lang und locker, (vermehrte sich nicht beim Einziehen der Luft) (n. 4. St.) (*Wislicenus*, a. a. O.).

Verhinderung im Schlucken (*Hamberger*, a. a. O.).

Es fehlt ihm hinten im Halse; er zeigt mit dem Finger hinein, gleich als wenn da etwas stecke (*Hamberger*, a. a. O.).

(115) Oefterer Schleimauswurf aus dem Rachen durch Raksen (n. ¼ St.) (*Langhammer*, a. a. O.).

Brennende Hitze in der Kehle (*Vicat*, a. a. O.).

Trockenheit und davon herrührendes Feinstechen am Kehlkopfe (n. 1 St.) (*Franz*, a. a. O.).

Dürre im Halse (fauces horridae) (*Wepfer*, a. a. O.).

Grofse Trockenheit im Halse und Durst (*Franz*, a. a. O.).

Beobachtungen Andrer.

(120) Rauh und kratzig im Halse und auf der Zunge, bei ganz feuchtem Munde (*Stapf*, a. a. O.).

Ein kratziges, lästiges Gefühl im Halse und Gaumen, wie von zu vielem Sprechen (*Stapf*, a. a. O.).

Trockenheit im Halse (*Bernigau*, a. a. O.).

Durst und Trockenheit im Halse (*Cagnion*, a. a. O.).

Durst von der stechenden Trockenheit im Halse (n. 2½ St.) (*Franz*, a. a. O.).

(125) Der Hals ist ihm so zusammengezogen und trocken, dafs ihn ein Schluck Thee ersticken will*) (*Hamilton*, a. a. O.).

---

*) Wenn man die Symptome (113.) bis (119.), (122.) bis (125.), (127.) bis (134), (136.), (137.), (138.) mit den Geistes- und Gemüthssymptomen 96. bis 98. 104. (419.), (451) bis (454), (465.) bis (472.), (474.), den Convulsionen (349.), (380.), (385) und noch einigen andern (83), (84.), (335.) bis (337.) zusammennimmt, so entsteht ein ziemlich treffendes Bild einer auf Bifs vom tollen Hunde entstandenen, gewöhnlichen Wasserscheu und eben dergleichen wird und mufs daher von Bilsenkraut nicht selten homöopathisch geheilt werden können. Die wahren Geschichten von dieser fürchterlichen Krankheit zeigen uns mehre Abweichungen derselben an Menschen, für deren jede es ein genau passendes Heilmittel geben wird, unter denen Bilsenkraut nicht das letzte ist. Für die andern Fälle ist entweder Stechapfel oder Belladonna das treffende homöopathische Heilmittel, je nachdem der Inbegriff der Zufälle beschaffen ist. Schon hat die Belladonna einige vollständige Heilungen bewirkt und sie würde es noch öfterer ausgerichtet haben, wenn man nicht theils andre, die Hülfe störende Mittel dabei angewendet, theils aber und vorzüglich, wenn man sie nicht in so ungeheuern Gaben angewendet und so die Kranken nicht zuweilen mit dem Heilmittel gemordet hätte. **Grofse Gaben homöopathisch angemessener Arzneien sind weit gewisser schädlich, als wenn sie ohne ähnlichen (homöopathischen) Bezug, oder in entgegengesetzter (antipathischer) Beziehung auf den Krankheitsfall, das ist, ganz am Fehlorte (allopathisch) angewendet werden. Im homöopathischen Arzneigebrauche, wo die Gesammtheit der Krankheitssymptome von der Arzneiwirkung in grofser Aehnlichkeit erreicht wird, ist es ein wahres Verbrechen, nicht ganz kleine, möglichst kleine Gaben zu geben; da sind**

Bilsenkraut.

Beobachtungen Andrer.

Im Halse ein Drücken, wie von einer Geschwulst, in und aufser dem Schlingen (*Stapf*, a. a. O.).

Der Hals ist wie zusammengeschnürt, mit Verhinderung des Schlingens (*Bernigau*, a. a. O.).

Zusammenschnürung der Kehle (*Sauvages*, — *Hünerwolf*, a. a. O,).

Unvermögen, zu schlingen (*Tozzetti*, a. a. O.).

(130) Unfähigkeit, zu schlucken, und in den Mund gegebne Flüssigkeiten spie er zweimal aus (*Hamilton*, a. a. O.).

Wasserscheue (*Barrère*, Observat. d'Anatomie. 1753.).

Unerträglicher Durst (*Blom*, a. a. O.).

Unauslöschlicher Durst (*Sloane*, a. a. O.).

Abscheu vor Getränken (*Costa*, a. a. O.).

(135) Nach grofsem Durste, heftiger Schweifs (*Greding*, a. a. O. S. 78.).

Nach dem Trinken fiel er bald in Convulsionen, bald erkannte er die Anverwandten nicht (*Hamilton*, a. a. O.).

Er verlangt, zu trinken, und kann es doch nicht schlingen (*Hamberger*, a. a. O.).

Gaben in der Gröfse, wie Arzneien in der Schlendrianspraxis verordnet werden, wahre Gifte und Mordmittel. Diefs erkläre ich, aus tausendfältiger Erfahrung überzeugt, für jede homöopathische Anwendung der Arzneien im Allgemeinen und durchgängig, vorzüglich wo die Krankheit acut ist, hier insbesondere aber für den Gebrauch der Belladonna, des Stechapfels und des Bilsenkrautes in der Wasserscheu, eines jeden an seinem Orte. Man komme also nicht und sage: „Man habe für den geeigneten Fall eine dieser drei Arzneien, selbst in der stärksten Gabe und nicht zu selten, sondern alle 2, 3 Stunden gegeben und der Kranke sey dennoch gestorben." Eben deswegen, sage ich aus voller Ueberzeugung, eben deswegen ist er gestorben und du hast ihn umgebracht. Hättest du ihm den kleinsten Theil eines Tropfens der quintilion- oder decillionfachen Verdünnung des Saftes einer dieser Kräuter zur Gabe nehmen lassen (in seltnen Fällen eine zweite Gabe, nach 3 oder 4 Tagen wiederholt), dann wäre der Kranke mit leichter Mühe und gewifs gerettet worden.

Bilsenkraut.

Beobachtungen Andrer.

Häufiges Speichelspucken (*Greding*, a. a. O.
S. 87.).
Viel Speichelzufluſs (*Stapf*, a. a. O.).
(140) Speichelfluſs (*Stedman*, a. a. O.).
Speichelfluſs salzigen Geschmacks (*Stapf*, a. a. O.).
Blutiger Speichel im Munde, mit blutig süfslichem
Geschmacke (n. einigen St.) (*Stapf*, a. a. O.).
Appetitlosigkeit (*Planchon*, a. a. O.).
Appetit und Kräfte mindern sich von Tage zu Tage
(*Greding*, a. a. O. S. 102.).

(145) Bitterkeit im Munde, früh; aber die Genüsse
schmeckten nicht bitter (n. 24 St.) (*Fläming*,
a. a. O.).
Bitterkeit im Munde und bitteres Aufstoſsen (*Greding*, a. a. O. S. 95.).
Häufiges, geschmackloses Aufstoſsen (*Stapf*, a. a. O.).
Oefteres, leeres Aufstoſsen (n. 1½ St.) (*Langhammer*, a. a. O.).
Vergebliche Neigung zum Aufstoſsen; halb unterdrücktes, unvollständiges Aufstoſsen, 10 Stunden
lang (*Fläming*, a. a. O.).

(150) Bei einem äuſsern Drucke auf die Herzgrube
bekommt er eine Uebelkeit, die dann zwar auch
für sich fortdauert, aber durch Bücken vergeht
(n. ¼ St.) (*Franz*, a. a. O.).
Uebelkeit (*Hünerwolf*, a. a. O. — *Greding*, a. a. O. S. 78.).
Uebelkeit und Schwindel (*Greding*, a. a. O. S. 80.).
Uebelkeit, Erbrechen (*Barton*, a. a. O.).
Uebelkeit, Brecherlichkeit (*Stapf*, a. a. O.).

(155) Erbrechen (*Hünerwolf*, — *Grünewald*, — *Gardane*, a. a. O. — *Greding*, a. a. O. S. 75. 76.).
Oefteres Erbrechen (*Grünewald*, a. a. O.).
Erbrechen häufigen, weiſsen, sehr zähen Schleims
(*Greding*, a. a. O. S. 87.).
Wässeriges Erbrechen, mit Schwindel (*Greding*, a. a. O. S. 94.).
Er konnte einige Tage lang nur mit Mühe, ohne

Bilsenkraut.

Beobachtungen Andrer.

sich zu erbrechen, Speise bei sich behalten (*Barton*, a. a. O.).

(160) Nach Erbrechen grüner Galle und starkem Schweifse erfolgte Geistesruhe (*Greding*, a. a. O. S. 80.).

Oefteres Schlucksen (n. 1¼ St. und später) (*Langhammer*, a. a. O.).

Schlucksen mit Krämpfen und Kollern im Unterleibe (*Greding*, a. a. O. S. 94.).

Starkes Schlucksen zwei Mitternächte nach einander, mit unwillkührlichem Harnen und Schaum vor dem Munde (*Greding*, a. a. O. S. 104.)

Heftigstes Schlucksen bei Hartleibigkeit (*Greding*, a. a. O. S. 95.).

(165) Nachts, ungeheures Schlucksen mit Durchfall (*Greding*, a. a. O. S. 94.).

Nach dem Mittagsessen, ungeheures, langdauerndes Schlucksen (*Greding*, a. a. O. S. 89.).

Nach dem Essen, Kopfweh, Drücken in den Schläfen und Wehthun des ganzen äufsern Kopfs (n. 4½ St.) (*Franz*, a. a. O.).

Gleich nach der Mahlzeit wie betrunken (*Fläming*, a. a. O.).

Die meisten und gröfsten Beschwerden entstehen nach dem Essen (*Franz*, a. a. O.).

(170) Bald nach dem Mittagsessen überfällt ihn eine grofse Angst, als ob ihm ein trauriges Ereignifs bevorstände (n. 6 St.) (*Franz*, a. a. O.).

Nach Tische, häufige und anhaltende Ruthesteifigkeiten (n. 5 St.) (*Franz*, a. a. O.).

Beengung um die Herzgrube (*Camerarius*, a. a. O.).

Magenschwäche (*Stedman*, a. a. O.).

Magenschmerz (*Greding*, a. a. O. S. 87.).

(175) Nach dem Essen, schnelles Drücken über der Herzgrube auf dem Brustbeine (n. ¼ St.) (*Franz*, a. a. O.).

Magendrücken (*Stedman*, a. a. O.).

Magenbrennen (*Blom*, a. a. O.).

Magenentzündung (*Barrere*, a. a. O.).

Bilsenkraut.

Beobachtungen Andrer.

Vollheit in der Magengegend, mit einem lästigen Gefühl von Spannung des Unterleibes, Abends (*Stapf*, a. a. O.).

(180) Leibweh (*Stedman*, — *Wepfer*, — *Hamilton*, a. a. O. — *Greding*, a. a. O. S. 105.).

Kolikschmerzen (*Stoerk*, a. a. O.).

Stechender Schmerz unter dem Nabel beim Gehen (*Fr. H — n.*).

Ziehender Schmerz in den Gedärmen (n. 9 St.) (*Fläming*, a. a. O.).

Kneipendes Ziehen im Unterleibe, unter Abgang vieler Blähungen (n. 3 St.) (*Franz*, a. a. O.).

(185) **Kneipen im Bauche** (n. 26 St.) (*Fläming*, a. a. O.).

Er schreit über Bauchschmerzen, die ihm den Leib zersprengen wollen, und stemmt die Fäuste in die Seiten (*Wepfer*, a. a. O.).

Drückende Blähungskolik im Oberbauche; es trieb ihm den Leib auf, Abends nach dem Niederlegen (*Fläming*, a. a. O.).

Schmerzen der Bauchmuskeln, als wäre er drauf gefallen (im Sitzen) (n. 2 St.) (*Fr. H — n*).

Aufblähung des Unterleibes, welcher bei Berührung schmerzhaft ist (*Costa*, a. a. O.).

(190) Kollern im Leibe, auch während des Durchfalles (*Greding*, a. a. O. S. 81.).

Kollern im Leibe, mit heftigem Durchfalle (*Greding*, a. a. O. S. 98.).

Drängen zum Stuhle (n. 1 St.) (*Franz*, a. a. O.).

Drängen zum Stuhle, mit Empfindung im Mastdarme, als wenn Durchfall erfolgen sollte (n. ¼ St.) (*Franz*, a. a. O.).

Drängen im Mastdarme, als müsse er zu Stuhle gehen (n. ¼ St.) (*Franz*, a. a. O.).

(195) Stuhl den ersten Tag 3 Stunden später, als gewöhnlich, den zweiten Tag 4 Stunden zeitiger (*Fläming*, a. a. O.).

Oefterer Stuhlgang (*Grünewald*, a. a. O. — *Greding*, a. a. O. S. 74.).

Bilsenkraut.

Beobachtungen Andrer.

Durchlauf (*Hünerwolf*, — *Blom*, a. a. O. — *Greding*, a. a. O. S. 80.).

Einmaliger, breiichter Stuhlgang, 5 Stunden vor seiner gewohnten Zeit (n. 1¼ St.) (*Franz*, a. a. O.).

Abgang vielen mufsigen Stuhls, mit wenigem Urinabgange (n. ¾ St.) (*Langhammer*, a. a. O.).

(200) Weicher Stuhlgang in kleinen, dünngezogenen Stücken (*Stapf*, a. a. O.).

Durchfall, Tag und Nacht (*Fr. H — n.*).

Mäfsiger Durchlauf (*Barton*, a. a. O. — *Greding*, a. a. O. S. 76.).

Schleimiger Durchfall (*Greding*, a. a. O. S. 84.).

Schleimiger, schwächender Durchlauf (*Stoerck*, a.a.O.).

(205) Wässeriger Durchlauf (*Greding*, a. a. O. S. 94.).

Häufiger Abgang von Madenwürmern (*Greding*, a. a. O. S. 97.).

Hartleibigkeit, harter Stuhl mit Schleim daran, und beim Abgange, Schmerz im After, fünf Tage nach einander (*Fr. H — n.*),

Einmaliger, sehr fester Stuhlgang, einige Stunden nach der gewohnten Zeit (n. 6 St.) (*Franz*, a. a. O.).

Leibesverstopfung (*Hamilton*, a. a. O.).

(210) Schwierige Leibesöffnung (*Störck*, a. a. O.).

Goldaderflufs, 8 Tage lang (*J. A. Ph. Gesner*, Samml. von Beobacht. I. S. 165.).

Gelber, schon beim Lassen trüber Harn, nachgehends mit weifsgraulichtem Satze (*Fläming*, a. a. O.).

(Die ersten beiden Tage, öfteres Drängen mit wenigem Urinabgange, den dritten und die folgenden, reichliches Harnlassen) (*Langhammer*, a.a.O.).

Reichlicher Harnabgang (*Greding*, a. a. O. S. 74. 76. 80.).

(215) Sehr häufiges Harnen, mit Poltern im Bauche (*Greding*, a. a. O. S. 83.).

Häufiges Harnen wasserhellen Urins; er mufste, selbst seiner Gewohnheit zuwider, die Nacht mehrmals harnen (*Stapf*, a. a. O.).

Bilsenkraut.

Beobachtungen Andrer.

Reichlicher Harnabgang, Schlaf, Ausdünstung, Durchlauf und dann Geisteserheiterung (*Greding*, a. a. O. S. 81.).
Harnfluſs (*Stedman*, a. a. O.).
Schwieriges Harnen (*Sauvages*, a. a. O.).
(220) Schwieriges, nicht ohne Pressen erfolgendes Harnen (*Greding*, a. a. O. S. 79.).
Harnverhaltung (*Costa*, a. a. O.).
Starker Abgang des Monatlichen*) (*Greding*, a. a. O. S. 81.).
Starker Abgang des Monatlichen, mit delirirendem Geschwätze (*Greding*, a. a. O. S. 81.).
Verzögerung der Monatzeit (*Greding*, an verschiednen Stellen).

(225) Mit Händen und Füſsen zittert sie heftig, gleichsam wie convulsivisch und wie rasend, während der Monatzeit (*Greding*, a. a. O. S. 83.).
Harnfluſs während des Monatlichen (*Greding*, a. a. O. S. 83.).
Harnfluſs und Schweiſs während des Monatlichen (*Greding*, a. a. O. S. 84.).
Schweiſs während des Monatlichen (*Greding*, a. a. O. S. 86.).
Vor Ausbruch des Monatlichen, hysterische Schmerzen (*Greding*, a. a. O. S. 106.).

(230) Fast ununterbrochenes Lautlachen vor Ausbruch des Monatlichen (*Greding*, a. a. O. S. 106.).
Die Monatreinigung bricht unter starkem Schweiſs, Kopfweh und Uebelkeit aus (*Greding*, a. a. O. S. 98.).
Erregung der Geschlechtstheile und Ruthesteifigkeit, ohne Phantasieerregung (n. $\frac{1}{2}$ St.) (*Franz*, a. a. O.).
Männliches Unvermögen**) (*de Ruef*, in Nov. Act. Natur. Cur. T. IV. obs. 59.).

---

*) Die Blutungen von Bilsen scheinen sämmtlich in der Erstwirkung zu seyn, daher seine Hülfe in Bärmutterblutflüssen, wo die übrigen Symptome der Krankheit denen des Bilsenkrautes in Aehnlichkeit entsprechen.
**) Zwei Monate lang.

Beobachtungen Andrer.

Uebelriechender Athem und Hauch aus dem Munde, was er selbst fühlt, früh beim Aufstehen (n. 24 St.) (*Fläming*, a. a. O.).

(235) Oefteres Niesen, ohne Schnupfen (n. 1½ St.) (*Langhammer*, a. a. O.).
Viel Schleim in der Luftröhre und im Kehlkopfe, der die Sprache und Stimme unrein macht (n. ¼ St.) (*Franz*, a. a. O.).
Engbrüstigkeit (*Hünerwolf*, a. a. O.).
Ein Klemmen im obern Theile der Brust, lästig, doch nicht schmerzhaft, und weder im Gehen, noch durch Sprechen vermehrt (n. 6 St.) (*Stapf*, a. a. O.).
Schweräthmigkeit (*Hünerwolf*, a. a. O. — (*Greding*, a. a. O. S. 90.).

(240) Schweres Athmen, mit abwechselndem Röcheln (*Camerarius*, a. a. O.).
Ein beengendes Gefühl quer über die Brust, wie von allzu grofser Anstrengung durch Sprechen oder Laufen (*Stapf*, a. a. O.).
Beklommenheit in der Brust, wie Kurzäthmigkeit, und dabei starker Herzschlag (n. 3 St.) (*Wislicenus*, a. a. O.).
Während eines beklemmenden Drückens auf der Brust, zugleich innerliches Stechen, mehr beim Einathmen (n. ¼ St.) (*Franz*, a. a. O.).
Drücken unten in der rechten Brustseite, welches beim Treppensteigen noch mit grofser Beängstigung und Kurzäthmigkeit begleitet wird (n. 6 St.) (*Franz*, a. a. O.).

(245) Drücken auf der rechten Seite der Brust, nahe am Schwerdknorpel und der letzten wahren Ribbe, mit grofser Beängstigung und Beklemmung des Athems (n. 6¼ St.) (*Franz*, a. a. O.).
Harter Druck mit Stichen auf der Brust (n. 3 St.) (*Franz*, a. a. O.).
Stechen in der Seite der Brust (*Stedman*, a. a. O.).
Stechen in der rechten Seite (*Fr. H — n.*).

Bilsenkraut.

Beobachtungen Andrer.

Ein trocknes, kitzelndes Hüsteln, welches aus der Luftröhre zu kommen scheint (*Stapf*, a. a. O.).

(250) Trockner, krampfhafter, anhaltender Husten (*Greding*, a. a. O. S. 96.).

Husten, welcher in der Nacht schlimmer ist (*Greding*, a. a. O. S. 109.).

(Ein Wärmegefühl im Rücken (sogleich) (*Stapf*, a. a. O).

Spannen der Brust- und Rückenmuskeln am Schultergelenke, besonders beim Aufheben des Arms, als wären sie zu kurz (n. 6. St.) (*Wislicenus*, a. a. O.).

Rückenschmerz (*Greding*, a. a. O. S. 99.).

(255) Wiederholte Lendenschmerzen (*Greding*, a. a. O. S. 106.).

Lendenschmerz und Geschwulst um die Fufsknöchel (*Greding*, a. a. O. S. 108.).

Stechender Schmerz in den Lenden und in der Seite (*Greding*, a. a. O. S. 108.).

Aeufserlich am Ellbogen ein Paar, bei Berührung wund schmerzende Blüthchen (n. 9. St.) (*Wislicenus*, a. a. O.).

Drücken in der Ellbogenbeuge, wenn er den Arm gekrümmt still hält (n. ¼ St.) (*Franz*, a. a. O.).

(260) Ein dumpfer Schmerz im Hand- und Ellbogengelenke, welcher sich auch weiter verbreitete, und bei Bewegung gelinder ward (*Stapf*, a. a. O.).

Jückende Stiche an der Beugeseite des Vorderarms (n. 1. St.) (*Wislicenus*, a. a. O.).

Anhaltender Stich wie mit einer Nadel an der Beugeseite des Vorderarms (n. 5 St.) (*Wislicenus*, a. a. O.).

Schmerzhafte Betäubung (stupor) der Hände (*G. Clauder*, in Misc. Nat. Cur. Dec. V. ann. 6. obs. 178.).

Erstarren der Hände (*Stedman*, a. a. O.).

(265) Ein Kriebeln in der linken Hand, wie Eingeschlafenheit (*Stapf*, a. a. O.).

Beobachtungen Andrer.

Ziehend drückender Schmerz um die Handgelenke und die Handknöchel (n. ¼ St.) (*Franz.* a. a.O.).

Geschwulst der Hände (*Stedman*, a. a. O.).

Ein drückendes Ziehen an den innern Rändern der Finger, bei Bewegung (n. 1½ St.) (*Franz*, a. a. O.).

In den linken Gesäfsmuskeln, scharfe Stiche mit Klammschmerz (n. 5 St.) (*Wislicenus*, a. a. O.).

(270) Röthe der Hinterbacken und Füfse (*Hamberger*, a. a. O.).

Ein Blutschwär am linken Oberschenkel (*Greding*, a. a. O. S. 106.).

Stechendes Ziehen in den Oberschenkeln; stärker in der Ruhe (n. 1 St.) (*Wislicenus*, a. a. O.).

Es brechen brandige Flecken und Bläschen, am meisten an den Untergliedmafsen, aus (n. 24. St.) (*Blom*, a. a. O.).

Beim Gehen im Freien, Steifigkeit und Mattigkeit in den Kniegelenken (n. 3 St.) (*Franz*, a. a. O.).

(275) Mattigkeit und Schwäche der Füfse (*Greding*, a. a. O. S. 76. — *Stedman*, a. a. O.).

Fufsgeschwulst (*Greding*, a. a. O. S. 82.).

Kneipen in den Waden (n. 1 St.) (*Wislicenus*, a. a. O.).

Stechendes Kneipen am Schienbeine (n. 5 St.) (*Wislicenus*, a. a. O.).

Er heulet über (kneipend) zuckende Schmerzen in den Füfsen (*Greding*, a. a. O. S. 106.).

(280) Eingeschlafenheit der Gliedmafsen (*Navier*, a. a. O.).

Ziehendes Reifsen in den Fufssohlen, am meisten in der Ruhe; durch Gehen verschwand's und kam im Sitzen wieder (n. 36 St.) (*Wislicenus*, a. a. O.).

Rheumatische Schmerzen (*Greding*, a. a. O. S. 87.).

Schmerzen der Gliedmaſ. und Lenden (*Greding*, a. a. O. S. 89. 107.).

Bilsenkraut.

Beobachtungen Andrer.

Scharfe, anhaltende Stiche in den Arm- und Fufsgelenken (n. 1 St.) (*Wislicenus*, a. a. O.).

(285) In den Gelenken, doch mehr in den Muskeln in der Nähe der Gelenke, ein dumpf ziehender Schmerz (*Stapf*, a. a. O.).

Schneidendes Reifsen fast in allen Gelenken, vorzüglich bei Bewegung (n. 3 St.) (*Wislicenus*, a. a. O.).

Schmerzen in den Gliedern (*Wepfer*, a. a. O.).

Die Symptome scheinen sich Abends am stärksten zu zeigen (*Stapf*, a. a. O.).

Jücken, welches nöthigt, die Haut blutig zu krazzen (*Costa*, a. a. O.).

(290) Feine Stiche zu den Fingerspitzen heraus und aus allen Theilen des Körpers (n. wenigen Minuten) (*Wendt*, a. a. O.).

Als er die warme Hand auf irgend einen Theil des Körpers, z. B. auf den Rücken, die Arme u. s. w. nur einen Augenblick legte, entstand ein langdauerndes, sehr bedeutendes Wärmegefühl, wie Brennen, an dieser Stelle (n. einigen St.) (*Stapf*, a. a. O.).

Hautausschlag grofser Pusteln, auf mehre Stellen zusammengehäuft, von der Gegend über den Hüften an bis an die Kniee, vom Ansehen zusammenfliefsender Pocken; sie enthalten keine Feuchtigkeit, und schuppen sich nach 4 Tagen ab (n. 3 Tagen) (*Costa*, a. a. O.).

Abwechselnd erscheinen braune Flecke am ganzen Körper; bald verschwinden sie wieder (*Greding*, a. a. O. S. 81.).

Flechtenartige Flecke im Genicke (*Greding*, a. a. O. S. 96.).

(295) Hartnäckige Wassersucht (*Barrere*, a. a. O.).

Geschwulst (*Clauder*, a. a. O.).

Schwäche (*Sauvages*, — *Navier*, — *Planchon*, a. a. O. — *Greding*, a. a. O. S. 87. 90.).

Abneigung und Abscheu vor Bewegung und Arbeit (*Fläming*, a. a. O.).

Beobachtungen Andrer.

Müdigkeit, Ermattung des ganzen Körpers (*Hamilton*, a. a. O.).

(300) Beim Gehen im Freien wird er sehr bald heiſs und matt (n. 12 St.) (*Wislicenus*, a. a. O.).

Schwanken (*Stedman*, a. a. O.).

Ungemeines Sinken der Kräfte (n. 4 St.) (*Wepfer*, a. a. O.).

Schwäche: er kann kaum auf den Füſsen stehen und scheint stets fallen zu wollen (*Bernigau*, a. a. O.).

Langwierige Schwäche der Füſse (*Cagnion*, a. a. O.).

(305) Allgemeine Entkräftung mit Zittern des ganzen Körpers und ausserordentliche Kälte der äuſsern Gliedmaſsen, bis Ohnmacht bevorstand (*Smith*, a. a. O.).

Ohnmacht (*Hünerwolf*, a. a. O.).

Anfälle von Ohnmacht (*Stoerck*, a. a. O.).

Wiederholte Ohnmachten (*Navier*, a. a. O.).

Todähnliche Ohnmacht (*J. Faber*, bei *Schenk* lib. VII. obs. 152.).

(310) Stilles Niederliegen (*Hamberger*, a. a. O.).

Schläfrigkeit (n. 2 St.) (*Hamberger*, a. a. O.).

Früh, sehr überthätig, wie eine unkräftige Munterkeit; Nachmittags, Schläfrigkeit, Abgespanntheit und Unentschlossenheit*) (*Franz*, a. a. O.).

Schlaf (*Hamilton*, a. a. O.).

Zweitägiger Schlaf (*Hünerwolf*, a. a. O.).

(315) Dreitägiger Schlaf (*Hünerwolf*, a. a. O.).

Tiefer Schlaf (*Hünerwolf*, a. a. O. — (*Greding*, a. a. O. S. 76. 78.).

Langer, tiefer Schlaf (*Sloane*, a. a. O. — *Blom*, bei *Bergius*, a. a. O.).

---

*) Die Uebermunterkeit, s. auch (327.) bis (334.), (419.) bis (422.), steht bei Bilsen mit Schläfrigkeit und Schlaf in Wechselwirkung, doch scheint die Uebermunterkeit die vorzüglichere Erstwirkung zu seyn.

Bilsenkraut.

Beobachtungen Andrer.

Unmäfsiger Schlaf (*Hünerwolf*, a. a. O.).
Sanfter Schlaf (*Greding*, a. a. O. S. 76.).

(320) Ruhiger Schlaf, mit starkem Schweifse und öfterm Harnen (*Greding*, a. a. O. S. 79.).
Während des Schlafes, Schweifs*) (*Greding*, a. a. O. S. 109.).
Unaufhaltsame Neigung, zu schlafen (*Hamilton*, a. a. O.).
Schläfriges Unvermögen, die Augenlider zu öffnen (*Hamilton*, a. a. O.).
Sehr tiefer Schlummer (u. 5 St.) (*Fläming*, a. a. O.).

(325) Lang anhaltender Schlummer (*Kiernander*, Utkast til medicinal Lagfar. 1776. S. 267.).
Wachende Schlummersucht (*G. W. Wedel*, in Misc. Nat. Cur. Dec. I. ann. 3. obs. 21.).
Schlaflosere Nächte (*Greding*, a. a. O. S. 74.).
Er schläft zu spät ein (*Fr. H — n.*).
Schlaflosigkeit (*Blom*, a. a. O.).

(330) Schlaflosigkeit wegen einer ruhigen Geisteserheiterung (*Stapf*, a. a. O.).
Lang anhaltende Schlaflosigkeit (*Planchon*, a. a. O.).
Ob er gleich erst lange nach Mitternacht eingeschlafen war, so wachte er doch ungewöhnlich früh auf, und fühlte sich sehr heiter und aufgelegt zu Phantasie-Arbeiten, munter und kräftig (*Stapf*, a. a. O.).
Oefteres Erwachen die Nacht aus dem Schlafe, als wenn er gestört worden wäre oder schon ausgeschlafen hätte, zwei Nächte nach einander (*Langhammer*, a. a. O.).
Er konnte die ganze Nacht nicht schlafen; er mochte sich auf diese oder jene Seite legen, so konnte er nicht zur Ruhe kommen; erst kurz vor Tages Anbruch schlief er von Zeit zu Zeit etwas, hatte aber jedesmal in dem kurzen Schlafe

---
*) Es erfolgte fast kein Schweifs aufser dem Schlafe.

Beobachtungen Andrer.

über und über, am meisten am Halse, geschwitzt
(n. 5 St.) (*Langhammer*, a. a. O.).

(335) Nächtliche Schlaflosigkeit mit Convulsionen und
Erschütterungen, wie von Schreck, untermischt
(*Hamilton*, a. a. O.).

Schreckhafte Träume (*Planchon*, a. a. O.).

Abends, kurz nach dem Einschlafen träumt er sehr
ängstlich von wüthend auf ihn losspringenden
Katzen (n. 46 St.) (*Wislicenus*, a. a. O.).

Er erwacht von selbst aus dem Schlafe mit Geschrei (*Hamberger*, a. a. O.).

Schlaf, von Zähneknirschen unterbrochen (*Greding*,
a. a. O. S. 91.).

(340) Im Schlafe, erstickendes Schnarchen beim Einathmen (n. 14 St.) (*Fläming*, a. a. O.).

Aufschrecken aus dem Schlafe (*Fläming*, a. a. O.).

Er schwatzt im Schlafe vom Kriege (*Fläming*, a. a. O.).

Geile Träume, die ersten beiden Nächte, ohne
Samenergiefsung, obgleich bei Erregung der
Geschlechtstheile (*Langhammer*, a. a. O.).

Schlagflufs mit Schnarchen (*Costa*, a. a. O.).

(345) Halbschlag (*A. v. Haller*, in *Vicat* Mat. med. I.
S. 184.).

Er fällt jähling zur Erde (*Camerarius*, — *Hünerwolf*, a. a. O.).

Er fällt jähling zur Erde mit Geschrei und Convulsionen*) (n. einigen Minuten) (*Pyl's* neues
Magazin II. B. III. St. S. 100.).

Sie ist über und über steif, wie im Tetanus (*Hünerwolf*, a. a. O.).

Leichte, convulsivische Bewegung bald der obern,
bald der untern Gliedmafsen (*Planchon*, a. a. O.).

(350) Convulsivische Bewegungen (*Hünerwolf*, a. a. O.).

In den Convulsionen stampft er einen Fufs um
den andern zur Erde (*Camerarius*, a. a. O.).

---

*) Von Bähung des Kopfs mit Bilsenkrautabsude.

Bilsenkraut.

Beobachtungen Andrer.

Convulsionen (*Costa, — Jaskiewitz*, a. a. O.).
Convulsionen, fünf Tage lang (*Jaskiewitz*, a. a. O.).
Oeftere Zuckungen (*Cagnion*, a. a. O.).

(355) Die Krämpfe krümmen die Gliedmafsen, und der gebogne Körper wird in die Höhe geworfen (*Camerarius*, a. a. O.).
Der Körper von Convulsionen ungeheuer geworfen (*Camerarius*, a. a. O.).
Convulsionen mit Schaum vor dem Munde (*Camerarius*, a. a. O.).
Sie schlägt in den Convulsionen die Daumen ein (in die Faust) (*Hünerwolf*, a. a. O.).
Fallsucht*) (*Chph. Seliger*, in Misc. Nat. Cur. Dec. II. ann. 1. obs. 138.).

(360) Kleine Anfälle von Epilepsie, mit Paroxysmen von Schlage abwechselnd (*Planchon*, a. a. O.).
Flechsenzucken (*Hamilton*, a. a. O.).
Krämpfe mit wässerigem Durchfalle und Harnflusse (*Greding*, a. a. O. S. 94.).
Krämpfe, Durchlauf und Kälte des ganzen Körpers (*Greding*, a. a. O. S. 94.).
Frost und Schauder über den ganzen Körper, eine halbe Stunde lang (*Stoerck*, a. a. O.).

(365) Frostschauder über den ganzen Körper, mit heifsem Gesichte und kalten Händen, ohne Durst (n. 1 St.), und den folgenden Tag wiederkehrend (n. 24 St.) (*Langhammer*, a. a. O.).
Abends, heftiger und langer Frost mit unruhigem Schlafe, worauf reichlicher Schweifs erfolgte (*Greding*, a. a. O. S 79.).
Nach 12 Minuten verminderte sich die Zahl der Pulse, und dann immer mehr, so dafs er nach einer Stunde von 85 Schlägen auf 59 herabsank und sehr klein war**) (*Barton*, a. a. O.).

---

*) Vom Genusse des Samens bei zwei Knaben, wovon der eine nach wenigen Stunden starb.

**) Von vier Granen harzigen Extractes bei einem gesunden 24jährigen Manne.

Bilsenkraut.

Beobachtungen Andrer.

Sehr kleiner, schwacher Puls (*Hamilton*, a. a. O.).
Schwacher, regelloser Puls (*Stedman*, a. a. O.).

370) Harter Puls (*Blom*, bei *Bergius* a. a. O.).
Kleiner, geschwinder, absetzender Puls (*Costa*, a. a. O.).
Stärkerer Puls (*Hamilton*, a. a. O.).
Geschwinder, voller, starker Puls (*Hamilton*, a. a. O.).
Erhöheter Blutumlauf, zwölf Stunden lang (*Costa*, a. a. O.).

(375) Aufgetriebene Adern am ganzen Körper (*Costa*, — *Matthiolus*, a. a. O.).
Brennende Hitze im ganzen innern Körper (*Costa*, a. a. O).
Aeufsere, brennende Hitze des ganzen Körpers, ohne Röthe (*Hamberger*, a. a. O.).
Abends, grofse Hitze am ganzen Körper mit vielem Durste, faulem Geschmacke und vielem Schleime im Munde; die Lippen klebten zusammen (*Franz*, a. a. O.).
Die Haut des ganzen Körpers ist entzündet und von röthlicher Zinnoberfarbe (bald nach der blofsen Hitze (*Hamberger*, a. a. O.).

(380) Ausdünstung (*Greding*, a. a. O.).
Häufiger Schweifs (*Hamilton*, — *Stedman*, a. a. O. — *Greding*, a. a. O. S. 76, 78.).
Grofse Schweifse (*Planchon*, a. a. O.).
Immer stärkerer und stärkerer Schweifs (*Greding*, a. a. O. S. 74.).
Aeufserst heftiger Schweifs (*Greding*, a. a. O. S. 86.).

(385) Allgemeiner Schweifs, vorzüglich an den Ober- und Unterschenkeln, zwei Tage lang (n. 24 St.) (*Costa*, a. a. O.).
Saurer Schweifs (*Greding*, a. a. O. S. 103.).
Schweifs mit Mattigkeit und Stumpfsinnigkeit (*Greding*, a. a. O. S. 78.).

Bilsenkraut.

Beobachtungen Andrer.

Kühler Schweifs (*Stoerck*, a. a. O.).

Stumpfheit, gefuhllose Trägheit (*Hamilton*, a. a. O.).

(390) Er ist in Gefahr, sinnlos zu werden*) (*Van Eems*, in praelect. Boerhavii de morb. nerv. ad Tom. I. S. 236.).

Er liegt verstandlos und träge da (*Greding*. a. a. O. S. 78.).

Vollkommene Betäubung (*Wendt*. a. a. O.).

Er kennt die Angehörigen nicht (*Faber*, — *Wedel*, — *Stedman*, a. a. O.).

Aller Sinnen beraubt, sitzt er im Bette unbeweglich, wie eine Bildsäule (*la Serre*, a. a. O.).

(395) Gänzliche Verstandlosigkeit (*J. B. van Helmont*, Jus duumv. §. 22.).

Gänzlich verlornes Bewufstseyn (*Cagnion*, a. a. O.).

Dummheit (*Wedel*, a. a. O.).

Dumm und in beständigen Schlaf versunken (*Greding*, a. a. O. S. 96.).

Blödsinn, Sinnlosigkeit (*Kiernander*, a. a. O.).

(400) Sinnlosigkeit (amentia) (*Wepfer*, — *Stedman*, — *Haller*, — *Tozzetti*, a. a. O.).

Unsinnigkeit (insania) (*Blom*, a. a. O. — *Greding*, a. a. O. S. 78.).

Unsinnigkeit, mit Durchfall (*Greding*, a. a. O. S. 80.).

Höchste Geisteszerrüttung (*Faber*, a. a. O.).

Er schwatzt abgeschmacktes Zeug (*Hamilton*, a. a. O.).

(405) Sie plappern fast alles aus, was ein Kluger sein Leben lang verschwiegen haben würde (*Grünewald*, a. a. O.).

Ermattet schwatzt er vor sich hin (*Greding*, a. a. O. S. 82.).

Er spricht mehr, als sonst, und lebhafter und übereilter (*Stapf*, a. a. O.).

---

*) Boerhaven selbst vom Dunste des Saftes begegnet.

Bilsenkraut.

Beobachtungen Andrer.

Schwatzhaftigkeit (*Greding*, a. a. O. S. 75.).
Ungereimtes Lachen (*Sauvages*, a. a. O.).

(410) Beim Lesen mischt er unschickliche Wörter und Redensarten ein (*Wepfer*, a. a. O.).
Er schwatzt ungereimte Dinge (*Stedman*, a. a. O.).
Er murmelt ungereimte Dinge vor sich hin (*Wepfer*, a. a. O.).
Er murmelt und schwatzt vor sich hin (*Kiernander*, a. a. O.).
Geistesverwirrung mit abwechselndem Gerede (*Matthiolus*, a. a. O.).

(415) Unzusammenhängende Worte (*Wedel*, a. a. O.).
Er liest Flocken und murmelt dazu (*Costa*, a. a. O.).
Irrereden (*Bernigau*, — *Wedel*, — *Hünerwolf*, a. a. O.).
Er delirirt wie im hitzigen Fieber (*Stedman*, a. a. O.).
Erhöheter Geisteszustand (12 St. lang), mit fast ununterbrochenen Delirien*) (*Joerdens*, in *Hufel.* Journal IV. S. 539).

(420) Ungeheure Lebhaftigkeit, Unruhe, Uebereilung (*Stapf*, a. a. O.).
Uebergeschäftigkeit: er hielt sich für munterer und kräftiger, als er wirklich war (n. 2, 3, 4 St.) (*Franz*, a. a. O.).
Tausend Phantasiebilder schwärmen vor seinem Geiste umher (*Planchon*, a. a. O.).
In seiner verwirrten Einbildung sieht er Menschen für Schweine an (*Schulze*, a. a. O.).
Blödsinnigkeit (stupor), die sich durch Worte und That zu erkennen giebt (*Hünerwolf*, a. a. O.).

(425) Seines Verstandes beraubt, wufste er nicht, was er that (*Greding*, a. a. O. S. 90.).
Thörichte Handlungen (*Grünewald*, a. a. O.).
Er singt Liebeslieder und Gassenhauer (*Grünewald*, a. a. O.).

*) Von einem Klystire aus Bilsenkrautdecocte.

Bilsenkraut.

Beobachtungen Andrer.

Unter Geschwätze schickt er sich zur Reise an (*Greding*, a. a. O. S. 76.).

Unter Geschwätze macht er Zubereitungen zur Hochzeit (*Greding*, a. a. O. S. 76.).

(430) Ein ganz eignes Gefühl von Leichtigkeit und Beweglichkeit (*Stapf*, a. a. O.).

Er tanzt (*Costa*, a. a. O.).

Possierliche Geistesverwirrung*): sie begehen allerlei lächerliche Handlungen, wie Affen (*Pet. Borelli*, Cent. IV. obs. 45.).

Er macht lächerliche Geberden, wie ein tanzender Narr (*Grünewald*, a. a. O.).

Lächerliche Geberden, wie die eines Trunkenen (*Grünewald*, a. a. O.).

(435) Gesticuliren (*Grünewald*, a. a. O.).

Er gesticulirt wie ein Harlekin (*Schulze*, a. a. O.).

In der Phantasie thut er, als knackte er Nüsse (*Wepfer*, a. a. O.).

Er thut in seinem Irrsinne, als wenn er Pfauen mit den Händen hinwegscheuchen müfste (*Wepfer*, a. a. O.).

Er tappt um sich her, ohne zu wissen, wohin (*Hamilton*, a. a. O.).

(440) Er tappt sich auf den Kopf, in's Gesicht, auf die Nase und greift auf dem Bette umher, wie im Flockenlesen (*Hamilton*, a. a. O.).

Er umfafst den Ofen und will an ihm, wie an einem Baume, hinanklettern (*Wepfer*, a. a. O.).

Sie schrien, dafs die nahen Gegenstände fallen würden, und griffen nach ihnen (*Stedman*, a. a. O.).

Sie rannten an alle Gegenstände an, die ihnen im Wege standen, mit offnen, wilden Augen (*Cagnion*, a. a. O.).

---

*) Vom Genusse der Wurzel bei einer ganzen Familie.

Bilsenkraut.

Beobachtungen Andrer.

Wahnsinn, als wäre er vom Teufel besessen (*Matthiolus*, a. a. O.).

(445) Er macht sich nackt (*Greding*, a. a. O. S. 81.).

Er liegt nackt im Bette und schwatzt (*Greding*, a. a. O. S. 76.).

Unsinnig streift er weit umher, nackt, in einen Pelz gehüllt, in der Sommerhitze (*Grünewald*, a. a. O.).

Mit Wuth untermischte, lächerlich feierliche Handlungen in einer unschicklichen Bekleidung *) (*Grünewald*, a. a. O.).

Bei beständiger, brennender Hitze und unter Geschrei athmet er schwer, und macht gewaltige Bewegungen mit den Händen (*Hamberger*, a. a. O.).

(450) Den ersten Tag äußerst lebhaft und höchst launig, den zweiten mürrisch und höchst aufgelegt zu zanken (*Langhammer*, a. a. O.).

Abwechselungen von Ruhe und Wuth (*Greding*, a. a. O. S. 85.).

Manie; er läßt sich kaum bändigen (*Stedman*, a. a. O.).

Er äußert unbändige Kräfte in der Wuth (*Greding*, a. a. O. S. 76.).

Höchst wüthend und nackt bringt sie Tag und Nacht schlaflos unter Schreien zu (*Greding*, a. a. O. S. 107.).

(455) Schimpfreden, Zank, Lärm (*Grünewald*, a. a. O.).

---

*) In einem Priesterrocke, über das bloße Hemd gezogen, und in Pelzstrümpfen will er in die Kirche, um da zu predigen und das geistliche Amt zu verrichten, und fällt diejenigen wüthend an, welche ihn davon abhalten wollen.

Bilsenkraut.

Beobachtungen Andrer.

Zank (*Grünewald*, a. a. O.).

Zank und Schimpfreden (*Schulze*, a. a. O.).

Er übt Gewaltthätigkeit aus und schlägt auf die Leute (*Grünewald*, a. a. O.).

Gewaltsam legt er Hand an Andre (*Grünewald*, a. a. O.).

(460) Wuth (*Sloane*, a. a. O. — *Greding*, a. a. O. S. 75. 79. 81.).

Unbezwingliche Wuth (*Costa*, a. a. O.).

Aeufserste Wuth: er geht mit Messern auf die Menschen los (*Kiernander*, a. a. O.).

Er schlägt und will die ihm Begegnenden ermorden (*Schulze*, a. a. O.).

Mürrisch, traurig (den zweiten Tag) (*Stapf*, a. a. O.).

(465) Niedergeschlagenheit, Traurigkeit (*Hamilton*, a. a. O.).

Unruhe (*Hamberger*, a. a. O. — *Greding*, a. a. O. S. 78,).

Höchste Unruhe (*Stedman*, a. a. O.).

Immerwährend bewegten sie sich von einer Stelle zur andern (zwei Tage lang) (*Sauvages*, a. a. O.).

Angst (*Hünerwolf*, a, a. O.).

(470) Aengstlichkeiten (*Stoerck*, a. a. O.).

Entsetzliche Angst (*Wedel*, a. a. O.).

Schreck-Erschütterungen mit Zittern und Convulsionen abwechselnd (*Hamilton*, a. a. O.).

Er klagt, man habe ihn vergiftet (*Hamilton*, a. a. O.).

Sonderbare Furcht, von Thieren gebissen zu werden (*Cagniou*, a. a. O.).

(475) Mürrisch, traurig, verzweifelnd (*Greding*, a. a. O. S. 104.).

Beobachtungen Andrer.

Verzweifelt, er will sich das Leben nehmen und in's Wasser stürzen (*Greding*, a. a. O. S. 104.).

Langwierige Furchtsamkeit (*Cagnion*, a. a. O.).

Ungeduldig: er glaubte zu vergehen, da er auf etwas ganz Unbedeutendes warten mufste (*Stapf*, a. a. O.).

Fingerhut.

(Der frisch ausgepreſste Saft der Blätter der Digitalis purpurea, mit gleichen Theilen Weingeist vermischt.)

Man wird aus folgenden, obschon noch nicht in vollständiger Zahl erforschten, Symptomen doch unläugbar wahrnehmen, daſs die Aerzte die bisher zuweilen von ihnen mit Fingerhut geheilten Krankkeitszustände chronischer Art, alle ohne Ausnahme, homöopathisch heilten, obgleich ohne ihr Wissen. Die mit diesem höchst kräftigen Gewächse verrichteten, weit häufigern unglücklichern Curen aber sind von solchen Anwendungen des Fingerhuts nicht zu trennen, die, wie bisher, bloſs gegen pathologische Krankheitsnamen (nicht auf die Gesammtheit der Symptome) gerichtet waren, und mit einer Arznei (Fingerhut) vollführt wurden, die man bloſs nach Vermuthung von ihrer allgemeinen, nach Hypothese abstrahirten Wirkungsart nur so ungefähr schätzte (nicht nach ihrer reinen Wirkung, d. i. nicht nach den Krankheitszuständen kannte, die sie im gesunden Körper erzeugt haben), und so lange man in dieser theoretischen Blindheit fortfährt, wird man auch immer weit mehr Schaden mit dieser groſsen Gabe Gottes, als Heil, stiften. Bloſs der ächt homöopathisch seine Arznei nach ihren reinen, Krankheit erregenden Wirkungen für den sehr ähnlichen Krankheitsfall wählende Arzt wird nie Fingerhut geben, als wo er helfen kann, wird und mufs, und ihn in einem so geeigneten Falle auch nie zu geben unterlassen — ein unendlicher Vorzug vor dem bedauernswürdigen Verfahren des gemeinen Arztes. Der homöopathische Heilkünstler wird überdiefs schon in diesen wenigen Symptomen homöopathische Hülfe für weit mehre Krankheitszustände finden, als bisher damit geheilt wurden.

Einen sehr kleinen Theil eines Tropfens des quintillionmal, besser, decillionfach verdünnten Saftes wird man zur Gabe im homöopathischen Gebrauche oft noch allzu kräftig finden.

Die Wirkung einer so kleinen Gabe dauert mehre Tage, die einer übergrofsen mehre Wochen.

Fingerhut.

Kopfschmerz, Drücken und Schwere, wie vom Drange des Blutes nach dem Kopfe.
Düster im Kopfe, wie hypochondrisch.
Abends und in der Nacht im Schlafe, einzelne stumpfe Stiche in der linken Schläfe, die durch das ganze Gehirn fuhren.
Schmerz der Augen, beim Berühren ungeheurer Schmerz des Augapfels.
5 Drückender Schmerz in den Augäpfeln.
(Geschwulst des untern Augenlides, die ihn beim Niedersehen beschwert.)
Entzündung der Meibom'schen Drüsen an den Augenlid-Rändern.
Die aus den Augen dringenden Thränen beifsen.
Heftige Augenentzündung.
10 Ein Fressen und Jücken am Backen und an dem Kinne, die Nacht am schlimmsten.
Eine grofse Blüthe beifsenden Schmerzes unter dem linken Nasenloche.
Ausschlag am Halse.
Halsweh: Stechen (auch) aufser dem Schlingen.
Speichelflufs.
15 Mundgestank (n. 4 St.).
Uebelkeit.
Erbrechen.
(Aengstliche Spannung und Zusammenschnürung unter den kurzen Ribben.)

Kolikartiges Knurren und Kollern im Unterleibe, eine halbe Stunde lang.

20 Reifsende Bauchschmerzen um den Nabel, früh (n. 8 St.).

Vor dem Stuhlgange, Frost.

Bauchweh, mehr Reifsen, als Stechen, früh im Bette, mit zweimaligem Durchfalle darauf, und noch hinterdrein Drang im Mastdarme zu Stuhle.

Durchfall

Er läfst die Stuhlgänge und den Harn unwillkürlich von sich

25 Einfacher Schmerz, wie von Wundheit, im linken Bauchringe, als wenn ein Bruch hervortreten wollte (n. 6 St.).

Harnflufs.

Sie mufs alle Nächte aufstehen, Wasser zu lassen.

Beim Harnen, in der Mitte der Harnröhre, eine pressende (brennende) Empfindung, als wenn die Harnröhre da zu enge wäre, welches aber noch während des Harnabganges nachläfst.

Mehrmalige Empfindung die Nacht, als wenn Pollutionen kommen wollten, und es kam keine; früh eine klebrige Feuchtigkeit an der Harnröhrmündung.

(35) Im rechten Hoden, ein Schmerz, wie von Quetschung.

* * *

Früh ist er heisch.

Nach einem Nachtschweifse, früh eine so grofse Heiserkeit, dafs er nicht sprechen konnte.

Schnupfen und Husten in hohem Grade; er konnte kaum sprechen vor Schnupfen.

Der Hustenreiz geht bis zur Gaumendecke.

35 Bluthusten.

(Nach dem Essen ist der Husten so arg, dafs er die Speisen ausbricht.)

(Um 12 Uhr Nachts, Husten und Schweifs.)

Wie roh in der Brust und Stiche darin.

Schmerzhafte, erstickende Zusammenschnürung der Brust, als wenn die innern Theile derselben alle zusammengewachsen gewesen wären, vorzüglich früh beim Erwachen — daher er sich jähling aufrecht setzen muſs.

40 Zwischen den Schulterblättern stumpfe Stiche. (Blüthenausschlag auf dem Rücken.).

Beim Schnauben, Schmerz im Kreuze, wie Zerschlagenheit.

Am rechten Arme ein wundartiges Brennen.

Schwere im linken Arme, auch in der Ruhe fühlbar.

45 Auf dem Handrücken, eine Art Friesel ohne Empfindung.

Ein Jücken auf dem Handrücken, die Nacht am meisten.

Wenn er gelegen hat, und er bewegt dann die Kniee, so thun beim Anfange der Bewegung die Ober- und Unterschenkel und das Kreuz wie zerschlagen weh.

Im linken Unterschenkel eine Schwere, gleichsam als wäre sie in der Schienbeinröhre, die ihn am Gehen hindert.

Nach Sitzen (im Wagen) groſse Steifigkeit in den Gelenken der Untergliedmaſsen, die sich durch Gehen verlor.

50 Ein schmerzhaftes, zuckendes Pochen im Fleische des Oberarms und Oberschenkels.

Ein Jücken auf dem rechten Fuſsrücken, am meisten die Nacht.

Durchdringender Schmerz in den Gelenken.

Abgeschlagenheit in allen Gliedern, besonders den Füſsen, in den Gelenken, wie nach einer groſsen Reise.

Reiſsend brennende (und wenig jückende), langsame Stiche an verschiednen Stellen des Körpers.

55 Sinken der Lebenskräfte.

Jählinges Sinken der Kräfte, mit allgemeinem Schweiſse, und einige Stunden darauf, Husten.

Jählinge äufserste Mattigkeit, als wenn er das Bewufstseyn verlieren sollte (nach dem Mittagsessen), mit allgemeiner Hitze und Schweifs, ohne Durst.

Nach dem Mittagsschlafe schmerzen alle Gelenke, als wären sie gerädert.

Schläfrigkeits - Müdigkeit, Schlummer (n. 8 St.).

60 Die Nacht, blofs Schlummer, statt Schlaf, halbes Bewufstseyn, ohne schlafen zu können.

Er wachte die Nacht öfters auf, wie von Aengstlichkeit und als sey es schon Zeit, aufzustehen.

Um die Hälfte langsamerer Puls, mehre Tage lang.

Harter, kleiner, schneller Puls.

Nachmittags, drei bis viermaliger Schauder, und in der Nacht, starker Schweifs, selbst am Kopfe und in den Haaren.

65 Kälte erst der Finger, der Hände und Füfse, dann der Handteller und Fufssohlen, dann des ganzen Körpers, vorzüglich der Gliedmafsen.

Am Tage, innerlicher Frost, ohne Schauder; beim Gehen im Freien fror ihn, dafs er sich nicht erwärmen konnte.

Nachtschweifs im Schlafe.

Heftiger Drang zur Arbeit (n. 1½ St.).

(Heimlicher Wahnsinn mit Unfolgsamkeit und Hartnäckigkeit; er sucht, zu entfliehen.)

70 Weinerliche Betrübnifs über mancherlei, was ihm fehlgeschlagen (n. 1½ St.).

Er ist traurig und hat das Gefühl, als sey er ganz krank; alle Gegenstände kommen ihm vor, wie im Fieber, gleich als hätte er das abgeänderte Sehgefühl, wie im Fieber.

Todesfurcht,

Herzklopfen.

Fingerhut.

Beobachtungen Andrer.

Schwindel (*Quarin*, Animadvers. pract. S. 118 —
120. — *Maclean*, im phys. med. Journ. Lpz.
1800. Aug. S. 585. — *Withering*, Abh. üb. den
Fingerhut, Lpz. 1786. — *J. Penkivil*, im phys.
med. Journale 1801. Aug. — *Lettsom*, Mem. of
the med. Soc. of London Vol. II.).

Schwindel, dafs sie beim Treppensteigen hinfiel
(*Penkivil*, a. a. O.).

Schwindel und Zittern (*Drake*, im phys. med.
Journ. 1802. Febr.).

Benommenheit des ganzen Kopfs und Empfindung,
als wenn das Gehirn wie Wasser an beiden Seiten des Schädels anschlüge und ihn zersprengen
wollte, pulsweise (*Christian Teuthorn*, in einem Aufsatze).

(5) Wallender Kopfschmerz, wie Wellenanschlagen,
von innen nach beiden Seiten zu, der beim
Liegen und Vorbücken nachläfst, aber zunimmt
beim Stehen und Rückwärtsbiegen (n. 2 St.)
(*Teuthorn*, a. a. O.).

Schmerzhafte Eingenommenheit des Kopfs (*E. Stapf*,
in einem Briefe).

Er ist Anfangs ganz unbesinnlich und düselich im
Kopfe (*C. Franz*, in einem Aufsatze).

Gedächtnifsschwäche (*Lettsom*, a. a. O.).

Der Kopf wird angegriffen (*Withering*, a. a. O.).

(10) Kopfweh (*Quarin*, — *Lettsom*, a. a. O.).

Mehrtägiger Kopfschmerz*) (*Schiemann*, Diss. de
Digit. purp. Gött. 1786. S. 34. 41.).

Düseliges Ziehen in den Seiten des Kopfes (*W.
Grofs*, in einem Aufsatze).

Reifsen in der linken Kopfseite (*Grofs*, a. a. O.).

Reifsen in der rechten Schläfegegend,
gleich am Ohre (*Grofs*, a. a. O.).

(15) Drücken und Dehnen in den Seiten des Kopfs
(n. 10 Minuten) (*Grofs*, a. a. O.).

---

*) Vom Dunste des Saftes.

Beobachtungen Andrer.

Zusammenziehender und drückender Schmerz in der Stirne und in den Schläfen, der sich beim Nachdenken vermehrt (*Franz,* a. a. O.).

Vorn in der Stirne, drückend spannender Schmerz (*Ch. G. Hornburg,* in einem Aufsatze).

Mitten oben in der Stirne, Drücken, wie von einer harten Last, bei Anstrengung der Gedanken (*Franz,* a. a. O.).

Scharf drückender Schmerz in der Stirne, etwas über dem Auge, auf einer kleinen Stelle (n. ½ St.) (*Stapf,* a. a. O.).

(20) Stechen bald in der rechten, bald in der linken Schläfegegend, doch überhingehend (*Fr. Meyer.* in einem Aufsatze).

Ruckweise erscheinender, drückender Kopfschmerz, bald in den Schläfen, bald im ganzen Kopfe (*E. Ferd. Rückert,* in einem Aufsatze).

Klopfender Schmerz in der Stirne oder im Grunde der Augenhöhlen (*Maclean,* a. a. O.).

Drehete er die Augen, ohne den Kopf zu bewegen, nach der rechten oder linken Seite, um rechts oder links hin zu sehen, so entstand ein unbehagliches, spannendes Gefühl im Vorderderkopfe (n. 50 St.) (*Huld. Becher,* in einem Aufsatze).

Mehre Stunden lang, jedesmal beim Vorbücken, im Seitentheile des Gehirns, auf einer kleinen Stelle, ein stichartiges Spannen, welches in einen linken Oberzahn zog, aber beim Aufrichten jedesmal wieder verschwand (*Stapf,* a. a. O.).

(25) Beim Vorbiegen des Kopfs Gefühl, als wenn etwas darin vorfiele, öfters wiederkehrend (*Rükkert,* a. a. O.).

Kopfweh auf der einen Seite, wie ein inneres Jücken (*J. G. Lehmann,* in einem Aufsatze).

An der Hervorragung des Hinterhauptbeins ein drückender Schmerz, wie von einem Stofse oder Falle (n. 1½ St.) (*Hornburg,* a. a. O.).

Drückende Stiche äufserlich an der lin-

Fingerhut.

Beobachtungen Andrer.

ken Stirnseite (n. 4 St.) (*Ch. T. Langhammer*, in einem Aufsatze).
Reifsende Stiche äufserlich an der linken Schläfe (n. 34 St.) (*Langhammer*, a. a. O.).

(30) Auf der Mitte der Stirne, ein rothes Knötchen von brennend beifsendem Schmerze, durch Befühlen erhöhet (*Hornburg*, a. a. O.).
Einzelne Stiche an der linken Stirngegend (n. 84 St.) (*Langhammer*, a. a. O.).
Aufgeschwollener Kopf (*Quarin*, a. a. O.).
Hitze im ganzen Kopfe, äufserlich und innerlich; das Denken fiel ihm schwer, und er vergafs alles gleich wieder (n. 1 St.) (*Meyer*, a. a. O.).
Der Kopf fällt immer nach hinten, im Sitzen und Gehen, als wenn die vordern Halsmuskeln (wie gelähmt) keinen Halt hätten (*Teuthorn*, a. a. O.).

(35) Gesichtsblässe (*Withering*, a. a. O.).
Convulsionen auf der linken Seite des Gesichts (*G. Mofsmann*, im phys. med. Journ. 1801. Jul.).
Brennender Schmerz im rechten Augenbraubogen, mit Trübsichtigkeit, als wenn ein Flor vor den Augen wäre (n. 5 und mehren St.) (*Meyer*, a. a. O.).
Drückender Schmerz am rechten Augenbraubogen nach dem äufsern Augenwinkel zu (n. 52 St.) (*Langhammer*, a. a. O.).
Hang beider Augen, sich nach der linken Seite zu drehen; wendete er sie mit Anstrengung nach der rechten Seite, so schmerzten sie, und er sah dann auf dieser Seite alle nahen Gegenstände doppelt und dreifach; dabei war das Gesicht aufgedunsen (n. 29 St.) (*Becher*, a. a. O.).

(40) Ein Drücken im rechten Augapfel, schnell kommend und verschwindend (n. 2 St.) (*Stapf*, a. a. O.)
(Stark verengerte Pupillen) (n. 1 St.) (*Stapf*, a. a. O.).

Fingerhut-

Beobachtungen Andrer.

Starke Erweiterung der Pupillen (n. 1 St.) (*Teuthorn*, a. a. O.).
Verdunkelung der Augen (*Quarin*, a. a. O.).
Blödes Gesicht, undeutliches Sehen (*Penkivil*, a. a. O.).
(45) Leichte Verdunkelung des Gesichts (*Mofsmann*, Essay to elucidate the scrophula, London, 1800.).
Er sieht die Gegenstände nur dunkel (*Withering*, a. a. O.).
Trübsichtigkeit (*Withering*, a. a. O.).
Blindheit (*Lettsom*, a. a. O.).
Blindheit, schwarzer Staar, drei Tage lang (*Remer*, Annalen d. klin. Anstalt B. I.).
(50) Unvollkommnes Sehen, als ob eine Wolke oder ein Nebel vor den Augen vorüberginge (*Maclean*, a. a. O.).
Wenn er entfernte Gegenstände betrachten will, so schweben vor seinen Augen dunkle Körper, wie Fliegen (*Baker*, in Arzneikund. Abhandl. des Collegiums der Aerzte in London. III. Th.).
Den Augen schwimmen allerlei Gestalten vor (*Penkivil*, a. a. O.).
Erscheinungen vor den Augen (*Lettsom*, a. a. O.).
Wenn er die Augen verdeckt, so scheinen leuchtende Körper vor seinen Augen zu hüpfen (*Baker*, a. a. O.).
(55) Früh beim Aufwachen scheinen ihm alle Gegenstände wie mit Schnee bedeckt (*Mofsmann*, im phys. med. Journ. a. a. O.).
Die Lichtflamme scheint ihm gröfser, als natürlich, und glänzender (*Baker*, a. a. O.).
In der Dämmerung sah er schimmernde Farbenscheine, roth, grün und gelb vor seinen Augen, wie fipperndes Licht (n. 8 St.) (*Lehmann*, a. a. O.).
Das Gesicht der in die Stube tretenden Personen schien ihm leichenblafs zu seyn (*Baker*, a. a O.).
Falsches Sehen: die Gegenstände erscheinen von grüner oder gelber Farbe (*Withering*, a. a. O.).

Fingerhut.

Beobachtungen Andrer.

(60) Die Gegenstände sehen ihm gelb aus, selbst Silber (*Penkivil*, a. a. O.).

Die Augen thränen (*Withering*, a. a. O.).

In einer mäfsig warmen Stube, weniger in freier Luft, laufen die Augen voll Wasser; sie sind trübe, heifs, voll rother Aederchen, mit drükkendem Schmerze, und die Augenwinkel sind voll Butter (wie bei heftigem Schnupfen) (*Stapf*, a. a. O.).

In dem innern Augenwinkel eine schmerzhaft kratzige Emdfindung, wie von hineingekommenem, grobem Staube (*Hornburg*, a. a. O.).

Die Ränder der Augenlider schmerzen wie wund, wenn sie geschlossen werden (Abends im Bette) (*Rückert*, a. a. O.).

(65) Lähmiges Ziehen unterhalb des linken Jochbogens, vor dem Ohre (*Grofs*, a. a. O.).

Klammartig ziehender Schmerz am Jochbogen, der beim starken Draufdrücken vergeht (*Franz*, a. a. O.).

Klamm unter dem rechten Jochbogen bei Bewegung der Unterkinnlade, welche beim Beifsen krampfhaft und stärker, als er Willens war, herangezogen wird (*Franz*, a. a. O.).

Nasenbluten: aus beiden Nasenlöchern helles Blut (n. 1 St.) (*Teuthorn*, a. a. O.).

In den Ohren Empfindung, als wären sie inwendig zusammengeschnürt; er hört den Puls darin (das Gehör blieb gut) (*Franz*, a. a. O.).

(70) Ein spannendes Drücken im linken Ohre (*Stapf*, a. a. O.)

Zischen vor beiden Ohren, als wenn Wasser siedet (*Teuthorn*, a. a. O.).

Einzelne Stiche hinter dem Ohre, äufserlich (*Teuthorn*, a. a. O.).

Ziehender Schmerz in den Muskeln unter dem Warzenfortsatze (*Franz*, a. a. O.).

Unter dem rechten Warzenfortsatze, ein Ziehen, welches bei starkem Draufdrücken vergeht (*Franz*, a. a. O.).

Beobachtungen Andrer.

(75) Drückendes Ziehen am Hinterhaupte, in der Gegend der Befestigung der Halsmuskeln, beim Hinterbiegen des Kopfs (*Franz*, a. a. O.).

Steifigkeit der hintern und Seiten-Muskeln des Halses, mit stofsartig drückendem Schmerze (n. 10 St.) (*Hornburg*, a. a. O.).

Stechende Schmerzen, äufserlich in den Halsmuskeln, bei Bewegung des Halses (*Becher*, a. a. O.).

Eine schmerzhafte Steifigkeit und Spannung in den Halsmuskeln und dem Nacken, vorzuglich bei Bewegung (*Stapf*, a. a. O.).

Geschwulst der Lippen und der Zunge*) (*W. Henry*, in med. and chir. Journal, Edinb. 1811.).

(80) Früh, weifsbelegte Zunge (n. 48 St.) (*Langhammer*, a. a. O.).

Wundheit inwendig im Munde, an der Zunge und dem Zahnfleische mit Speichelflufs, drei Tage lang (*Baylies*, Practical Essays on medic. subjects, London. 1773, S. 39. 41.).

Wundheit des innern Mundes, des Rachens, der Speiseröhre, des Magens (*Boerhave*, Hortus Lugd. Batav. S. 308.).

Ansammlung des Speichels im Munde (n. ¼ St.) (*Becher*, a. a. O.).

Speichelflufs (*Withering*, a. a. O. — *Lentin*, Beobachtungen einiger Krankheiten. 1774. S. 167.).

(85) Speichelzusammenflufs, wie nach Essig (*Hornburg*, a. a. O.).

Zusammenflufs wässerigen Speichels im Munde, welcher Anfangs süfslicht, dann aber sehr salzig schmeckt, in öftern Anfällen (n. ½ St.) (*Stapf*, a. a. O.).

Zusammenflufs eines sehr süfsen Speichels (*Schiemann*, a. a. O.).

Ansammlung des Speichels im Munde, mit Aus-

---

*) Bei einer Frau von einer Unze Decoct, wo dann die Lippen- und Zungengeschwulst in Verbindung mit stinkendem Speichelflusse und Harnunterdrückung erschien.

Fingerhut.

Beobachtungen Andrer.

spucken und starker Uebelkeit beim Hinterschlingen des Speichels (n. ¼ St.) (*Becher*, a. a. O.).

Heftiger Speichelfluſs von stinkendem Geruche (*Henry*, a. a. O.).

(90) Fader, schleimiger Geschmack und so sanft rauch im Munde, als wenn er inwendig mit Sammet überzogen wäre (*Teuthorn*, a. a. O.).

Rauher Gaumen, als habe er zu viel Tabak geraucht, ohne Durst (*Franz*, a. a. O.).

Ein kratziges, rauhes Wesen im Gaumen (*Stapf*, a. a. O.).

(Schmerzhaftigkeit der Vorderzähne) (*Stapf*, a. a. O.).

Nach dem Tabakrauchen, Geschmack im Munde, wie von süfsen Mandeln (*Franz*, a. a. O.).

(95) Krampfhafte Zusammenschnürung der Kehle (*Lentin*, a. a. O.).

Stiche im hintern Theile des Gaumens und im Anfange des Schlundes, beim Schlingen nicht bemerkbar (*Rückert*, a. a. O.).

Geringer Appetit, er ist gleich satt (*Stapf*, a. a. O.).

Sehr wenig Appetit, wegen Uebelkeit (*Becher*, a. a. O.).

Appetitlosigkeit bei unbeschreiblicher Leere im Magen (*Rob. Kinglake*, bei *Beddoes* in Medic. facts and obs. Vol. V. Lond. 1794.).

(100) **Appetitlosigkeit, bei reiner Zunge** (*Penkivil*, a. a. O.).

Bei gutem Appetite schmeckt das Brod bitter (*Teuthorn*, a. a. O.).

Appetit zu bittern Speisen (*Becher*, a. a. O.).

Durst nach sauern Getränken (*Teuthorn*, a. a. O.)

Saures Aufstofsen nach dem Essen (*Teuthorn*, a. a. O.).

(105) Uebelkeit (*Baylies*, a. a. O.).

Uebelkeit in der Magengegend, ohne Würgen und Erbrechen (n. 11 St.) (*Becher*, a. a. O.).

Uebelkeit nach dem Essen (*Lehmann*, a. a. O.).

Beobachtungen Andrer.

Dreitägige Uebelkeit, ohne Aufhören (*Maclean*, a.
a. O. 1802. Febr.).

Uebelkeit zum Sterben (*Warren*, in Samml. br.
Abh. f. pr. Aerzte, B. XI. S. 1.).

(110) In wiederkehrenden Anfällen, brecherliche Uebelkeit zum Sterben, mit höchster Niedergeschlagenheit des Geistes und Bangigkeiten*) (*Withering*,
a. a. O.).

Uebelkeit der schlimmsten Art und Erbrechen (*Maclean*, a. a. O. 1800. Aug. S. 585.).

Ungeheure, brecherliche Uebelkeit mit übermäfsigem
Erbrechen, Kälte der Gliedmafsen und kalten
Schweifsen, zwei Tage lang (*Baker*, a. a. O.).

Mit ungeheurer Uebelkeit, Erbrechen grüner Galle
(*Baker*, a. a. O.).

Vermehrte Uebelkeit mit Erbrechen der genossenen
Speisen, die in weifsen, geschmacklosen Schleim
eingehüllt waren, wodurch das gegenwärtige
Leibweh nachliefs (n. 8½ St.) (*Becher*, a. a. O.).

(115) Heftiges Erbrechen, vier Stunden lang (*Baylies*, a. a. O.).

Nächtliches Erbrechen (*Penkivil*, a. a. O.).

Früh-Erbrechen (*Mofsmann*, a. a. O. 1801. Jul.
— *Penkivil*, a. a. O.).

Ungeheures Erbrechen (*Lentin*, a. a. O.).

Langdauerndes Erbrechen (*Withering*, a. a. O.).

(120) Sechstägiges, durch nichts zu besänftigendes Erbrechen bis zum Tode**) (Edinburg, med. Comment. B. X.).

Gallichtes, mehrtägiges Erbrechen (*Beddoes*, in
Med. facts and obs. V. London. 1794.).

---

*) Sie dauerten jedesmal mehre, oft vier Stunden lang, und
kamen theils vor, theils nach dem Harnflusse.

**) Bei einer Frau, welche zwei Tage über, auf sechs
Mal, 12 Blätter eingenommen hatte; sie starb den siebenten Tag. Im Ileum fand man theils Entzündung, theils
ein fast vollkommnes Verwachsen und Zusammenkleben
der Wände einiger Stellen dieses Darms.

Fingerhut.

Beobachtungen Andrer.

Schlucken, der nicht ganz bis in den Hals stieg, von 6, 7 Stöfsen (n. 21 St.) (*Becher*, a. a. O.).
Schlucksen (*Lentin*, a. a. O.).
Unangenehmes Gefühl in der Magengegend (*Mofsmann*, Essay a. a. O.).

(125) Eine Schwäche des Magens, gleichsam ein Hinsinken des Magens, als ob das Leben verlöschen sollte*) (*Maclean*, a. a. O. 1800. Aug.).
Kardialgie (*Withering*, a. a. O.).
Schwere im Magen (*Penkivil*, a. a. O.).
Eine schnürende Empfindung über die Magengegend nach der Leber hin (*Hornburg*, a. a. O.).
Es drückt die Speise in der Herzgrube, nach dem Essen, wenn er sitzt, aber nicht, wenn er steht (*Franz*, a. a. O.).

(130) Schwere im Magen, mit abwechselnder Mattigkeit (*Mofsmann*, im phys. med. Journ. a. a. O.).
Drücken, wie von einer harten Last in der Herzgrube, beim Aufrichten des Körpers (*Franz*, a. a. O.).
Schneidendes Drücken in der Herzgrube, mit Gefühl von Uebelkeit daselbst (*Grofs*, a. a. O.).
In der Herzgrube klemmende Stiche, beim Athmen unverändert, bei Berührung nur im Stehen vermehrt, nicht im Sitzen (n. 24 St.) (*Grofs*, a. a. O.).
Drücken und Brennen in der Magengegend (*Horn*, Neues Archiv V., I. S. 104.).

(135) Magenschmerz und zugleich Empfindung von grofser Hitze im Magen und in den Därmen (*Withering*, a. a. O.).
Empfindung in den Därmen, als wenn sie zusammengedreht und die Magengegend hineingezogen würde (*Drake*, a. a. O.).
Kneipendes Zusammenziehen im Unterleibe, wie von heftiger Verkältung, im Sitzen, wovon er

---

*) Alle Kranke klagten darüber in denselben Ausdrücken.

Beobachtungen Andrer.

jedoch im Gehen nichts spürt (n. 3, 4 Tagen) (*Franz*, a. a. O.).

Im Nabel scharfe Stiche (*Grofs*, a. a. O.).

Ein anhaltender Stich in der linken Unterribbengegend, mit einer Empfindung, besonders beim Ausathmen, als wären die umliegenden Theile eingeschlafen (*Franz*, a. a. O.).

(140) (Beim Essen) rechts über dem Nabel stumpfe, gleichsam klemmende Stiche (*Grofs*, a. a. O.).

Einzelne Stiche und Kneipen im Unterleibe, zuweilen mit Anwandlung von Brecherlichkeit (n. 24 St.) (*Rückert*, a. a. O.).

Kneipen im Unterbauche, wie von einer Purganz (n. ½ St.) (*Meyer*, a. a. O.).

Flüchtige Nadelstiche im ganzen Bauche (*Grofs*, a. a. O.).

Feine Stiche in der rechten Bauchseite beim Ausathmen, im Stehen und Gehen (n. 58 St.) (*Langhammer*, a. a. O.).

(145) Stiche in der linken Bauchseite beim Ausathmen, während des Sitzens (früh) (n. 75 St.) (*Langhammer*, a. a. O.).

Einzelnes Feinstechen in der linken Bauchseite, in Ruhe und Bewegung, was sich beim Ausathmen vermehrte (n. 88 St.) (*Langhammer*, a. a. O.).

Gleich über der Nabelgegend Wühlen, Drücken, Stechen innerlich (n. 10 Minuten) (*Grofs*, a. a. O.).

Stechen im Schoofsbuge beim Gehen (*Franz*, a. a. O.).

Beim Gehen stechende Risse in der Nabelgegend (*Franz*, a. a. O.).

(150) Abends, schneidende Risse im Unterleibe, wie von Verkältung, vorzüglich beim Aufrichten vom Sitze, mit drückendem Kopfweh im Scheitel (*Franz*, a. a. O.).

Schneiden im ganzen Ober- und Unterbauche (*Grofs*, a. a. O.).

Unter der dritten linken falschen Ribbe eine Stelle,

Fingerhut.

Beobachtungen Andrer.

welche schmerzt, als wäre inwendig alles zerrissen (*Franz*, a. a. O.).

Zuckendes Reifsen vom Schamhügel nach dem linken Schoofse, bei hinterwärts gelehntem Körper (*Franz*, a. a. O.).

Im Schoofsbuge (in der bei Bewegung hervortretenden Flechse des Lendenmuskels), fast nur im Gehen, drückendes Spannen; beim Draufdrük ken schmerzt es, als läge ein harter Körper zwischen der Haut, der das Drücken vermehrte (*Franz*, a. a. O.).

(155) Ziehender Klamm vorne im rechten Schoofsbuge, der nach Bewegung der Lendenmuskel-Flechse sich vermehrt und gleichsam glucksend wird, und nun auch im Sitzen fortdauert (*Franz*, a. a. O.).

Drücken, Umherfahren, Gluckern im Unterbauche (*Grofs*, a. a. O.).

Blähung und Blähungsabgang (*Rückert*, a. a. O.).

Töne im Unterleibe, ohne Blähungen darin zu fühlen und ohne Blähungsabgang (*Becker*, a. a. O.).

Spannen der Haut am Unterleibe, wenn er sich aufrichtet (*Franz*, a. a. O.).

(160) Der Unterleib ist bei Bewegung geschwürig schmerzhaft, doch nicht bei Berührung (*Franz*, a. a. O.).

Herabdrängen und Bohren vorne in der linken Bauchseite (*Franz*, a. a. O.).

In der linken Seite des Unterleibes Empfindung, als drängte sich da etwas durch (*Franz*, a. a. O.).

Drang zum Stuhle (*Hornburg*, a. a. O.).

Nach 48stündiger Stuhlverhaltung folgte ein ganz weicher, gelber Stuhl, ohne Beschwerden (*Franz*, a. a. O.).

(165) Aschfarbiger Durchlauf, wie bei Gelbsüchtigen (*Schiemann*, a. a. O.).

Nach viermaligem Erbrechen Ohnmacht, drauf heftiger Durchfall einer aschfarbigen, breiartigen Materie, wie von einem Gelbsüchtigen (*Meyer*, in *Richter's* chir. Bibl. V. S. 532.).

84 *Fingerhut.*

Beobachtungen Andrer.

Gelbsucht (*Withering*, a. a. O.).
Purgiren (*Withering*, a. a. O.).
Dünner Stuhlgang (*Hornburg*, a. a. O.).

(170) Erst zwei, drei Mal dünner Stuhlgang (n. 24 St.), dann Verstopfung, früh; und erst Abends Ausleerung mit vielen Madenwürmern (n. 55 St.) (*Stapf*, a. a. O.).
Nach 72 Stunden wird der Stuhl ganz weich und flüssig und auch weit häufiger (*Franz*, a. a. O.).
Mehre Tage zwei- oder dreimaliger Stuhlgang (*Langhammer*, a. a. O.).
Heftige Diarrhöe (*Lentin*, — *Baylies*, a. a. O.).
Schmerzhaftes Purgiren drei, vier Tage lang (*Withering*, a. a. O.).

(175) Diarrhöe mit Leibschneiden (*Becher*, a. a. O.).
Mehre durchfällige Stuhlgänge, mit Leibschneiden vorher (n. 8 St. und ferner) (*Becher*, a. a. O.).
Durchfall mit Schleim gemischten Kothes, vorher Leibweh, bald drückend, bald schneidend (n. 6—8 St.), welches beim Zustuhlegehen jedesmal verging (*Becher*, a. a. O.).
Fast unheilbare Ruhren (*Boerhave*, rar. morb. historiae. Jenae, 1771. hist. 308.).
In der linken Nierengegend ein feines Stechen, im Sitzen (*Hornburg*, a. a. O.).

(180) Drang zum Harnen (n. ½ St.) (*Hornburg*, a. a. O.).
Harnverhaltung (*Henry*, a. a. O.).
Angestrengtes, fruchtloses Drängen zum Urin (*Mangold*, in *Horn's* Archiv f. pr. Med. III. 1. S. 141.).
Ein zusammenziehender Schmerz in der Harnblase während des Harnens; der Harn ging dieses Schmerzes wegen schwieriger ab (*Lehmann*, a. a. O.).
Er läfst den ersten Tag nur zweimal Urin und nur wenig, doch ohne Beschwerde; nach 48 Stunden wird der Harn weit häufiger und mit schnei-

Fingerhut.

Beobachtungen Andrer.

dendem Ziehen in der Blase begleitet (*Franz*, a. a. O.).

(185) Oefterer Drang zum Uriniren: der Harn geht nur tropfenweise ab, mit brennender Empfindung in der Harnröhre und in der Gegend der Eichel, und der Harn sah röthlich aus (n. 3 St.) (*Meyer*, a. a. O.).

Der Urin fängt an, weniger oft abzugehen, aber in gröfserer Menge und mit weniger Brennen, früh (n. 20 St.) (*Meyer*, a. a. O.).

Die Nacht fortwährender Drang zum Harnen, und wenn er dazu aufstand, bekam er Düseligkeit und Schwindel (n. 12 St. und ferner, bis früh) (*Meyer*, a. a. O.).

Ohne Harndrang dunkler Urin, der sich beim Stehen noch mehr röthete und trübte (n. 14 St.) (*Becher*, a. a. O.).

Nach dem Harnflusse Harnverhaltung, dann Uebelkeit, Erbrechen und Durchlauf*) (*Withering*, a. a. O.).

(190) Oefteres Lassen eines wässerigen Urins (*Stapf*, a. a. O.).

Häufiger Drang zum Harnen, und er liefs viel Urin von gesunder Farbe (n. 8, 9, 10 St.) (*Becher*, a. a. O.).

Vermehrter Abgang des Harns, mit vermehrtem Triebe dazu, bei Unfähigkeit, ihn zu halten (*Withering*, a. a. O.).

---

*) Diefs ist eine sehr seltne Wechselwirkung des Fingerhuts und blofs bei allzu grofser Gabe. Weit häufiger und gewöhnlich ist die Schwierigkeit, zu harnen, in der Erstwirkung dieser Arznei s. 28. und (180.) bis (185.), mittels deren sie homöopathisch nicht selten grofsen Nuzzen in Geschwulstkrankheiten gebracht hat, welche von ähnlicher, schwieriger Harnabsonderung und von andern Symptomen begleitet waren, die man in Aehnlichkeit unter den feinen Erstwirkungen des Fingerhuts antrifft. Der dann beim Fingerhutsgebrauche entstehende reichliche, oft unwillkührlich erfolgende Harnabgang, s. (186.) (187.) (190.) bis (193.) und Harnflufs 26., ist blofs Nachwirkung und Gegenwirkung des Organisms, auf gedachte Erstwirkung.

Fingerhut.

Beobachtungen Andrer.

Unvermögen, den Harn zu halten (*Withering,* a. a. O.),

Nach dem Harnflusse Uebelkeit (*Withering,* a. a. O.).

195) Während des Harnflusses und Durchlaufes kleiner, geschwinder Puls, indefs Hände und Füfse eiskalt sind (*Withering,* a. a. O.).

Der Urin ist scharf (*Withering,* a. a. O.).

Entzündung des Blasenhalses (*Don. Monro,* in Samml. f. pr. Aerzte, XIII. S. 2.).

* * *

Früh, bei einigem Schnupfen, Verstopfung der Nase (n. 73 St.) (*Langhammer,* a. a. O.).

Früh hängt Schleim in der Kehle, der sich leicht löset, aber, wenn er ihn auskotzen will, gewöhnlich in den Schlund kommt, so dafs er ihn verschlucken mufs (*Grofs,* a. a. O.).

(200) Früh Schleimauswurf durch willkürliches Kotzen (n. 73 St.) (*Langhammer,* a. a. O.).

Ein trockner, dumpfer Husten, wie von einem Kitzel in der Luftröhre (*Stapf,* a. a. O.).

Trockner Husten, welcher spannend drückende Schmerzen in Arm und Schulter erregt (n. 86 St.) (*Stapf,* a. a. O.).

Brustschmerz, welcher den Husten beschwerlich macht (*Brandis,* bei *Schiemann,* a. a. O. S. 61.).

Früh, nach dem Aufstehen, Engbrüstigkeit mit trocknem Husten (*Hornburg,* a. a. O.).

(205) Lungenauswurf mit Blut gefärbt (*Penkivil,* a. a. O.).

Empfindung bei jedem Athemzuge, als würde er elektrisirt (*Sackenreuter,* in Annalen der Heilkunde, 1811. März.).

Fast hörbare, stärkere Herzschläge, mit Angst und zusammenziehenden Schmerzen unter dem Brustbeine (*Becher,* a. a. O.).

Fingerhut.

Beobachtungen Andrer.

Drückende (pressend zusammenziehende) Herzschläge, mit Angst und krampfhaften Schmerzen im Brustbeine und unter den Ribben, welche sich bei Vorbiegung des Kopfs und Oberleibes vermehren (n. ½ St.) (*Becher*, a. a. O.).

In der rechten Brustseite ein stark fühlbares Pochen, wie von einer starken Pulsader, nach dem Takte des Pulses (n. ¼ St.) (*Hornburg*, a. a. O.).

(210) Zusammenziehende Schmerzen im Brustbeine selbst; sie vermehren sich bei Vorbiegung des Kopfs und Oberleibes (n. 2½ St.) (*Becher*, a. a. O.).

Beim Aufrichten des Körpers Spannen auf der linken Brust, als wenn diese Theile zusammengezogen wären (*Franz*, a. a. O.).

Bei gebücktem Sitzen Drücken auf den untern Theil der Brust; der Athem ist kürzer und dessen nicht genug; er kann ihn nicht lange an sich halten und muſs auch schnell wieder Athem schöpfen (*Franz*, a. a. O.).

Schwerer und langsam aus der Tiefe geholter Athem (*Rückert*, a. a. O.).

Spannen auf der Brust und Drücken in der Herzgrube, welches öfters zum tiefen Einathmen nöthigt (*Rückert*, a. a. O.).

(215) Viele Tage lang eine peinliche Engbrüstigkeit; er muſste oft tief Athem schöpfen, und dennoch war's ihm, als hätte er noch nicht Luft genug eingeathmet, vorzüglich beim Sitzen (*Stapf*, a. a. O.).

Ziehender Schmerz in der Mitte des Brustbeins beim Gehen (*Franz*, a. a. O.).

Drückendes Ziehen auf der Brust beim Husten (*Franz*, a. a. O.).

Bei heftiger Bewegung des Arms bekommt er gleich schneidendes Drücken auf der entgegengesetzten Brustseite, vorn in der Gegend der dritten Ribbe, äuſserlich (*Franz*, a. a. O.).

Groſse Hitze auf der Brust, als stände er entblöſst

Beobachtungen Andrer.

am warmen Ofen, bald darauf Kühle um die Brust (*Hornburg*, a. a. O.).

(220) Rechts oberhalb der Herzgrube scharfe Stiche (*Grofs*, a. a. O.).

Fressend jückendes Feinstechen nach dem Takte des Pulses in der linken Seite, der Herzgrube neben über (*Grofs*, a. a. O.).

Unterhalb der rechten Achselhöhle, unter den Ribben, stumpfe (klemmende) Stiche (*Grofs*, a. a. O.).

In der linken Lendenseite fressendes Jücken, das zum Kratzen nöthigt (*Grofs*, a. a. O.).

In der linken Seite, in der Gegend der Lendenwirbel, ziehend schneidender Schmerz, der sich durch Draufdrücken mit der Hand mindert (*Franz*, a. a. O.).

(225) Ziehen im Rückgrat, den Gliedmafsen und Fingern, wie zuweilen nach Erkältungen (*Rükkert*, a. a. O.).

In den ersten Rückgratwirbeln eine stofsartige Empfindung (n. 2 St.) (*Hornburg*, a. a. O.).

In der Verbindung des ersten Rückenwirbels mit dem letzten Halswirbel schmerzt das Gelenk beim Vorbeugen des Halses wie wund, nur beim Befühlen nicht (*Franz*, a. a. O.).

Schneidender Schmerz mit Hautbetäubung oben im Nacken, welcher den Kopf hinterwärts zu ziehen zwingt, wobei es ihm jedoch deuchtet, als sey ein weicher, abgestorbener Theil zwischen dem Gelenke eingeklemmt, der den Kopf nicht ganz hinter zu ziehen verstatte (*Franz*, a. a. O.).

Reifsen unter dem rechten Schulterblatte (*Grofs*, a. a. O.).

(230) Wohllüstiges Jücken in der Achselgrube (*Franz*, a. a. O.).

Bei Bewegung der Arme spannend drückender Schmerz der Muskeln des Arms und der Schulter (*Stapf*, a. a. O.).

Lähmige Schwäche im linken Arme; er konnte

Fingerhut.

Beobachtungen Andrer.

ihn kaum aufheben und die Finger nicht zur Faust machen ohne Schmerz (*Hornburg*, a. a. O.).

Im linken Oberarme eine brennend stechende Empfindung (*Hornburg*, a. a. O.).

Reifsende Stiche am rechten Oberarme (beim Gehen (n. 74 St.) (*Langhammer*, a. a. O.).

(235) Nadelstiche am untern Theile des linken Oberarms, bei Bewegung desselben anhaltend (*Rükkert*, a. a. O.).

Dröhnende Empfindung an der innern Seite des rechten Ellbogengelenks, als wollte der Arm einschlafen und als wenn der Nerve etwas gedrückt wäre (n. $\frac{1}{2}$ St.), und dieselbe Empfindung daselbst beim Befühlen dieser Stelle (n. 18 St.) (*Rückert*, a. a. O.).

In der Mitte der Ellbogenröhre, beim Ausstrecken und ausgestreckt Liegen des Arms, Lähmungsschmerz (*Franz*, a. a. O.).

Die rechte Hand war sammt den Fingern die Nacht stark geschwollen; die Geschwulst dauerte drei Stunden (n. 20, 22 St.) (*Meyer*, a. a. O.).

Ueber dem rechten Handgelenke, auf dem Rücken des Ellbogenbeins, ein Kneipen und klemmendes Scharfstechen (*Grofs*, a. a. O.).

(240) Starke Stiche in den Muskeln des rechten Vorderarms (n. $\frac{1}{2}$ St.) (*Langhammer*, a. a. O.).

Lähmiges Reifsen in den rechten Handwurzelknochen (*Grofs*, a. a. O.).

Starkes Reifsen am rechten Vorderarme, mehr äufserlich, bei Ruhe und Bewegung (n. 32. St.) (*Langhammer*, a. a. O.).

Lähmiges Reifsen in den rechten Mittelhandknochen (n. 8.St.) (*Grofs*, a. a. O.).

Krampfhafte Stiche im linken Daumballen, bei Ruhe und Bewegung (n. 6½ St.) (*Langhammer*, a. a. O.).

(245) Zuckendes, lähmiges Reifsen im rechten Zeigefinger, vorne und hinten (*Grofs*, a. a. O.).

Beobachtungen Andrer.

Lähmiges Reifsen in den Fingergelenken, in Ruhe und Bewegung (*Grofs*, a. a. O.).

Unwillkührliches Zucken des linken Zeigefingers, welcher davon auswärts gezogen wird (*Franz*, a. a. O.).

Brennendes Stechen am linken Daumen, gleich über dem Nagel, welches beim Draufdrücken sich verschlimmert (*Franz*, a. a. O.).

Die Hinterbacke schläft Abends im Sitzen ein und wird wie ganz todt (*Franz*, a. a. O.).

(250) Langsames Ziehen über den Hinterbacken (*Franz*, a. a. O.).

Am obern und vordern Theile des Oberschenkels ein fressendes Jücken (*Grofs*, a. a. O.).

Am Oberschenkel, etwas über dem linken Knie nach aufsen zu, scharfe Stiche (n. ¼ St.) (*Grofs*, a. a. O.).

Drückendes Ziehen in den vordern Muskeln des Oberschenkels (*Franz*, a. a. O.).

Ziehen am innern Oberschenkel, im Sitzen, und an der innern Seite des linken Fufses, wenn er frei hängt und nicht unterstützt ist (*Franz*, a. a. O.).

(255) Druck im rechten Oberschenkel auf der vordern Seite, mehr drückend ziehend, der sich allmälig erhöhete und wieder minderte (*Hornburg*, a. a. O.).

Beim Uebereinander-Legen der Untergliedmafsen schneidende Empfindung im Oberschenkel, die beim Auseinander-Legen vergeht (*Franz*, a. a. O.).

Klammartiges Ziehen in den Muskeln über der Kniekehle im Sitzen, welches nach einigem Gehen verschwindet (*Franz*, a. a. O.).

Schmerzlose Steifheit am äufsern Knorren des Kniegelenks, wie von einer innern Geschwulst, mit Kälteempfindung (*Franz*, a. a. O.).

Beim Treppensteigen ein Gefühl in den Knieen, wie von grofser Ermüdung (*Becher*, a. a. O.).

Fingerhut.

Beobachtungen Andrer.

(260) Unter dem linken Knie, an der äufsern Schienbeinseite, scharfe Stiche, bei Bewegung und Ruhe (n. 1 St.) (*Grofs*, a. a. O.).

Beim Gehen Müdigkeitsschmerz in den Knieen und Schienbeinen, wie nach einer weiten Fufsreise (*Becher*, a. a. O.).

Zucken der Muskeln unter der linken Kniekehle nach dem Takte des Pulses, welches bei Berührung vergeht (*Franz*, a. a. O.).

Spannen in den Kniekehlen, welches nicht zuläfst, sie gerade zu machen (*Franz*, a. a. O.).

Ziehen auf der linken Schienbeinröhre, als wäre da ein Theil herausgerissen (*Franz*, a. a. O.).

(265) Beständiges Strecken der Füfse, durch die Mattigkeit gezwungen (*Hornburg*, a. a. O.).

Im Stehen ist der linke Unterschenkel schründend schmerzhaft und wie zertrümmert (*Franz*, a. a. O.).

Es brennt in der rechten Wade, sobald er sie über den andern Schenkel legt (*Franz*, a. a. O.).

Das Gelenk des Unterfufses schmerzt beim Ausstrecken wie zerdehnt (*Franz*, a. a. O.).

Fressendes Jücken über dem äufsern Knöchel des Unterfufses (*Grofs*, a. a. O.).

(270) Abends empfindliche, scharfe Stiche in der rechten Fufssohle, dafs die ganze Untergliedmafse zuckt (*Franz*, a. a. O.).

Allgemeine Schmerzhaftigkeit des ganzen Körpers (*Penkivil*, a. a. O.).

(In der warmen Stube scheinen sich die Beschwerden zu erhöhen.) (*Stapf*, a. a. O.).

Die Oberhaut des Körpers schält sich ab (*v. Haller*, bei *Vicat*, Mat. med. I. S. 112.).

Fressendes Jücken an verschiednen Theilen des Körpers, welches ihn zum Kratzen nöthigte, wodurch es zwar nachläfst, aber bald wieder kommt (*Grofs*, a. a. O.).

(275) Wenn er bei dem fressenden Jücken an fast allen Theilen des Körpers nicht

Beobachtungen Andrer.

kratzt, so wird es gemeiniglich immer ärger und zuletzt zu unausstehlich brennendem Nadelstechen, das bald nachläfst, bald stärker zurückkehrt (*Grofs*, a. a. O.).

Schmerz an der leidenden Stelle (*Quarin*, a. a. O.).

Kitzel an der leidenden Stelle (*Quarin*, a. a. O.).

Schwäche und Mattigkeit der Untergliedmafsen mit einer zitterigen Empfindung (*Rückert*, a. a. O.).

Ermattung, Kraftlosigkeit und lähmige Schwäche der Untergliedmafsen, ohne Schmerz (*Hornburg*, a. a. O.).

(280) Trägheit und Schwere der Glieder (*Mofsmann*, Essay, a. a. O.).

Beim Aufstehen, früh, aus dem Bette, träge und matt (*Lehmann*, a. a. O.).

Schwäche, Sinken der Kräfte (*Withering*, a. a. O.).

Alle Muskeln sind ihm erschlafft; es ist ihm, als hätte er nicht ausgeschlafen (*Franz*, a. a. O.).

Oeftere Mattigkeit: sie mufs im Bette liegen, weil sie das Aufsitzen ermüdet (*Penkivil*, a. a. O.).

(285) Ausserordentliche Mattigkeit (*Maclean*, a. a. O.).

Starker Grad von Mattigkeit und Schwindel, mit aussetzendem Pulse (*Drake*, a. a. O. S. 132.).

Mattigkeit und Schwäche, die der Kranke, ohne zu sterben, nicht ertragen zu können glaubt (*Drake*, a. a. O. S. 136.).

Allgemeine Entkräftung (*Lettsom*, a. a. O.).

Allgemeine Schwäche, als wären alle Theile des Körpers ermattet (n. 2 St.) (*Hornburg*, a. a. O.).

(290) (Tödtlicher) Schlagflufs (*Scherwen*, im phys. med. Journ. 1801. Jul.).

Schwäche bis zum Sterben*) (*Maclean*, a. a. O. 1802. Febr.).

---

*) Mohnsaft erwiefs sich als Gegenmittel.

Fingerhut.

Beobachtungen Andrer.

Anhaltende Neigung zu Ohnmachten (*Maclean*, a. a. O. 1800. Aug.).

Heftige Neigung zu Ohnmachten (*Drake*, a. a. O. S. 126.).

Neigung zu Ohnmachten und Abspannung der Lebenskraft (*Drake*, a. a. O. S. 124.).

(295) Ohnmachten (*Withering*, a. a. O.).

Unter der Brecherlichkeit Ohnmacht (*Withering*, a. a. O.).

Es kommt ihm vor, als wäre ihm recht leicht im Körper (n. 4 St.) (*Franz*, a. a. O.).

Häufiges Gähnen und Dehnen (*Stapf*, a. a. O.).

Oefters Schläfrigkeit in beträchtlichem Grade (*Maclean*, a. a. O.).

(300) Häufige Schläfrigkeit (*Drake*, a. a. O. S. 128.).

Ein starker Schlaf (*Maclean*, a. a. O.).

Schlaf mit vielen, nicht unangenehmen Träumen (*Hornburg*, a. a. O.).

Nachts, durch unangenehme Träume voll fehlgeschlagener Absichten gestörter Schlaf (n. 23 St.) (*Langhammer*, a. a. O.).

Unruhiger Schlaf mit Hin- und Herwerfen im Bette die Nacht, unter lustigen Träumen (*Teuthorn*, a. a. O.).

(305) Nachts, unruhiger Schlaf wegen beständigen Drängens zum Harnen (*Meyer*, a. a. O.).

Nachtunruhe und Herumwerfen bei halbem Erwachen und nicht völligem Bewufstseyn (*Rückert*, a. a. O.).

Nachts, öfteres Erwachen wie durch Schreck (n. 47 St.) (*Langhammer*, a. a. O.).

Nachts, öfteres, schreckhaftes Aufwachen durch einen Traum, als fiele er von einer Höhe herab, oder in's Wasser (n. 24, 72 St.) (*Langhammer*, a. a. O.).

Unruhiger Schlaf: er konnte auf keiner Stelle liegen und blofs auf dem Rücken (*Lehmann*, a. a. O.).

Fingerhut.

Beobachtungen Andrer.

(310) Die Nacht, heftiger Schmerz im linken Schulter- und Ellbogengelenke, in halbem Schlafe, wobei das Bewufstseyn nicht recht klar ward, während er auf dem Rücken, der linke Arm aber über dem Kopfe lag (*Rückert*, a. a. O.).

Krämpfe (*Withering*, a. a. O.).

Fallsüchtige Convulsionen — dann Blindheit und schwarzer Staar, drei Tage lang (*Remer*, a. a. O.).

Fieberhaftes Wesen (*Quarin*, a. a. O.).

Langsamer Puls (*Lentin*, a. a. O.).

(315) Der Puls ward 24, ja 48 Stunden über um vieles langsamer, dann aber um desto schneller und unterdrückt*) (*Lettsom*, Mem. of the med. Society, II. S. 172.).

Puls an 40 Schlägen in der Minute (*Withering*, a. a. O.).

Puls langsamer, aber stärker (*Hornburg*, a. a. O.).

Bei Schwäche und Trägheit des ganzen Körpers Verminderung der Pulsschläge von 82 bis zu 39 Schlägen; in längern oder kürzern Zwischenräumen machte er kleine Pausen; die Schläge waren klein (*Becher*, a. a. O.).

Langsam erst, fängt dann der Puls plötzlich an, ein Paar Schläge zu thun, oder der fühlende Finger verliert dann und wann einen ganzen Schlag (*Maclean*, a. a. O.).

(320) Der Puls sank von 65 auf 50 Schläge herab, die ganz unregelmäfsig waren, immer zwischen 3, 4 weichen ein voller und harter, am ersten

---

*) Diese Erscheinung ist vom Fingerhute die gewöhnlichste und gewisseste, dafs nach der anfänglichen Langsamkeit des Pulses (Erstwirkung) nach einigen Tagen vom Leben das Gegentheil (Rück- oder Nachwirkung) ein weit schnellerer und kleinerer Puls dauerhaft hervorgebracht wird. Man s. auch (321). Man sieht hieraus, wie sehr die gewöhnlichen Aerzte sich irren, welche einen dauerhaft langsamern Puls durch Fingerhut zu bewirken suchen.

Fingerhut.

Beobachtungen Andrer.

Tage; am dritten hatte er 75 Schläge (*Franz,* a. a. O.).

Verminderung des Pulses von 100 Schlägen bis auf 40 (*Mofsmann, Essay,* a. a. O).

Der Puls sinkt zu 50, endlich bis zu 35 Schlägen herab (*Withering,* a. a. O.).

Pulszahl fast bis zur Hälfte Schläge vermindert (*Baker,* a. a. O.).

Wenn der Puls langsam geworden ist, wird er durch die geringste körperliche Bewegung beschleunigt (*Maclean,* a. a. O. 1800. Aug.).

(325) Ungleicher Puls von 40 bis 58 Schlägen (*Baker,* a. a. O.).

Die Menge der Pulsschläge mindert sich fast nicht beim Stehen, wenig beim Sitzen, am meisten beim Liegen, wo die Zahl bis auf 60 herabsinkt, während sie beim Stehen 100 ist (*Baidon,* in Edinb. med. and. surg. Journal, III. Band, 11tes Heft, No. IV.).

Vor dem Tode 100 Pulsschläge in einer Minute (*Withering,* a. a. O.),

Oefteres Gähnen und Dehnen mit Frostigkeit (*Stapf,* a. a. O.).

Innere Kälte im ganzen Körper (n. 5 Minuten) (*Grofs,* a. a. O.).

(330) Schauder über den ganzen Rücken (n. 1. St.) (*Meyer,* a. a. O.).

Leises Frösteln im Rücken (n. 30½ St.) (*Becher,* a. a. O.).

Beständige Frostigkeit, meist im Rücken (*Stapf,* a. a. O.).

Kälteempfindung und Kälte, zuerst in den Händen und Armen, dann durch den ganzen übrigen Körper bis zu den Füfsen (n. ¼ St.) (*Becher,* a. a. O.).

Kälte des Körpers mit klebrigem Schweifse (*Maclean,* a. a. O.).

(335) Kalte Schweifse (*Withering,* a. a. O.).

Beobachtungen Andrer.

Kälte und Frost innerlich und äufserlich im ganzen Körper (n. 36 St.) (*Grofs*, a. a. O.).

Innerliches Frösteln im ganzen Körper mit äufserlich fühlbarer, ungewöhnlicher Wärme (n. 14 St.) (*Grofs*, a. a. O.).

Kältegefühl durch den ganzen Körper zugleich; der Körper war kühler anzufühlen, das Gesicht ausgenommen, welches ohne Empfindung von Kälte war und warm blieb (n. ½ St.) (*Becher*, a. a. O.).

Die eine Hand war kalt, die andre warm (*Lehmann*, a. a. O.).

(340) Eine plötzlich entstehende Wärme durch den ganzen Körper, die eben so plötzlich wieder nachliefs und eine Schwäche aller Theile hinterliefs (n. 25 St.) (*Becher*, a. a. O.).

Fieber: Aufeinanderfolge von Schauder, Hitze und starker Ausdünstung (*Mofsman*, im phys. med. Journ. a. a. O.).

Oft Wärme über den ganzen Körper, auf der Stirne aber ein kalter Schweifs — dreizehn, vierzehn Stunden nach der Kälte (*Becher*, a. a. O.).

Bei gelindem Frösteln im Rücken Brennen des Kopfs, des Gesichts und der Ohren, mit Bakkenröthe; dabei erscheint das linke Auge um vieles kleiner (nach dem Essen, in mässig warmer Stube) (*Stapf*, a. a. O.).

Röthe und Hitze des ganzen Gesichts, bei Frost über den übrigen Körper (n. 3 St.) (*Teuthorn*, a. a. O.).

(345) Die innere Fläche der Hände ist warmschweissig (*Hornburg*, a. a. O.).

Früh beim Erwachen fand er sich in gelindem Schweifse (n. 24 St.) (*Langhammer*, a. a. O.).

Gemüth aufgelegt zu Geistesarbeiten und zu allen Geschäften*) (*Hornburg*, a. a. O.).

Unaufgelegt zu sprechen (*Hornburg*, a. a. O.).

---

*) Heilwirkung.

Beobachtungen Andrer.

Düsterheit und Verdrießlichkeit (*Hornburg*, a. a. O.).

(350) Düstre, mürrische Laune: er zankt über alles (*Rückert*, a. a. O.).

Niedergeschlagenheit des Geistes und Bangigkeit (*Withering*, a. a. O.).

Muthlosigkeit (*Penkivil*, a. a. O.).

Ein ängstliches Gefühl, als wenn man was Böses begangen hätte (*Lehmann*, a. a. O.).

Gemüth gleichgültig, so ganz für sich hin, als wenn er nicht ordentlich ausgeschlafen hätte, doch ohne Schläfrigkeit (*Teuthorn*, a. a. O.).

(355) Das Gemüth ist verträglich und übrigens ruhig, außer daß er sehr lebhafte Phantasieen hat*) (*Franz*, a. a. O.).

---

*) Größtentheils Nach- und Heilwirkung.

Gold (Aurum).

(Das bekannte Metall.)

So wie Aberglaube, unreine Beobachtungen und leichtgläubige Vermuthungen die Quelle unzähliger, unwahrer Nutzangaben von Arzneien in der Materia medica gewesen sind, so haben auch Mangel an Prüfung und nichtige theoretische Gründe der Aerzte mehren, höchst wirksamen, folglich sehr heilkräftigen Substanzen alle Arzneikraft eben so grundlos abgesprochen und uns auf diese Art dieser Heilmittel beraubt.

Hier will ich blofs vom Golde reden, und zwar nicht von dem durch gewöhnliche chemische Veranstaltungen veränderten Golde, also weder von dem durch Säuren aufgelöseten, noch von dem durch Niederschlag wieder geschiedenen (dem Knallgolde), welche beide man auch, wo nicht für nutzlos, doch für durchaus schädlich ausgab, vermuthlich weil man sie nicht in einer sogenannten justa dosis, das ist, in übertriebner Menge, ohne Gefahr einnehmen lassen konnte.

Nein! Ich rede von dem gediegenen, nicht durch chemische Veranstaltungen veränderten Golde.

Gold.

Diefs haben die neuern Aerzte für gänzlich unwirksam ausgegeben, es endlich ganz aus allen ihren Arzneimittellehren ausgelassen, und uns dadurch alle seine grofsen Hülfskräfte entzogen.

„Es könne sich nicht in unserm Magensafte auflösen, mithin sey es ganz kraft- und nutzlos." Diefs war ihre theoretische Muthmafsung, und solche theoretische Aussprüche galten, wie bekannt, in der Arzneikunst immer statt der Ueberzeugung. Indem sie die Erfahrung, diese einzig mögliche Offenbarerin in der blofs auf Erfahrung beruhenden Heilkunst, nicht befragten, weil es bequemer war, blofs zu behaupten, so setzten sie gewöhnlich kecke Aussprüche, theoretische, leere Vermuthungen und willkührliche Satzungen an die Stelle begründeter Wahrheit.

Hier hilft ihnen die Entschuldigung nichts, dafs auch ältere Aerzte das Gold für ganz nutzlos und unkräftig gehalten haben, dafs z. B *Fabricius* (in Obs. med.) sagt: „Wie soll dem Blattgolde, da es durch „das heftigste Feuer nichts verliert, unsre geringe „Magenwärme etwas anhaben?" oder *Nic. Monardes* (de ferro, S. 32. 33.): „Die Kranken mögen mir's „glauben und die Kosten sparen, Gold zu ihren „Arzneien zu thun, — auf keinerlei Weise werden „sie eine Arzneikraft von ihm in ihren Krankheiten „erlangen." — Oder *Alston* (Mat. med. I. S. 69.): „Da das Gold in seinem metallischen Zustande von „der Lebenskraft nicht aufgelöset und nicht verändert „werden kann, so kann es auch keine arzneiliche „Wirkung haben, als was es etwa durch seine „Schwere, Härte und mechanische Gestalt auf die „Eingeweide wirkt." — Oder, endlich, *J. F. Gme-*„*lin* (Appar. med. min. I. S. 445.): „Weil Gold nicht „zerstörbar, nicht in Dampf aufzulösen sey, und

"daher mit den Säften des thierischen Körpers nicht
"in Vereinigung gehen könne, so könne es auch
"nicht heilkräftig seyn*)."

Auch dient ihnen keineswegs zur Entschuldigung,
wenn sie viele andre ältere Aerzte als Leugner der
Arzneikräfte des Goldes anführen und sich auf einen
*Ant. Musa Brassavolus, Fel. Platerus, Hier. Cardanus, Jo. Bravus Petrofit, Franc. Pic. Mirandola,
Merinus Mercenius, Duretus, Camerarius, Cordosus,
Conringius, Lemery, Angelus Sala*, oder den sonst
so allgläubigen *Joh. Schröder* berufen.

Sie haben sämmtlich Unrecht, und mit
ihnen alle neuern Aerzte.

Das Gold hat grofse, unersetzliche
Arzneikräfte.

Anfangs liefs ich mich durch diese Leugner zurückhalten, im gediegenen Golde Arzneikräfte zu
hoffen; da ich mich aber nicht überwinden konnte,
irgend ein Metall an sich für unheilkräftig zu halten,
so bediente ich mich seiner zuerst in Auflösung.
Daher die wenigen voranstehenden Symptome von
der Goldauflösung. Ich gab dann, wo mich die
Symptome zur homöopathischen Anwendung bei Kranken leiteten, ein Quintilliontel oder Sextilliontel eines Grans Gold in Auflösung zur Gabe und sah schon
da etwas ähnlich Heilkräftiges, als ich nachgehends
vom reinen Golde erfuhr.

Weil ich aber überhaupt, wo ich's nur vermeiden kann, die Metalle, schon der edeln Einfachheit

---

*) Es war sehr thöricht, die Frage theoretisch entscheiden
zu wollen, ob das Gold heilkräftig seyn könne —
man brauchte sich blofs durch Versuche und Erfahrung
zu überzeugen, ob es wirklich heilkräftig sey, oder
nicht. Ist es heilkräftig, so sind ja die theoretischen
Leugnungshypothesen alle lächerlich.

wegen, nicht in Säuren (allenfalls noch, wo ich's nicht vermeiden kann, in Gewächssäuren), am wenigsten jedoch in mineralischen Säuren aufgelöset anwenden mag, weil sie durchaus einige Umänderung ihrer Kräfte durch diese Säuren erleiden müssen — wie man schon an der Vergleichung des Aetzsublimats mit dem schwärzlichten Quecksilberoxyd in der Hülfskraft wahrnimmt; — so war mir's sehr willkommen, bei einer Reihe arabischer Aerzte die Arzneikräfte des Goldes in feinem Pulver einstimmig rühmen zu hören, und zwar in sehr hülfebedürftigen Krankheitszuständen, in welchen mir zum Theil schon die Goldauflösung merkwürdige Dienste geleistet hatte; ein Umstand, welcher mir Zutrauen zu den Versicherungen der Araber einflößen mußte.

Die erste Spur hievon finden wir schon im achten Jahrhunderte, wo *Geber* (de Alchimia traditio, Argent. ap. *Zetzner*, 1698. Lib. II. P. III. Cap. 32.) das Gold als eine „materia laetificans et in juventute corpus conservans" rühmt.

Zu Ende des zehnten Jahrhunderts rühmt es *Serapion* der jüngere (de simplicibus comment. Venet. fol. ap. Junt. 1550. Cap. 415. S. 192.): „das gepül„verte Gold dient in der Melancholie und der Herz„schwäche."

Dann zu Anfange des eilften Jahrhunderts *Avicenna* (Canon. Lib. II. Cap. 79.): „das gepülverte „Gold kommt zu Arzneien wider Melancholie, be„nimt den Mundgestank, ist, selbst innerlich einge„nommen, ein Hülfsmittel gegen Haarausfallen, „stärkt die Augen, hilft bei Herzweh und Herzklop„fen und ist ungemein zuträglich bei Schmeräthmig„keit*)."

*) Das letztere ist im Arabischen ein zweideutiger Ausdruck, welches, je nachdem das Wort accentuirt wird,

Die Bereitung eines solchen Goldpulvers beschreibt im Anfange des zwölften Jahrhunderts *Abulkasem* (*Albucasis*) zuerst (in libro servitoris de praep. med. S. 242.): „dafs man das Gold auf einer rauhen Lein-„wand in einem Becken voll Wasser reibe, und das „feine, zu Boden des Wassers gefallene Pulver zum „Gebrauche anwende;" welche Bereitungsart *Johann von St. Amand* (im dreizehnten Jahrhunderte) auf gleiche Art lehrt (im Anhange zu *Mesue*, Opera, Venet. 1561. S. 245. 4. E.).

Diefs ahmete *Zacutus*, der Portugiese, nach und beschrieb (Histor. Medic. lib. I. obs. 33.) die Geschichte eines von melancholischen Phantasieen lange Zeit gequälten Edelmannes, den er einzig durch das auf einem Reibesteine feinst zerriebene Goldpulver binnen einem Monate heilte.

Ohne nun die fernern Lobpreisungen des Goldpulvers und Goldes von *Jo. Platearius* (quaest. therap.), *Rodericus a Castro* (de Meteor. microcosm. Cap. 3.), *Abraham a Porta Leonis* (dialog. de Auro), *Zaccharias a Puteo*, *Joh. Dan. Mylius* (Anatomia Auri), *Horn* (Ephem. Nat. Cur. Dec. II. ann. 3. obs. 159.), *Fr. Baco* (Histor. vitae et mortis), *Fr. Joseph Burrhi* (Epist. 4. ad Thom. Barthol. de oculis), *Jo. Jacob Waldschmiedt* (Diss. de Auro, Marb. 1685.), *Chph. Helwig* (Diss. de auro ejusque in medic. viribus, Gryphisv. 1703.), *Lemnius*, *Pet. Forestus*, *Ol. Borrichius*, *Rolfinck*, *Andr. Lagner*, *Ettmüller*, *Tackius*, *Helcher* (Diss. de Auro, Jen. 1730.), *Poterius*, *J. D. Horstius*, *Hollerius*, *Hoefer* und *Zwelfer* (Pharm. August.) noch zu bedürfen, glaubte ich schon das

entweder: „Reden mit sich selbst", oder: „Schweräthmigkeit" bedeutet. Die Hüllskraft des Goldes, die sich in der Erfahrung zeigt, erhebt letzteres zur wahren Bedeutung.

Gold.

Zeugnifs der Araber von der Heilkräftigkeit des feinsten Goldpulvers den theoretischen, erfahrungslosen Zweifeln der Neuern vorziehen zu dürfen, und rieb das feinste Blattgold (es ist 23 Karat, 6 Grän fein) mit 100 Theilen Milchzucker eine gute Stunde lang, zur Anwendung für den innern, ärztlichen Gebrauch.

Ich will nicht entscheiden, ob in diesem feinen Pulver das Gold nur noch weit feiner zerrieben, oder durch dieses kräftige Reiben einigermafsen oxydirt worden ist. Genug, dafs in der Prüfung bei einigen gesunden Erwachsenen schon hundert Gran dieses Pulvers (welche einen Gran Gold enthielten), bei andern hingegen 200 Gran (welche zwei Gran Gold enthielten), in Wasser aufgelöset, zur Erregung sehr starker Befindensveränderungen und krankhafter Zufälle zureichten, welche hier unten folgen.

Aus ihnen wird man ersehen, dafs die Versicherungen der Araber nicht ungegründet seyn können, da schon kleine Gaben dieses Metalls, in erwähnter Form angewendet, selbst gesunde Erwachsene zu sehr ähnlichen Krankheitszuständen erregten, als jene (in Auffindung von Arzneien nicht verdienstlosen) Morgenländer damit (unwissender Weise, **homöopathisch**) geheilt hatten.

Von Melancholien, welche der von Gold erregten sich näherten, habe ich seitdem mehre Personen, die mit Selbsttödtung sehr ernstlich umgingen, bald und dauerhaft befreit, durch kleine Gaben, welche für eine ganze Cur zusammen $\frac{3}{100}$ bis $\frac{9}{100}$ eines Grans Gold enthielten, und so habe ich noch mehre andre, schwierige Uebel damit geheilt, die sich in den Symptomen des Goldes in Aehnlichkeit zeigen, zweifle auch gar nicht, dafs noch viel weitere Verdünnungen des Pulverpräparats, als noch weit kleinere Gaben des Goldes zu gleicher Absicht, völlig genugthuend seyn werden.

Einige Zeit darauf, als ich diesen Vorbericht geschlossen, hatte ich Gelegenheit, mich zu überzeugen, daſs eine noch hundertmal fernere Verdünnung des angegebnen Präparats (mit 100 Theilen Milchzucker geriebenen Goldes), also $\frac{1}{10000}$ eines Granes Gold auf die Gabe, nicht weniger kräftig bei Heilungen sich erwieſs, besonders bei Knochenfraſs der Gaumen- und Nasenknochen, vom Miſsbrauche mineralsaurer Quecksilberpräparate erzeugt*). Hiezu wird man die homöopathischen Goldsymptome in diesem Verzeichnisse leicht antreffen.

Durch ferneres Reiben und Verdünnen wird die Kraft des Goldes noch weit mehr entwickelt und vergeistigt, so daſs ich jetzt zu jedem Heilbehufe nur eines sehr kleinen Theils eines Grans quatrillionfacher Verdünnung zur Gabe bedarf.

Würde der gewöhnliche Proceſs unsrer Aerzte, die Arzneitugenden aus luftigen Hypothesen zu fabriciren, und das Machwerk davon in der Materia medica aufzustellen, wohl je auf diese merkwürdige Kraft eines Metalls haben kommen können, das ihre gelehrte Vermuthungskunst schon in die Reihe ganz unkräftiger Substanzen verwiesen hatte? Oder auf welche andre beliebte Weise unsrer Materia-medica-Fabricanten hätten wir diese heilkräftige Seite des Goldes wollen kennen lernen, wenn seine, einen

---

*) Eben diese Hülfskraft beobachtete vom innern Gebrauche des Goldes gegen Quecksilber-Nachtheile *Ant. Chalmeteus*, in Enchiridion chirurg. S. 402.

ähnlichen krankhaften Zustand erzeugenden Symptome es dem homöopathischen Arzte nicht laut und mit voller Gewifsheit gelehrt hätten?

Arme, fabelhafte Materia medica gemeinen Schlags, wie weit bleibst du hinter der Offenbarung zurück, die die Arzneien, bei ihrer Einwirkung auf gesunde menschliche Körper, unzweideutig, durch Erregung krankhafter Symptome an den Tag legen, die der homöopathische Arzt auf die Heilung der natürlichen Krankheit mit untrüglichem Erfolge anwenden zu können gewifs ist!

Die Wirkungsdauer des Goldes ist in nicht ganz kleinen Gaben wenigstens 21 Tage.

Gold - Auflösung.

Ziehender Schmerz in der Stirne (n. 2 St.).
Ein kitzelndes Jücken an der Stirne (n. 1 St.).
Reifsender Schmerz im linken Auge.
Röthe und jückende Entzündung an der Nase, die sich nachgehends abschuppt.
5 Rothe Geschwulst der linken Seite der Nase; die Nasenhöhle ist bis tief herein geschwürig, mit einem trocknen, gelblichen Schorfe, mit Gefühl von innerer Verstopfung der Nase, obgleich gehörige Luft durchgeht.
Aeufserlich oben an der Nase ein brennender (und etwas jückender) Schmerz.
Es krabbelt inwendig in der Nase, als ob etwas drin liefe.
Ausflufs einer gelbgrünlichen Materie aus der Nase, ohne übeln Geruch, 7 Tage lang (n. 10 Tagen).
(Klingen in den Ohren.) (n. 6 St.)
10 (Nach dem Ohrenklingen eine Art Taubhörigkeit, als wenn die Ohren inwendig weit und hohl wären und auf diese Art nichts Vernehmliches hörten.)
Zuckender Zahnschmerz theils auf der Seite, theils in den obern Schneidezähnen.
Aufgetriebenheit des Unterleibes.
Er ist sehr kurzäthmig und wie verstopft im Kehlkopfe, einige Tage über.
(Ein Paar Stiche gleich über dem Herzen.)

15 (Geschwulst in der Handwurzel, für sich ohne
Schmerz, nur spannend beim Zurückbiegen der
Hand; beim Angreifen aber sticht es drin.)
Reifsender Schmerz im Mittelfinger (nach der Mit-
tagsmahlzeit).

Beobachtungen Andrer.

Rothe Geschwulst an und unter dem rechten Nasenloche; im Nasenloche selbst eine unschmerzhafte Geschwür-Kruste; es deuchtet ihm verstopft zu seyn, obgleich Luft durchgeht (*Carl
Michler*, in einem Aufsatze).

Zuckender Zahnschmerz auch in der vordern, obern
Zahnreihe (*Michler*, a. a. O.).

Blatt - Gold.

Geschärftes Denkvermögen und treueres Gedächtnifs*).

Kopfarbeiten griffen ihn sehr an; er fühlte sich erschöpft.

Ein Toben und Brausen im Kopfe, als wenn er an einem rauschenden Wasser säfse (n. 15 Tagen).

Andrang des Blutes nach dem Kopfe.

5 Kopfweh, wie von eintretendem Schnupfen.

Kopfweh (von früh an steigend), wie wenn das Gehirn zerschlagen wäre, welches nur beim Denken und Lesen, vorzüglich aber beim fortgesetzten Reden und Schreiben bis zur äufsersten Heftigkeit steigt, so dafs sich die Begriffe verwirren und kaum mit der gröfsten Anstrengung mehr etwas Zusammenhängendes gesprochen oder geschrieben werden kann; hört er aber mit Sprechen, Nachsinnen und Schreiben auf, so hört auch jedesmal der Kopfschmerz auf; Abends 7 Uhr hört er gänzlich von selbst auf (n. 6 St.).

Kopfweh, welches theils wie Zerschlagenheitsschmerz, theils in dem einen Theile des Gehirns bald wie ein empfindlicher Druck, bald wie ein Reifsen gefühlt wird, sich von früh an erhöhet und Nachmittags um 3 Uhr verschwindet (n. 24 St.).

(Einseitiger Kopfschmerz wie Wühlen, Bohren, Pucken, früh gleich beim Erwachen, und ver-

*) Heilwirkung.

mehrt durch Husten und Rückwärtsbiegen des
Kopfs.)

Einseitiger, scharfklopfender, hackender Kopfschmerz.

10 Schmerzhafter Druck in den Schläfen.

Andrang des Blutes nach dem Gehirne (n. ¼ St.).

Eine prickelnde Empfindung im Vorderhaupte.

Beim Niederlegen thun die Kopfknochen weh, wie entzwei gebrochen, so dafs es ihm allen Lebensgeist nahm.

Eine kleine Knochenbeule auf der rechten Seite des Scheitels, bohrenden Schmerzes für sich, aber schlimmer beim Betasten.

15 Eine kleine Knochenbeule links oben an der Stirne.

Ein spitziger Stich an der Mitte der Stirne, wo die Haare anfangen.

(Es schüttelt ihm den Kopf seitwärts und auf und nieder.)

Im Gesichte gedunsen und glänzend, wie von Schweifse; die Augen wie aufgetrieben und hervorgetreten.

Auf der rechten Gesichtsseite jückendes Nadelstechen.

20 Im Gesichte, am Halse und auf der Brust ein Ausschlag von feinen Blüthchen mit Eiterspitzchen, einige Stunden lang.

Gefühl von Schwäche und Drücken in den Augen.

Drücken im Auge, als wenn was Fremdes hineingerathen wäre.

Beim Sehen ein Gefühl in den Augen, wie bei starker Erhitzung, als wenn das Blut stark auf den Sehnerven drückte.

(Eine Art Brennen in den Augen.)

25 Ein stumpfer Stich an der linken Augenhöhle, unten, nach aufsen zu.

Ein beifsender Schmerz am linken obern Augenlide.

Ein unschmerzhaftes glattes Knötchen auf dem rechten untern Augenlidrande.

(Bläulichte innere Augenwinkel.)
Jähling vor den Augen entstehende Feuerfunken*).

30 Brummen vor dem linken Ohre.
Knistern im linken Ohre.
Früh im Bette Ohrenbrausen.
Beide Backen, Lippen und Nase sind dick geschwollen (früh).
Geschwulst der einen Backe, mit Ziehen und Reifsen im Ober- und Unterkiefer, und wie Mucken und Hacken in den Zähnen, die wie höher sind.

35 Das Nasenbein rechter Seite und der angränzende Theil des Oberkiefers ist schmerzhaft bei Berührung, vorzüglich da, wo der Gesichtsnerve heraustritt.
Nach Gehen im Freien schwillt die Nase in der Stube an.
Er hat keine Luft durch die Nase; die Nasenlöcher sind geschwürig und zugebacken und thun weh.
Ein vorübergehender Branntweingeruch in der Nase, mit Brustbeklemmung.
(Beim Schnauben spürt er einen fauligen Geruch in der Nase.)

40 Höchst feiner Geruch: es riecht ihm alles zu stark (n. 48 St.).
(Am Rothen der Unterlippe ein brennendes Bläschen.)
Dumpfdrückender Schmerz für sich und beim Schlucken in der Drüse unter dem Unterkieferwinkel, wie bei einer Halsdrüsengeschwulst (n. 3 St.).
Schmerz in der einen Unterkieferdrüse, als wenn sie geschwollen wäre.
Die Drüse unter dem Ohrläppchen (Ohrdrüse) ist

---

*) Feuerfunken im Auge sind das gewöhnliche Vorspiel von partieller Lähmung des Sehnerven, oder Verdunkelung des Gesichts durch schwarze, stets vorschwebende Flecke, die auch in einem Falle durch Gold von mir geheilt ward.

sehr schmerzhaft bei Berührung, wie eine zwischen den Fingern gedrückte und gequetschte Drüse.

45 (Ein ruckweises, reifsendes Stechen an den linken äufsern Halsmuskeln.) (n. 7 Tagen.)
Beim Kauen sind die obern Vorderzähne sehr empfindlich.
(Einzelne Stiche in den Zähnen.)
Jählinger Anfall von schmerzhaft lockern Zähnen, selbst der vordern Schneidezähne.
Gefühl von Stumpfheit der Backzähne (n. ½ St.).

50 Zahnfleischgeschwür und geschwollene Backen (n. 4 Tagen).
Eine Art Drücken in der Gegend des Gaumens, mehre Stunden anhaltend.
(Anfälle von Auseinanderdehnen des Schlundes, wie zum Erbrechen, doch ohne Uebelkeit.)
(Halsweh, wie stechende Wundheit, blofs beim Schlingen.) (n 7 Tagen.)
(Viel Rachenschleim, mehre Tage.)

55 Ein angenehmer, milchigter Geschmack im Munde.
Süfsigkeit vorne auf der Zunge.
Fader Geschmack im Munde.
Fauliger Geschmack im Munde, aufser dem Essen, wie faules Wildpret.
Zuweilen ein säuerlicher Geschmack im Munde (n. 2½ St.).

60 Fauliger Geruch aus dem Munde.
Geruch aus dem Munde wie nach altem Käse.
Uebler Geruch aus dem Munde, Abends und die Nacht, ohne dafs er selbst davon etwas merkt.
Herzgrube wie angeschwollen; auch der ganze Oberbauch angeschwollen, und wenn man da drückt, oder die Person sich einschnürt, so sticht's da.
Magenschmerz, wie von Hunger.

65 (Mittags, Drücken in der Gegend des Magens.)
Drücken im Unterleibe.
Drücken (anhaltendes) in der Unterribbengegend, wie von Blähungen, vorzüglich nach einigem

Genusse (Essen oder Trinken), oft durch Bewegung und Gehen erhöhet; es vergeht zuletzt fast ohne Abgang von Blähungen.

Blähungskolik um Mitternacht: es entstehen schnell eine Menge Blähungen, die keinen Ausgang finden und sich hie und da schmerzhaft erheben, drücken und stemmen und Bänglichkeit verursachen, in Ruhe und bei Bewegung gleich.

Blähungskolik bald nach den leichtesten, mäfsigsten Genüssen.

70 Kollern im Unterleibe.
Knurren im Bauche.
Schwere im Unterleibe, bei eiskalten Füfsen und Händen.
Nachmittags Stechen in der linken Bauchseite, wie Milzstechen.
Schmerz, wie Zusammenziehung im Unterleibe.

75 Schmerz im Schoofse, wie von einer geschwollenen Leistendrüse.
Heraustreten eines Leistenbruchs mit grofsem Schmerze, wie Klamm, in den Bruch scheinen Blähungen zu treten.
Eine Schwäche im Schoofse.
Ziehen aus dem Schoofse in die Oberschenkel herab.
In der Schoofsbiegung und den Lendenmuskelflechsen eine Ungelenkigkeit und ein Steifigkeitsschmerz beim Gehen und Voneinander-Spreitzen der Füfse, wie nach einer starken Fufsreise (n. 3½ St.).

80 Alle Morgen gelinder Stuhl mit etwas Kneipen.
Ungewöhnlich reichlicher Stuhlgang, Abends (n. 10 St.).
Nachtdurchfall mit vielem Brennen im Mastdarme.
Sehr dick geformter und defshalb mühsam abgehender Koth.
(Weifsgilblichter Stuhl.)

85 (Es geht mehr Urin ab, als er Getränke zu sich nimmt.)

Früh nach dem Aufstehen heftige Erectionen und
Drang zum Beischlafe (n. 16 und 40 St.).

Sehr erhöheter Geschlechtstrieb — der doch vorher
lange Zeit bei ihm geschlafen hatte.

Nächtliche Erectionen, viele Nächte nach einander.

Samenergiefsungen, drei Nächte nach einander,
ohne nachfolgende Schwäche.

90 (Sehr schmerzhaftes Zucken in der Ruthe nach
hinten zu.)

Aus schlaffer Ruthe dringt Vorsteherdrüsen-Saft.

Jücken am Hodensacke.

Wehenartige Schmerzen im Unterleibe, als wolle
das Monatliche eintreten.

* * *

Früh beim Erwachen auf der Brust festsitzender,
trockner Katarrh; er kann nur mit grofser Mühe
etwas sehr zähen Schleim loshusten, und auch
diefs nur erst nach dem Aufstehen aus dem
Bette (n. 16 St.).

95 Zuweilen oben in der Luftröhre festsitzender
Schleim, welcher schwer durch Kotzen abgeht,
auch Schleim tiefer in der Lunge, welcher in
Menge und leicht ausgeworfen wird; — bald
darauf hatte er einen sehr freien Athem und war
weitbrüstig (da er sonst gewöhnlich sehr engbrüstig war).

Starke Engbrüstigkeit beim Gehen in freier Luft.

Sehr starke Brustbeengung.

(Beim Ausathmen ein Knurren oben in der Brust
bis herab in den Unterleib und den Schoofs,
und nach dem Knurren ein sehr schnelles Herzklopfen mit Matttigkeit und Bangigkeit — hierauf Schlummer.)

Sie mufs manchmal ganz tief athmen.

100 Beim Tiefathmen und Gähnen empfindliche Stiche unter den Ribben, wodurch das Gähnen und
Athmen verhindert wird, welches beim Schlafengehen aufhört

Beim Einathmen scharfe Stiche, (der Empfindung nach) in der Seite der Harnblase.

Etliche sehr heftige Stiche in der Brust, über dem Herzen (n. 72 St.).

Herzklopfen (n. ¼ St.).

Zuweilen ein einziger, sehr starker Herzschlag.

105 Schmerz im Kreuze, wie von Ermüdung (n. 3 St.).

Schmerz, früh, so arg im Rückgrate, dafs er kein Glied regen konnte.

Eingeschlafenheit, Taubheit und Fühllosigkeit der Arme und Schenkel früh nach dem Erwachen, mehr im Stillliegen fühlbar, als bei der Bewegung (n. 16 St.).

Jücken zwischen Daumen und Zeigefinger.

Sehr schnelles, anhaltendes, fast stechendes Pikken zwischen Daumen nud Zeigefinger.

110 Eine Art Lähmung des Oberschenkels: er konnte ihn vor Steifigkeits-Schmerz oben in den Flechsen des Lendenmuskels nicht heben.

Reifsen im Oberschenkel, wie vom Wachsthume, blofs bei Bewegung, nicht im Sitzen (n. 24 St.).

Schmerzhafte Steifigkeit und Lähmigkeit der Kniee bei Ruhe und Bewegung.

Beim Gehen ein einfacher Schmerz im rechten Kniee.

Wanken in den Knieen.

115 **Schmerz in den Knieen, als wären sie stark unterbunden**, beim Sitzen und Gehen.

Die Fersen schmerzen wie unterköthig, oder als wenn sie mit Blut unterlaufen wären.

Drücken, wie von etwas Hartem, im hohlen Theile der Fufssohle.

(Heftige Stiche hinter den Zehen auf dem Fufsrücken.)

(Wühlender Schmerz in der ehemaligen Frostbeule.) (n. 1 St.)

120 Schmerz, wie zerschlagen und verrenkt, im hintersten Gelenke der grofsen Zehe, beim Gehen.

Früh und den ganzen Vormittag Schmerz aller Gelenke, wie zerprügelt.

Nachmittags Abspannung und schmerzhaftes Ziehen in den Adern.

Früh, bei Tagesanbruch, im Bette, einfacher oder Zerschlagenheitsschmerz in allen Gelenken, vorzüglich im Kreuze und in den Knieen, welcher sich vermehrt, je länger er still liegt, es sey auf dem Rücken oder auf den Seiten, aber nach dem Aufstehen bald vergeht.

Wohlbehagen im ganzen Körper *).

125 Auffallende Wallung im Blute (n. 24 St.), gleichsam als kochte es in den Adern.

Hie und dahin fahrende, jückend brennende Strahlen, fast wie Stiche.

Eine mit Schlummerschlaf verbundene Kopfschwäche beim Sitzen, am Tage.

Früh im Bette, gleich nach dem Erwachen, Zerschlagenheits-Kopfschmerz und Zerschlagenheitsschmerz in allen Gelenken, am stärksten bei vollkommner Ruhe; gleich nach dem Aufstehen verschwinden diese Schmerzen.

Früh, beim Erwachen, sehr schwach.

130 Früh sehr müde; die Beine thaten i' weh, dafs sie sich hätte legen mögen.

Die ganze Nacht munter und ohne Schlaf, obgleich ohne Schmerzen, und früh doch nicht schläfrig oder matt, wie sonst nach einer schlaflosen Nacht.

Angenehme und sehr verständige, aber wenig erinnerliche Träume (n. 8 St.).

Schreckhafte Träume.

Träumt schreckhaft von Dieben und schreit laut auf im Schlafe.

135 Träume von todten Menschen.

Er erwacht in heftigen Träumen.

Traum, als wolle er von einer grofsen Höhe fallen.

*) Heilwirkung.

Träume voll Zank.
Alle Nächte Träume und Ruthensteifigkeit.

140 Abends, gleich nach dem Einschlafen, fast noch halb wachend, träumte sie viel, als ob jemand mit ihr spräche.

Die ganze Nacht träumte sie, dafs sie im Finstern wäre.

Das Kind schlief bis 3 Uhr nach Mitternacht, da ward es munter und sprach in herzhaftem Tone, mit schnellen Worten und bei rothem Gesichte, irrig: ,,Mutter, du bist meine Goldtochter!" ,,Was ist denn das für ein Hund?" ,,Was ist das für ein Kopf an der Wand?" ,,Was läuft denn da in der Stube herum?" Und so bestand alles Irrige aus Fragen.

Frost, Abends im Bette; die Unterschenkel sind bis an die Kniee eiskalt; er kann sich die ganze Nacht hindurch nicht erwärmen, schläft im Ganzen kaum zwei Stunden, nur zu halben Stunden, in denen er ängstlich, aber unerinnerlich träumt (n. 16 Tagen).

Abends, vor dem Niederlegen, Kopfweh, und nach dem Niederlegen Schauder und Frösteln.

145 Schüttelfrost im Rücken.

Zuweilen Frost zwischen den Schulterblättern.

Gesichtshitze mit kalten Händen und kalten Füfsen.

Gelinde Ausdünstung die Nacht, wie Duft, und nur zwischen den Schenkeln Feuchtigkeit, wie Schweifs (n. 10 St.).

Frühschweifs über und über.

150 Abends bald Weinen, bald Lachen, als wenn sie ihrer nicht völlig bewufst wäre.

Jähzorn.

Ein Geräusch vor der Thüre machte ihn bänglich; er befürchtete, es möchte jemand herein kommen; wie menschenscheu*).

Herzklopfen, aufserordentliche Bangigkeit, Mattig-

---

*) Es half daher bei allzu grofser Bedenklichkeit des Gemüths.

keit in allen Gliedern und Schläfrigkeit (eine
Stunde lang).
Unter Heulen und Schreien glaubt sie unwiderbringlich verloren zu seyn.
155 Wehmüthig, niedergeschlagen.
Er ist mit sich selbst uneinig und mutblos.
Ein widerwärtiges Gemüth.

Beobachtungen Andrer.

Beim Bücken, Schwindel, wie im Kreise herum; beim Wiederaufrichten verschwand er jedesmal (n. 40 St.) (*Chr. Fr. Langhammer*, in einem Aufsatze).

Beim Gehen im Freien entstand ein Schwindel, als wenn er immer auf die linke Seite hinfallen wollte und trunken wäre, welcher ihn nöthigte, zu Bette zu gehen, und noch eine Zeit lang beim Liegen im Bette auf die mindeste Bewegung wiederkam (n. 43 St.) (*Langhammer*, a. a. O.).

Früh, beim Aufstehen, Eingenommenheit des Kopfs; es liegt ihm so schwer im Hinterhaupte (*W. E. Wislicenus*, in einem Aufsatze).

Eingenommenheit des Kopfs (*C. Th. Herrmann*, in einem Aufsatze).

(5) Beim Stehen überfällt ihn plötzlich ein Schwindel, der ihn zum Sitzen nöthigt (n. 28 St.) (*Herrmann*, a. a. O.).

Reifsender Druck im Kopfe, hie und da, besonders in der Stirne, mit schwindelartigem Gefühl (*Herrmann*, a. a. O.).

Kopfweh, vorn in der Stirne und in den Schläfen, tief im Gehirne, ein sehr starkes Reifsen, welches in der freien Luft nachläfst (*W. Grofs*, in einem Aufsatze).

Drückend betäubendes Kopfweh, wie von heftigem Winde erregt (n. 11 St.) (*Langhammer*, a. a. O.).

Druck in der linken Seite der Stirne (n. 1¼ St.) (*Herrmann*, a. a. O.).

(10) Drückendes Reifsen vom rechten Hinterhaupte bis zur rechten Seite der Stirne (n. 3 St.) (*Herrmann*, a. a. O.).

Reifsender Druck im linken Scheitel, bei Bewegung heftiger (*Herrmann*, a. a. O.).

Blattgold.

Beobachtungen Andrer.

Risse in der linken Schläfe (*Carl Franz*, in einem Aufsatze).

Feines Reifsen im rechten Scheitel (n. 3 St.) (*Herrmann*, a. a. O.).

Reifsender Schmerz im linken Scheitel (n. ¼ St.) (*Herrmann*, a. a. O.).

(15) Reifsender Schmerz in der linken Stirne, bei Bewegung heftiger (*Herrmann*, a. a. O.).

Feines Reifsen in der Stirne (*Herrmann*, a. a. O.).

Reifsend schneidender Schmerz im rechten Scheitel (n. 17 Tagen) (*Herrmann*, a. a. O.).

Feines Reifsen vom rechten Hinterhaupte an durch das Gehirn bis in die Stirne, bei Bewegung heftiger (n. 1 St.) (*Herrmann*, a. a. O.).

Reifsender Druck im rechten Hinterhaupte (*Herrmann*, a. a. O.).

(20) Heftiger Drang des Blutes in den Kopf, beim Bücken, welches sich nach dem Aufrichten wieder verliert (n. 8 Tagen) (*Herrmann*, a. a. O.).

Stechen auf dem Stirnbeine, wie ein langsames Ziehen (n. 6 St.) (*Franz*, a. a. O.).

Nadelstiche auf der Stirne, äufserlich (n. 24 St.) (*Herrmann*, a. a. O.).

Druck auf und in der linken Stirne, äufserlich und innerlich (n. 10 St.) (*Herrmann*, a. a. O.).

Druck auf der linken Schläfe (n. 32 St.) (*Herrmann*, a. a. O.).

(25) Druck äufserlich auf der linken Schläfe, bei Berührung heftiger (n. ¼ St.) (*Herrmann*, a. a. O.).

Druck auf dem linken Auge von aufsen nach innen (n. 8 Tagen) (*Herrmann*, a. a. O.).

Drückender Schmerz auf dem rechten Augapfel von oben nach unten (*Herrmann*, a. a. O.).

Drückender Schmerz auf dem rechten Augapfel, von aufsen nach innen, bei

Blattgold.

Beobachtungen Andrer.

Berührung heftiger (n. 6 St.) (*Herrmann*, a. a. O.).

Ungeheurer Druck in der linken Augenhöhle, fast wie Krampf, hinten am innern Umfange (*Grofs*, a. a. O.).

(30) Feines Reifsen in der rechten Augenhöhle, in der Nähe des äufsern Augenwinkels (n. 5 St.) (*Herrmann*, a. a. O.).

Empfindung von Herauspressen des linken Augapfels, in seinem innern obern Winkel (*Franz*, a. a. O.).

Spannen in den Augen, welches das Sehen erschwert (n. 1 St.) (*Herrmann*, a. a. O.).

Ungeheures Spannen in den Augen mit Verminderung der Sehkraft; er kann nichts genau unterscheiden, weil er alles doppelt sieht und sich ihm ein Gegenstand mit dem andern vermischt darstellt; der Spannschmerz ist heftiger, wenn er die Augen auf etwas heftet, und weniger heftig, wenn er sie zuschliefst (n. 9 Tagen) (*Herrmann*, a, a O.).

Mehre einzelne Stiche im innern Winkel des linken Auges und im Augenlide selbst (n. 36 St.) (*Herrmann*, a. a. O.).

(35) Verengerung der Pupillen (n. 2, 3¼ St.) (*Langhammer*, a. a. O.).

Erweiterung der Pupillen (n. 3½ St.) (*Langhammer*, a. a. O.).

Es ist, als ob die obere Hälfte des rechten Auges mit einem schwarzen Körper bedeckt wäre, so dafs er nur mit der untern Hälfte die niedern Gegenstände sehen kann, die obern hingegen unsichtbar bleiben (*Herrmann*, a. a. O.).

Es ist, als ob ein schwarzer Flor über die Augen gezogen wäre, wodurch das deutliche Sehen erschwert wird (n. 6 Tagen) (*Herrmann*, a. a. O.).

Beobachtungen Andrer.

Geschwulst der untern Augenlider (*Fr. Hahnemann.*)

(40) Ziehendes Reifsen auf der linken Gesichtsseite (n. 2 St.) (*Wislicenus*, a. a. O.).

Ungeheures Reifsen im Stirnfortsatze des Jochbeins (*Grofs*, a. a. O.).

Im rechten Jochbeine ein Reifsen (*Grofs*, a. a. O.).

Drückendes Reifsen im linken äufsern Gehörgange (n. ¼ St.) (*Herrmann*, a. a. O.).

Ein kitzelndes Kriebeln inwendig in den Nasenflügeln, wie während des Schnupfens (n. 2 St.) (*Langhammer*, a. a. O.).

(45) **Ein kitzelndes Kriebeln inwendig in den Nasenflügeln, was zum Kratzen zwang** (n. 2½ und 21 St.) (*Langhammer*, a. a. O.).

Empfindung von Verstopfung der Nase, wie im Stockschnupfen, und doch hatte er gehörige Luft durch (n. 2½ St.) (*Langhammer*, a. a. O.).

Zucken an der Scheidewand der Nase von oben herab (*Wislicenus*, a. a. O.).

Das Nasenloch scheint ihm verstopft zu seyn, ob er gleich Luft durch dasselbe bekommen kann (*Fr. Hahnemann*).

Beifsender Schmerz unten in der Nase (*Fr. Hahnemann*).

(50) Beifsender Schmerz unten in der Nase, so dafs ihm die Thränen in die Augen treten — wie wenn starkes Sonnenlicht zum Niesen reizen will, oder wie bei hoher religiöser Wehmuth, oder dem höchsten Grade des Mitleids (*Franz*, a. a. O.).

Wundheitsgefühl in der Nase (*Fr. Hahnemann*).

Wundheitsschmerz in beiden Nasenlöchern, besonders beim Anfassen.

Geschwürige Kruste im rechten Nasenloche, fast unschmerzhaft, gelblich und fast trocken (*Fr. Hahnemann*).

Dunkle, braunrothe, wenig erhabne Flecken auf der Nase, die blofs bei Berührung drückend schmerzen (n. 24 St.) (*Herrmann*, a. a. O.).

Beobachtungen Andrer.

(55) Geschwulst an und unter dem rechten Nasenloche, mit Röthe (*Fr. Hahnemann*).

Reifsender Druck am rechten Unterkiefer, besonders dem aufsteigenden Aste desselben, wo er sich nach Draufdrücken verlor (n. ½ St.) (*Herrmann*, a. a. O.).

Am äufsern Rande des Unterkiefers, absetzendes, stumpfes Stechen (n. 24 St.) (*Grofs*, a. a. O.).

In der rechten Hälfte des Kinnes ein Reifsen (*Grofs*, a. a. O.).

Reifsender Druck rechts an der untern Seite des Halses, nahe am Schlüsselbeine (n. 14 Tagen) (*Herrmann*, a. a. O.).

(60) Anschwellung des Zahnfleisches an den hintersten, rechten, obern Backzähnen, mit drückendem Wundheitsschmerze bei Berührung und beim Essen, wodurch sich der Schmerz in die beiden hintersten Backzähne fortzieht, wo es zu einem stumpfen Reifsen wird (n. 14 Tagen) (*Herrmann*, a. a. O.).

Zuckender Schmerz in der obern Zahnreihe (*Fr. Hahnemann*).

Bitterer Geschmack im Munde, mit Trockenheits-Empfindung (n. 8 St.) (*Langhammer*, a. a. O.).

Es läuft ihm angenehm süfslichter Speichel im Munde zusammen (*Franz*, a. a. O.).

Das Essen schmeckt ihm recht kräftig, befriedigt aber seinen Appetit nicht ganz, und er hätte gleich wieder essen können.

(65) Während des Essens vergeht die Bangigkeit (*Franz*, a. a. O.).

Viel Durst, sechs Tage lang (*Fr. Hahnemann*).

Uebelkeit im Magen und Halse (*Herrmann*, a. a. O.).

Drücken im Unterleibe, und es hebt ihr wie zum Erbrechen (*Fr. Hahnemann*).

Spannender Druck im Unterbauche, gerade unter dem Nabel und zu beiden Seiten in den Lendengegenden, mit Gefühl von Vollheit, unter dem Nabel

Blattgold.

Beobachtungen Andrer.

am heftigsten (n. 53 St.) (*Herrmann*, a. a. O.).

(70) Spannender Druck im Unterbauche zu beiden Seiten in den Lendengegenden, am heftigsten aber gerade unter dem Nabel, mit Noththun zum Stuhle (n. 6 Tagen) (*Herrmann*, a. a. O.).

Einzelne Risse in der rechten Bauchseite, bis unter die Ribben herauf, als wenn daselbst alles zertrümmert würde, was ihn zwingt, sich krumm zusammen zu biegen, im Sitzen (n. 36 St.) (*Franz*, a. a. O).

Kneipender Schmerz im Unterbauche, bald hie, bald da (n. 12 St.) (*Herrmann*, a. a. O.).

Knurren und Kollern im Unterbauche (n. 1. St.) (*Herrmann*, a. a. O.).

Knurren im Unterbauche (*Herrmann*, a. a. O.).

(75) Abgang vieler und sehr übelriechender Blähungen (n. 8 St.) (*Herrmann*, a. a. O.).

Kolik*) (Ephem. Nat. Cur. Dec. II. ann. 6. app. S. 6.).

Schmerz wie zerschlagen in der rechten Unterbauchsgegend, im Sitzen, der beim Aufstehen, und wenn er den Schenkel heranzieht, vergeht (n. 24 St.) (*Franz*, a. a. O.).

Schneidende Stöfse in beiden Schöfsen, wobei er den Bauch ein- und die Füfse heranzuziehen genöthigt ist (*Wislicenus*, a. a. O.).

Drängen im rechten Schoofse, im Bauchringe, als wollte ein Bruch heraustreten, im Sitzen; beim Ausdehnen des Körpers; im Aufstehen vergeht es (*Franz*, a. a. O.).

(80) Ein zuckendes Zwicken in der linken Beckenseite, wovon er erschrickt und zusammenfährt (n. 4 St.). (*Wislicenus*, a. a. O.).

*) Von verschlucktem Golde.

Beobachtungen Andrer.

Klammartiger Schmerz am innern Rande des Bekkens in der Hüftgegend, der durch Reiben stärker wird (n. 36 St.) (*Wislicenus*, a. a. O.).

Kneipender Schmerz an der innern Seite der Sitzknochen (*Wislicenus*, a. a. O.).

Scharfe Stiche im After und Mastdarme (n. ¼ St.) (*Herrmann*, a. a. O.).

Unbehaglichkeit im Unterbauche und Empfindung, als sollte er zu Stuhle gehen, besonders nach Tische (n. 36 St.) (*Herrmann*, a. a. O.).

(85) Durchfall (*Fr. Hahnemann*, a. a. O.).

Häufiger, aber gewöhnlicher Stuhlgang (n 16 St.) (*Herrmann*, a. a. O.).

Dreitägige Leibesverstopfung (*Grofs*, a. a. O.).

Beständiger Trieb zum Harnen, wobei wenig, jedoch natürlicher Urin abgeht (*Grofs*, a. a. O.)

Stumpfstechendes Reifsen in der Harnröhre (*Herrmann*, a. a. O.).

(90) Nächtliche Erectionen, ohne Samenergiefsung (d. erste Nacht) (*Wislicenus*, a. a. O.).

Nächtliche Samenergiefsungen (d. folgenden Nächte) (*Wislicenus*, a. a. O.).

Nachts, Samenergiefsung mit wollüstigen Träumen (n. 7 Tagen) (*Herrmann*, a. a. O.),

In der Nacht, Erectionen und Pollutionen (*Grofs*, a. a. O.).

Stechendes Reifsen an der Eichel, wenn es ihn zum Harnen nöthigt (n. 3 St.) (*Wislicenus*, a. a. O.).

(95) Nadelstiche an der Spitze der Eichel; auf jeden folgt augenblicklich ein Stich über dem Nabel nach der Herzgrube zu (n. 3 St.). (*Wislicenus*, a. a. O.).

Drückend spannender Schmerz im rechten Hoden, wie von Quetschung (n. 3½ St.) (*Langhammer*, a. a. O.).

Anschwellung des untern Theils des rechten Hodens, mit drückendem Schmerze

Beobachtungen Andrer.

blofs bei Berührung und Reibung, welches mehre Abende um 6 Uhr anfing und gegen 11 Uhr wieder aufhörte (n. 5 Tagen) (*Herrmann*, a. a. O.).

* * *

Schnupfen (*Fr. Hahnemann*).
Husten (*Fr. Hahnemann*).

(100) Engbrüstigkeit: wenn er lacht, oder stark geht, ist ihm beim Einathmen die Brust zu enge, und scheint ihm vorne zu flach und zu platt zu seyn (n. 44 St.) (*Grofs*, a. a. O.).

Beengung der Brusthöhle, und beim Einathmen hie und da stumpfe Stiche in der Brust (*Herrmann*, a. a. O.).

Ungeheure Beengung der Brusthöhle mit Erschwerung des Athemholens, Nachts (n. 58 St.). (*Herrmann*, a. a. O.).

Engbrüstigkeit, auch im Sitzen und ohne Bewegung, und durch keine Lage erleichtert; er holt immer tief Athem und kann nicht genug Luft schöpfen (*Grofs*, a. a. O.).

Husten wegen Mangel an Athem, Nachts (*Herrmann*, a. a. O.)

(105) Oefters Schleim tief in der Luftröhre unter dem Kehlkopfe, den er mit der gröfsten Anstrengung nicht loshusten kann (*Grofs*, a. a. O.).

Schleim im Rachen, der sich ausraksen läfst, aber doch das volle Einziehen des Athems verhindert (n. 2 St.). (*Franz*, a. a. O.).

Drücken auf der rechten Brustseite, in der Gegend der vierten Ribbe, welches ihm gewaltige Angst verursacht (*Franz*, a. a. O.).

Gefühl von Aengstlichkeit, oft in Verbindung mit Beengung der Brusthöhle (n. 3 Tagen) (*Herrmann*, a. a. O.).

Heftiges Herzklopfen (n. 4 Tagen) (*Herrmann*, a. a. O.).

Beobachtungen Andrer.

(110) Im Gehen scheint das Herz zu schüttern, als wenn es los wäre (*Franz*, a. a. O.).

Stumpf schneidender und stechender Schmerz rechts neben dem Brustbeine, unter den letzten wahren Ribben (*Herrmann*, a. a. O.).

Stumpfschneidender Schmerz links neben dem Brustbeine, beim Einathmen heftiger (n. 9 Tagen) (*Herrmann*, a. a. O.).

Stumpfe Stiche auf beiden Brustseiten, nebst Gefühl von Hitze und Beklemmung in der Brust, durch's Einathmen verstärkt (n. 2 St.) (*Wislicenus*, a. a. O.).

Scharfe Stiche auf dem Brustbeine (n. 2 St.) (*Wislicenus*, a. a. O.).

(115) Auf dem Brustbeine, Drücken, mit einem emsigen, ängstlichen Wesen, als stände ihm eine grofse Freude bevor (*Franz*, a. a. O.).

Ueber die ersten drei rechten Ribbenknorpel eine rothe Stelle, und unter diesen Knorpeln, besonders dem zweiten, ein beklemmendes, stumpfes Stechen, welches bald wie ein daselbst steckender Pflock anhält, bald langsam absetzt; bei starkem Gehen aber fühlt er wenig davon (n. 16 St.) (*Grofs*, a. a. O.).

Druck links neben der Herzgrube, unter den Knorpeln der obern falschen Ribben, heftiger beim Ausathmen (n. 7 Tagen) (*Herrmann*, a. a. O.).

Drücken, wie von etwas Hartem, auf dem Brustbeine, mit ziehenden Rissen nach den Achseln zu (*Franz*, a. a. O.).

Im Sitzen, Schneiden über das Kreuz, als würde da mit etwas Scharfem aufgedrückt (*Franz*, a. a. O.).

(120) Feines, stechendes Reifsen rechts neben den Lendenwirbeln, beim Draufdrücken jedesmal vergehend (n. 2 St.) (*Herrmann*, a. a. O.).

Blattgold.

Beobachtungen Andrer.

Druck link**s** neben den Lendenwirbeln, gleich über dem ungenannten Beine und auf dem obern Rande desselben (*Herrmann*, a. a. O.).

Rechts neben dem Rückgrate, gleich unter dem rechten Schulterblatte, ein empfindliches Stechen, wie mit Nadeln (n. ½ St.) (*Grofs*, a. a. O.).

Reifsender Schmerz an der innern Seite des Schulterblattes und unter demselben, beim Biegen des Körpers nach hinten und links hin (n. 10 St.) (*Herrmann*, a. a. O.).

Spannen im Nacken, als wäre ein Muskel zu kurz, selbst ohne Bewegung, beim Bücken stärker (n. 10 St.) (*Wislicenus*, a. a. O.).

(125) Feine Stiche auf der Achselhöhle (*Wislicenus*, a. a. O.).

Wundheitsschmerz der Achseln, auch unberührt und unbewegt (*Franz*, a. a. O.).

Reifsendes Spannen unter der Achselhöhle (*Wislicenus*, a. a. O.).

Reifsender Druck in der Mitte der vordern Fläche beider Oberarme (n. 15 Tagen) (*Herrmann*, a. a. O.).

Feines Reifsen im linken Oberarme, am stärksten beim Entblöfsen desselben (n. 3 St.) (*Wislicenus*, a. a. O.).

(130) Druck auf der untern Fläche und in der Mitte des rechten Oberarms (*Herrmann*, a. a. O.).

Druck am linken Oberarme, in der Beinhaut (n. 43 St.) (*Herrmann*, a. a. O.).

Am linken Arme herab, ein auf dem Knochen aufliegender, ziehender Schmerz, der bei Bewegung vergeht (*Franz*, a. a. O.).

Schwere der Vorderarme in der Ruhe, aber nicht bei Bewegung (n. 12 St.) (*Wislicenus*, a. a. O.).

Druck an der vordern Fläche des rechten Vorderarms (*Herrmann*, a. a. O.).

Beobachtungen Andrer.

(135) Absetzend reifsender Druck an der innern Fläche des linken Vorderarms (n. 3 Tagen) (*Herrmann*, a. a. O.).

Druck auf der äufsern Seite des rechten Vorderarms (n. 12 Tagen) (*Herrmann*, a. a. O.).

Klammartiges Reifsen tief innerlich in den Handwurzelknochen bald der rechten, bald der linken Hand, auch im rechten Ellbogengelenke; es zieht von der untern Reihe der Handwurzelknochen zu den obern hin, besonders in der Nacht, aber auch am Tage bemerkbar (*Grofs*, a. a. O.).

Reifsen in den rechten Handwurzelknochen (n. 8 St.) (*Herrmann*, a. a. O.).

Reifsen in den Mittelhandknochen und am hintersten Gliede des linken kleinen Fingers (*Herrmann*, a. a. O.).

(140) Klammartiger Schmerz in den Mittelknochen der linken Hand, besonders des Daumens, welcher jedoch die Bewegung nicht hindert (*Grofs*, a. a. O.).

Feines Reifsen im Ring- und Mittelfinger der rechten Hand (n ¼ St.) (*Herrmann*, a. a. O.).

Feines Reifsen im vordern Gliede des rechten Daumens (*Herrmann*, a. a. O.).

Stumpfes Reifsen in den Gelenken der Finger beider Hände, welches sich oft bis in die Glieder beider Seiten verbreitet (n. 5 Tagen) (*Herrmann*, a. a. O.).

Reifsen in den hintersten Gelenken der Finger der rechten Hand (n. 4 Tagen) (*Herrmann*, a. a. O.).

(145) Ziehen in den Fingergelenken (*Gustav Hempel*, in einem Aufsatze).

Ein feiner Stich fährt in einigen Krümmungen in den Hinterbackenmuskeln der rechten Seite hin, nach unten zu, einigemal wiederkehrend (n. 16 St.) (*Wislicenus*, a. a. O.).

Beim Gehen im Freien, ein drückend spannender Schmerz in den Muskeln des linken Oberschen-

Beobachtungen Andrer.

kels, welcher bei Berührung, beim Stehen und
Gehen nicht verging, wohl aber im Sitzen
(n. 3 St.) (*Langhammer*, a. a. O.).

Klammartiges Ziehen in den, den linken Oberschenkel beugenden Sennen des Psoas - Muskels,
bis in den Oberschenkel hinab, im Sitzen; beim
Aufstehen vergeht's (*Franz*, a. a. O.).

Auf der äufsern Seite des linken Oberschenkels, in
seiner Mitte, eine wie wund schmerzende Stelle
(in der Nacht beim Liegen entstanden (*Grofs*, a.
a. O.).

(150) Empfindung in der rechten Oberschenkelröhre,
wenn er den rechten Oberschenkel über den linken legt, als wäre erstere entzwei (*Franz*, a.
a. O.).

Wenn er beim Sitzen den linken Fufs über den
rechten schlägt, so scheinen die Muskeln an der
hintern Seite des rechten Oberschenkels, nach
der Kniekehle zu, in einer zuckenden Bewegung
zu seyn, was in einer andern Lage, oder
wenn die Füfse nicht über einander gelegt sind,
nicht wahrzunehmen ist (*Grofs*, a. a. O.).

Vom Gehen wird das rechte Knie geschwächt, so
dafs beim Auftreten und auch nach dem Gehen,
in jeder Lage, noch eine Zeit lang ein ziehender Schmerz darin fühlbar ist (n. 24 St.) (*Grofs*,
a. a. O.).

Drücken auf dem linken Schienbeine, wenn er
den Unterschenkel ausstreckt (*Franz*, a. a. O.).

Ueber den Fufsknöcheln, auf beiden Seiten, dumpfer, nagender Schmerz, nebst einzelnen scharfen Stichen an der Achillssenne, in der Ruhe,
welche bei Bewegung vergeht (n. 14 St.) (*Wislicenus*, a. a. O.).

(155) Spannender Druck neben dem rechten innern
Fufsknöckel (n. 5 Tagen) (*Herrmann*, a. a. O.).

Lähmiges Ziehen im rechten Mittelfufs=
knochen der grofsen Zehe bis in die
Spitze (*Herrmann*, a. a. O.).

Beobachtungen Andrer.

Lähmiges Ziehen in den Zehen des rechten Fufses (*Herrmann*, a. a. O.).
Feines Reifsen in den Zehen des rechten Fufses (*Herrmann*, a. a. O.).
Ziehen in den Zehgelenken (*Hempel*, a. a. O.).

(160) Reifsender Schmerz auf dem hintern Theile der rechten Fufssohle (n. 30 St.) (*Herrmann*, a. a. O.).
Im ganzen Körper eine überaus grofse Empfindlichkeit; allzu empfänglich für jeden Schmerz; schon beim Gedanken an Schmerz, glaubte er schon Schmerz zu empfinden; ein Gefühl von Unleidlichkeit gegen alles (*Hempel*, a. a. O.).
Alle seine Empfindungen sind fein und scharf (*Hempel*, a. a. O.).
Selbst bei der unfreundlichsten Witterung befindet er sich in freier Luft wohl und sie behagt ihm (*Franz*, a. a. O.).
(Ameisenlaufen am Körper bald hie, bald da.) (*Hempel*, a. a. O.)

(165) Nachmittags beim Sitzen und Lesen überfiel ihn eine grofse Mattigkeit, bei der er einschlief, welche aber beim Erwachen gänzlich verschwunden war (n. 9½ St.) (*Langhammer*, a. a. O.).
Unüberwindlicher Schlaf nach dem Mittagessen, und während dieses Schlummers mufs er viel denken (n. 4 St.) (*Franz*, a. a. O.).
Oefteres Aufwachen aus dem Schlafe, wie durch Schreck (*Langhammer*, a. a. O.).
Er wimmert laut auf im Schlafe (*Grofs*, a. a. O.).
Schreckhafte Träume, die Nacht (*Grofs*, a. a. O.).

(170) Nachts, unerinnerliche Träume (*Langhammer*, a. a. O.).
Nachts, lebhafte und doch unerinnerliche Träume (*Langhammer*, a. a. O.).
Früh von 4 Uhr an kann er nicht mehr ordentlich schlafen; er wirft sich unruhig von einer Seite auf die andre,

Blattgold.

Beobachtungen Andrer.

weil er nicht lange in einer Lage bleiben kann; die Hand, worauf er liegt, wird ihm bald müde, er wacht öfters auf (*Grofs*, a. a. O.).

Hitze und Frost abwechselnd (*Fr. Hahnemann*).

Schauder durch den ganzen Körper, mit Gänsehaut auf den Oberschenkeln und mit Erschütterung des Gehirns unter dem Stirnbeine (n. 10 St.) (*Franz*, a. a. O.).

(175) (Wenn er Abends in's Bette kam, wurden ihm Fufssohlen und Kniescheiben kalt.) (*Hempel*, a. a. O.)

Abends im Bette, vor dem Einschlafen, ein Fieberschauder über den ganzen Körper, als ob er sich in Zugluft verkältet hätte (n. 19 St.) (*Langhammer*, a. a. O.).

Abends, Frostschauder über und über, bei welchem die Hände kalt, das Gesicht und die Stirne aber warm waren, ohne Durst (n. 14 St.) (*Langhammer*, a. a. O.).

Nachts im Bette, vor dem Einschlafen, Fieberschauder durch den ganzen Körper, er konnte sich im Bette kaum erwärmen (n. 16 St.) (*Langhammer*, a. a. O.).

Wenn er sich Abends zu Bette legt, ist er ruhig, doch ist an keinen Schlaf zu denken; er glaubt, es liege an der Lage und legt sich so und so, ohne vor 3 Uhr einschlafen zu können; früh um 6 Uhr aufgewacht, ist er dennoch so gestärkt, als hätte er hinreichend geschlafen, drei Nächte nach einander (*Hempel*, a. a. O.).

(180) Abends, Fieberschauder über den ganzen Körper, mit Stockschnupfen, ohne Hitze drauf und ohne Durst (n. 14 St.) (*Langhammer*, a. a. O.).

Den ganzen Tag über gute Laune: er war gesprächig und mit sich selbst zufrieden*) (*Langhammer*, a. a. O.).

---

*) Wecheslwirkung?

Beobachtungen Andrer.

Heitre Laune: er wünschte sich immer mit Andern zu unterhalten und war mit seiner Lage völlig zufrieden*).

Ziemliche Lustigkeit und angenehme Behaglichkeit **) (n. 2 St.) (*Grofs*, a. a. O.).

Zitterndes Erbeben der Nerven, wie wenn ihn ein freudiges Hoffen triebe (n. 86 St.) (*Franz*, a. a. O.).

(185) Stille Verdriefslichkeit (n. 1 St.); Heiterkeit (n. 3 St.); beide wechselten nachgehends noch einige Mal mit einander (*Herrmann*, a. a. O.).

Verdriefslichkeit: er ist nicht zum Sprechen aufgelegt (n. 8 St.) (*Herrmann*, a. a. O.).

Höchst aufgelegt, beleidigt zu werden; selbst das Geringste, was er für beleidigend hielt, traf ihn tief und herausfodernd (*Hempel*, a. a. O.).

Aergerlichkeit: er ist auffahrend, und der geringste Widerspruch kann ihn zum gröfsten Zorne reizen (n. 48 St.) (*Grofs*, a. a. O.).

Er sitzt für sich hin, einsam im Winkel, in sich verschlossen, wie in der tiefsten Melancholie, wenn man ihn ungestört läfst; der geringste Widerspruch aber bringt ihn in die äufserste Hitze und Zorn, wo er sich ganz vergifst, Anfangs mit Streit und vielem Gerede, später mit wenigen, abgebrochenen Worten (am meisten n. 5 Tagen) (*Herrmann*, a. a. O.).

(190) Stete, mürrische Ernsthaftigkeit und Verschlossenheit (*Langhammer*, a. a. O.).

Muthloser Mifsmuth: er glaubt, es könne ihm nichts mehr gelingen (*Wislicenus*, a. a. O.).

Er glaubt, es gerathe alles linkisch, oder er mache alles linkisch (*Hempel*, a. a. O.).

Unfriede mit allen Verhältnissen: er glaubt überall etwas Hinderndes im Wege zu finden, er glaubt bald, dafs diefs von einem unglücklichen Schicksale herrühre, bald, dafs er selbst dran Schuld

---

*) Wechselwirkung?
**) Wechselwirkung?

Beobachtungen Andrer.

sey; im letztern Falle ward er besonders kränkend niedergeschlagen (*Hempel*, a. a. O.).

Ein Treiben zur Thätigkeit, körperlicher sowohl, als geistiger; that er etwas, so glaubte er es nicht schnell genug zu machen, auch etwas Andres vielmehr machen zu müssen; er konnte sich nicht zu Danke leben (*Hempel*, a. a. O.).

(195) Reue über seine Unthätigkeit, und dennoch kann er nichts arbeiten; es treibt ihn fort, er mufste immer in Bewegung seyn (*Franz*, a. a. O.).

Stets sehr unruhig und unsicher — glaubte etwas zu versäumen, was ihm Vorwurf machen könnte — ohne fühlbare Blutwallung; er schien im Innersten diese Unruhe mit sich herum zu tragen; dieser Zustand benahm ihm alle Ausdauer, alle Energie (*Hempel*, a. a. O.).

Grofse Bangigkeit, die aus der Gegend des Herzens entspringt; sie zieht ihn nach einem, ihm ehedem liebgewesenen Orte hin, und treibt ihn auch von da wieder fort, und so von einem Orte zum andern, dafs er nirgend Bleiben hat (*Franz*, a. a. O.).

Grofse Schwäche und Bangigkeiten, dafs man ihn dem Tode nahe glaubt (*J. H. Schulze*, Praelectiones in Pharm. Aug. S. 46.).

Er glaubt, der Liebe Andrer verlustig zu seyn, und diefs kränkt ihn bis zu Thränen (*Franz*, a. a. O.).

(200) Melancholie: er glaubt nicht in die Welt zu passen; es erfüllt ihn mit inniger Wonne, an den Tod zu denken, so dafs er sich nach dem Tode sehnet (*Franz*, a. a. O.).

Oeftere Anfälle von Herzensangst und zitternder Bangigkeit (Ephem. Nat. Cur. Cent. 10. obs. 35.).

Knallgold.

Bauchweh, vorzüglich bei Kindern, und Bangigkeiten (Pharmac. Wirtemb. II. S. 28.).
Sinken der Kräfte, Ohnmachten, kalter Schweifs an den Gliedmafsen, heftiges Erbrechen, Convulsionen (*Fr. Hoffmann*, Med. rat. Syst. II. S. 287.).
Gewaltige Bauchflüsse (*Ludovici*, pharmac. med. sec. appl. Gotha, 1685. S. 182. 188.).

Guajak - Gummi.

(Die weingeistige Auflösung dieses zum gröfsten
Theile aus Harz bestehenden, verhärteten Saftes aus dem
westindischen Baume Guajacum officinale.)

Der homöopathische Arzt wird auch in diesen wenigen Symptomen schon Anleitung genug finden, von diesem Pflanzenkörper in den, durch Aehnlichkeit geeigneten Krankheitszuständen einen sichern, heilsamen Gebrauch zu machen, und nicht durch die unbestimmten und irreführenden Anpreisungen in Gicht und Rheumatism der gewöhnlichen Arzneimittellehren, also nicht auf einen erdichteten Krankheitsnamen hin sich verleiten lassen, dasselbe anzuwenden, sondern blofs auf die Aehnlichkeit der Beschwerden sehen, die er auf der einen Seite in der zu heilenden Krankheit, und auf der andern in den ihr ähnlichen Symptomen des Mittels findet.

Ein Tropfen der geistigen Tinktur in eine Unze verschlagenes Wasser getröpfelt, worin das wenige Harz davon durch Schütteln sich vollkommen auflöset, ist auf die Gabe vollkommen hinreichend; man wird sie in einigen Fällen noch etwas zu stark finden.

G u a j a k.

Heftige, grofse Stiche im Gehirne, aufwärts (n. 2 St.).

Nächtliches Kopfweh, wie ein Druck von unten herauf, im Gehirne.

(Früh, Kopfweh, als wenn das Gehirn locker und los wäre und bei jedem Tritte bewegt würde.

In der rechten Augenbraue eine harte, in der Spitze weifse Blüthe, die bei Berührung sehr schmerzt, wie etwas Böses, und wie wenn man eine Wunde berührt.

5 In der Nase eine wund schmerzende Blüthe.

Schmerz im Schoofse, wie von einem Leistenbruche.

Schneiden beim Harnen, als ob etwas Beifsiges von ihm ginge.

Vermehrter Scheide Scheimflufs.

* * *

Ein Krabbeln in der Brust.

10 Schauder an den Brüsten.

Auf der Brust, in der Gegend der Herzgrube, befällt sie jähling, auch selbst in der Nacht im Schlafe, wie eine Verstopfung oder Stockung, als wenn sie keine gute Luft hätte; diefs zwingt sie zu einem fast ganz trocknen Husten, welcher dann so oft wiederkehrt, bis einiger Auswurf erfolgt.

Fressendes Jücken auf dem Rücken am Tage.

In der linken Seite des Nackens, der linken Seite
des Rückens bis in's Kreuz hinab, eine rheumatische Steifigkeit; ganz ohne Bewegung
schmerzte es nicht, so wenig als beim Drauffühlen, aber bei der mindesten Bewegung und
Wendung der Theile schmerzte es unerträglich.

In den Hinterbacken Nadelstiche beim Niedersitzen
(es ist, als wenn sie auf Nadeln säfse), zuweilen im Gehen.

15 Kriebeln in den ganzen Ober- und Unterschenkeln
bis in die Zehen, als ob die Gliedmafse einschlafen wollte, im Sitzen.

Wimmern in der Haut des ganzen Unterschenkels,
mit Hitzgefühl darin.

Nach dem Gehen sind die Unterschenkel wie zerschlagen, wie morsch.

Heftig zuckende Stiche an der äufsern Seite der
Wade.

Zwischen dem Schien- und Wadenbeine stechende
Risse bis in die Kniescheibe, so heftig, dafs er
hoch in die Höhe zuckte.

20 (Brennendes Jücken, was sich durch Kratzen
vermehrt.)

Beim Gehen im Freien viel Schweifs, vorzüglich
am Kopfe; an der Stirne Perlschweifs.

Trägheit und Bewegungsscheu.

Träume, als sollte sie mit Messern erstochen werden.

Träume von Schlägereien.

25 Vormittags Frost, zwei Stunden lang, und Abends
vor dem Schlafengehen Frost, der auch im
Bette anhielt; jeden Morgen etwas Schweifs.

Viel Durst.

Starker Schweifs, die Nacht, im Rücken.

Grofse Verdriefslichkeit, Verächtlichkeit.

Widerspenstigkeit.

Beobachtungen Andrer.

Gedächtnifsschwäche: wenn er eben etwas gelesen hat, wufste er schon nichts mehr davon; alter Namen erinnerte er sich gar nicht mehr (*Chr. Teuthorn*, in einem Aufsatze).

Früh, im Stehen (beim Frühstück), Gedankenlosigkeit; er steht auf einer Stelle und sieht, ohne zu denken, vor sich hin (*Teuthorn*, a. a. O.).

Schmerzloser Druck in der linken Schläfe (*Fr. Hartmann*, in einem Aufsatze).

Schmerzhafter Druck, wie mit etwas Breitem, in der rechten Schläfe (*Hartmann*, a. a. O.).

(5) Drücken und Pressen im vordern Theile der Stirne (*Hartmann*, a. a. O.).

Von der linken Seite des Nackens bis über den Wirbel, ein schräg heraufgehender, stumpf drückender und sich oben in einen Stich endigender Schmerz (n. 1 St.) (*Hartmann*, a. a. O.).

Ein dumpf drückender Schmerz im Kopfe, der sich in einen scharfen Stich im rechten Stirnhügel endigt (*Hartmann*, a. a. O.).

Drückendes Kopfweh quer über die Stirne (n. 10 St.) (*Chr. Tr. Langhammer*, in einem Aufsatze).

Drückend ziehend reifsender Stich in der rechten Seite des Kopfs gegen das Stirnbein hin (*Hartmann*, a. a. O.).

(10) Dumpfer, stichartiger Druck im rechten Stirnhügel (*Hartmann*, a. a. O.).

Dumpf ziehender Stich vom linken Seitenbeine bis in den linken Stirnhügel, die sich endlich zusammen in einen einzigen Stich endigen, nachdem sie vorher einen gröfsern Umfang eingenommen hatten (*Hartmann*, a. a. O.).

Ziehender Schmerz von der Mitte des Stirnbeins bis in die Nasenknochen herab (n. 2½ St.) (*Hartmann*, a. a. O.).

Ziehendes Reifsen im vordern Theile der Stirne (*Hartmann*, a. a. O.).

Beobachtungen Andrer.

Ziehendes Reifsen im Hinterhaupte und in der Stirne (*Hartmann*, a. a. O.).

(15) Reifsen in der ganzen linken Seite des Kopfs (*Hartmann*, a. a. O.).

Reifsen in der rechten Seite des Hinterhauptes (*Hartmann*, a. a. O.).

Ein äufserer Kopfschmerz, als wenn allzu viel Blut in den äufsern Blutgefäfsen des Kopfs und der Kopf wie geschwollen wäre (im Sitzen) (*Teuthorn*, a. a. O.).

Aeufserlicher, pulsähnlich klopfender Kopfschmerz, mit Stechen an den Schläfen, der durch äufseres Drücken vergeht, nach demselben aber wiederkommt, beim Gehen nachläfst, beim Sitzen und Stehen aber zunimmt (n. 3 St.) (*Teuthorn*, a. a. O.).

Ein Reifsen äufserlich an der linken Schläfe (n. ¼ St.) (*Hartmann*, a. a. O.).

(20) Reifsen von der linken Seite des Stirnbeins herunter bis in die Backenmuskeln (*Hartmann*, a. a. O.).

Lebhafte, spitzige Stiche auf der linken Seite des Kopfs, an der Verbindung des Seitenbeines mit dem Stirnbeine (*Hartmann*, a. a. O.).

Stumpfe, schmerzliche Stiche auf der linken Seite des Hinterhauptes (*Hartmann*, a. a. O.).

Augenbutter in beiden Winkeln des rechten Auges (n. 1 St.) (*Langhammer*, a. a. O.).

Vergröfserung der Pupillen (n. 3 St.) (*Teuthorn*, a. a. O.).

(25) Schwarzer Staar, einige Tage lang (*Will. White*, in Edinb. med. Comment. IV. S. 331.).

Den ganzen Tag war es ihm, als wenn er nicht recht ausgeschlafen hätte, mit Gähnen und Dehnen verbunden, und mit Empfindung von Geschwulst der Augen und als wenn es ihm die Augen aus dem Kopfe treiben wollte; die Au-

Guajak.

Beobachtungen Andrer.

genlider schienen nicht zuzulangen, um die Augen zu bedecken (*Teuthorn*, a. a. O.).

Einzelne, schmerzhafte Stiche im rechten Jochbeine (*Hartmann*, a. a. O.).

Schmerzhafte, rothe Geschwulst des Gesichts, einige Tage lang (*Bang*, Tagebuch des Krankenhauses 1784. Sept. 13.).

Dumpfes, fast krampfhaftes Ziehen in den rechten Backenmuskeln (früh beim Aufstehen) (*Hartmann*, a. a. O.).

(30) Messerstiche in den rechten Backenmuskeln (n. 1 St.) (*Langhammer*, a. a. O.).

Reifsen im äufsern Rande des linken Ohrknorpels (*Hartmann*, a. a. O.).

Reifsen im linken Ohre (*Hartmann*, a. a. O.).

Ohrenzwang im linken Ohre (*Hartmann*, a. a O.).

(Dumpfer, drückender Schmerz im linken Unterkiefer.) (*Hartmann*, a. a. O.)

(35) Auf der linken Seite des Unterkiefers, ein ziehender Schmerz, der sich in einen Stich endigt (*Hartmann*, a. a. O.).

Reifsen in den obern Backzähnen der linken Seite (*Hartmann*, a. a. O.).

Beim Zusammenbeifsen ein drückender Schmerz in den obern linken Backzähnen (*Hartmann*, a. a. O.).

Starker Hunger, Nachmittags und Abends (n 7½, 9 St.) (*Langhammer*, a. a. O.).

Appetitlosigkeit aus Ekel vor Allem, Aufstofsen nach Luft, und fader Geschmack im Munde, nebst einem schleimigen Auswurfe durch Raksen und Kotzen (*Teuthorn*, a. a. O.).

(40) Aufstofsen (sogleich) (*Hartmann*, a. a. O.).

Aufstofsen von Luft, leeres Aufstofsen (*Hartmann*, a. a. O.).

Zusammenschnürende Empfindung in der Gegend

Beobachtungen Andrer.

des Magens, welche das Athmen erschwert und
Angst verursacht (n. 19 St.) (*Hartmann*, a. a.
O.).

In der Herzgrube, wie öfters wiederkehrender
Druck, der dem Athem hinderlich ist und Beklemmung und Angst verursacht (n. 1 St.) (*Hartmann*, a. a. O.).

Stiche in der linken Unterribbengegend (*Hartmann*,
a. a. O.).

(45) Einzelne dumpfe Stiche in der linken Ober-
bauchgegend (*Hartmann*, a. a. O.).

Kollern mit dumpf kneipendem Schmerze im Unterleibe, der sich immer mehr nach hinten zieht,
worauf Blähungen abgehen (n. 1 St.) (*Hartmann*, a. a. O.).

Knurren im Unterleibe, wie von Leerheit, Nachmittags (n. 5 St.) (*Langhammer*, a. a. O.).

Kollern im Unterleibe (n. 10 St.) (*Langhammer*,
a. a. O.).

Dumpfer, kneipender Schmerz im Unterbauche,
der sich immer tiefer nach hinten zu senkt
(n. ¼ St.) (*Hartmann*, a. a. O.).

(50) **Kneipen im Unterleibe, wie von versetzten Blähungen, welches sich nach
hinten zog, und worauf Blähungen abgingen** (*Hartmann*, a. a. O.).

Kneipen im Unterleibe auf der linken Seite des
Nabels, auf einem einzigen Punkte (n. 3½ St.)
(*Hartmann*, a. a. O.).

Kneipen im Unterleibe, und darauf dünner, schleimiger Stuhlgang (sogleich) (*Hartmann*, a. a. O.).

Beim Einathmen, kneipend schneidendes Bauchweh quer durch den Unterleib (*Hartmann*, a.
a. O.).

Ein immerwährendes Fippern in den innern Bauchmuskeln rechter Seite, dicht am Darmbeine
(*Hartmann*, a. a. O.).

(55) Den ersten Tag, Leibesverstopfung; den zwei-

Guajak.

Beobachtungen Andrer.

ten und dritten Tag, Hartleibigkeit (*Teuthorn,* a. a. O.).

Etwas weicher, bröckeliger Stuhlgang (*Hartmann,* a. a. O.).

Oefteres Drängen zum Harnlassen und wenig Urinabgang auf einmal (n. 5½ St.) (*Langhammer,* a. a. O.).

Immerwährender Drang zum Harnen, und er läfst jedes Mal viel Urin ab (*Hartmann,* a. a. O.).

Es trieb ihn oft auf den Urin, und wenn er ihn auch erst eben gelassen hatte, so drängte es ihn doch gleich wieder dazu, worauf nach dem Abgange des Harns Stiche am Blasenhalse erfolgten (*Teuthorn,* a. a. O.).

(60) Er mufs alle halbe Stunden Harn lassen, und er harnt viel, und wenn er ihn gelassen hat, zwängt es ihn doch noch dazu, wohl eine Minute lang, wobei nur einzelne Tropfen abgehen (*Teuthorn,* a. a. O.).

Nachts, Samenergiefsung, ohne wollüstige Träume (n. 20 St.) (*Langhammer,* a. a. O.).

* * *

Häufiger Ausflufs einer wässerigen Feuchtigkeit aus der Nase, einen Monat lang (*Bang,* a. a. O.).

Stiche in der linken Brustseite, mehr nach hinten zu, unter den wahren Ribben (*Hartmann,* a. a. O.).

Ein immerwährendes Stechen, welches zuletzt in einen einzigen anhaltenden Stich überzugehen schien, dicht unter dem rechten Schulterblatte, welches aus der Mitte der rechten Brusthöhle zu entspringen schien, beim Einathmen beträchtlich verstärkt (n. 36 St.) (*Hartmann,* a. a. O.).

(65) Ziehen und Reifsen hinten unter der Achselhöhle, an der rechten Seite des Rückgrats herab, bis zur letzten wahren Ribbe (*Hartmann,* a. a. O.).

Beobachtungen Andrer.

Reifsende Stiche am hintern Rande des rechten Schulterblattes (n. 10 St.) (*Hartmann*, a. a. O.).

Reifsende Stiche am hintern Rande beider Schulterblätter, darauf eine zusammenschnürende Empfindung in den Rückenmuskeln (n. 8 St.) (*Hartmann*, a. a. O.).

Zwischen den Schulterblättern, zusammenziehender Schmerz (*Hartmann*, a. a. O.).

Heftige, lang anhaltende Stiche im linken Schlüsselbeine, die vom Kehlkopfe anfingen (n. 9½ St.) (*Hartmann*, a. a. O.).

(70) Beim Bewegen, so wie beim Steifhalten des Kopfs, öftere, anhaltende Stiche auf der linken Halsseite, vom Schulterblatte an bis nahe an das Hinterhaupt (n. 1½ St.) (*Hartmann*, a. a. O.).

Schmerzhaftes Drücken in den Halswirbeln auf der rechten und linken Seite (n. 4 St.) (*Hartmann*, a. a. O.).

Oefter zurückkehrende, scharfe Stiche auf der rechten Schulterhöhe (*Hartmann*, a. a. O.).

Stark schmerzende Stiche im rechten Oberarme, am meisten in der Mitte desselben (n. 2 St.) (*Hartmann*, a. a. O.).

Schmerzlich ziehendes Reifsen im linken Ober- und Unterarme bis in alle Finger, doch vorzüglich anhaltend und bleibend im linken Handgelenke (n. 2 St.) (*Hartmann*, a. a. O.).

(75) Oefters ziehend reifsende Stiche vom linken Ellbogen bis in's Handgelenke (*Hartmann*, a. a. O.).

Reifsen im rechten Unterarme bis in's Handgelenk (*Hartmann*, a. a. O.).

Druckartiges Reifsen im linken Handgelenke (*Hartmann*, a. a. O.).

Einzelne, heftige Stiche in den Daumenmuskeln der rechten Hand (n. ¼ St.) (*Hartmann*, a. a. O.).

Guajak.

Beobachtungen Andrer.

Beim Gehen im Freien, Zerschlagenheitsschmerz am linken Oberschenkel (n. 8 St.) (*Langhammer*, a. a. O.).

(80) Ein drückend ziehender Schmerz von der Mitte des Oberschenkelknochens bis an's Knie, beim Ausstrecken des rechten Unterschenkels; beim Anziehen und Beugen desselben vergeht es wieder (n. 2-St.) (*Hartmann*, a. a. O.).

Im rechten Oberschenkel, von seiner Mitte an bis an's Knie, ein kriebelnd drückender Schmerz im Knochen, während des Stillsitzens (n. ¼ St.) (*Hartmann*, a. a. O.).

Mattigkeit der Oberschenkel, besonders des rechten, im Gehen, als wenn die Muskeln zu kurz wären und spannten; beim Drauffühlen ward der Schmerz erhöhet, beim Sitzen aber liefs er nach (*Teuthorn*, a. a. O.).

Im rechten Oberschenkel, Schmerz, wie vom Wachsen (*Hartmann*, a. a. O.).

Einzelne jückende Stiche, wie Flohstiche, in der Haut der Oberschenkel, vorzüglich aber an den Seiten der Kniekehle, die durch Kratzen vergehen (*Teuthorn*, a. a. O.).

(85) Ziehendes Reifsen von der Mitte des linken Oberschenkels bis an's Knie (*Hartmann*, a. a. O.).

Zuckendes Reifsen im rechten Oberschenkel von seiner Mitte bis an's Knie (n. 1½ St.) (*Hartmann*, a. a. O.).

Stumpfe Stiche über dem rechten Knie (*Hartmann*, a. a. O.).

Einzelne Stiche über dem linken Knie von beiden Seiten, die in der Mitte zusammentreffen (n. 3 St.)

Ein ziehender Schmerz im Knie, der sich in einen Stich endigt (*Hartmann*, a. a. O.).

Guajak.

Beobachtungen Andrer.

(90) Reifsende stumpfe Stiche von der Mitte des linken Schienbeins an bis in die Zehen (*Hartmann,* a. a. O.).

Ziehend reifsende Stiche von der Mitte des rechten Schienbeins bis in's Knie (n. 14 St.) (*Hartmann,* a. a. O.).

Dumpfe, ziehende Stiche vom rechten Fufsgelenke an bis in die Mitte des Schienbeins (n. 3½ St.) (*Hartmann,* a. a. O.).

Ein zusammenziehendes, fast schmerzloses Gefühl in der rechten Wade (n. ¼ St.) (*Hartmann,* a. a. O.).

Sich lang ziehende, reifsende Stiche von der rechten Fufswurzel an bis in's Knie (*Hartmann,* a. a. O.).

(95) Ein in einen scharfen Stich sich endigender Schmerz, auf einem kleinen Punkte, in der Mitte des linken Fufsrückens, der durch Bewegung vergeht (*Hartmann,* a. a. O.).

Einzelne scharfe Stiche im rechten Fufsgelenke, im Sitzen (n. ¼ St.) (*Hartmann,* a. a. O.).

Mattigkeit der Untergliedmafsen, vorzüglich der Oberschenkel, als wenn er den Tag zuvor weit gegangen wäre, und gleiche Mattigkeit der Oberarme, als wenn er schwere Arbeit verrichtet hätte (*Teuthorn,* a. a. O.).

(Menschen von trockner Leibesbeschaffenheit können davon theils in hektisches Fieber, theils in Auszehrung gerathen.) (*P. A. Matthioli,* de morbo Gallico, 1537.)

Allgemeine Unbehaglichkeit im ganzen Körper (n. 7 St.) (*Hartmann,* a. a. O.)

(100) Die Symptome sind fast sämmtlich im Sitzen, die meisten früh gleich nach dem Aufstehen, dann von 9 bis 12 Uhr, und Abends kurz vor dem Schlafengehen (*Hartmann,* a. a. O.).

Gähnen und Renken der Gliedmafsen mit Wohlbehagen (n. ½ St.) (*Hartmann,* a. a. O.).

Guajak.

Beobachtungen Andrer.

Renken der obern Gliedmafsen mit Gähnen (*Hartmann*, a. a. O.).

Nachmitags starke Schläfrigkeit (n. 4½ St.) (*Langhammer*, a. a. O.).

Er schläft Abends später ein, und wacht früher auf, als gewöhnlich; es war ihm dann alles wie zu eng, und er wirft sich, doch nur im Wachen, im Bette hin und her, im Schlafe nicht (*Teuthorn*, a. a. O.).

(105) Lebhafter Traum von wissenschaftlichen Gegenständen (n. 18 St.) (*Langhammer*, a. a. O.).

Er kann Abends im Bette vor zwei Stunden nicht einschlafen, wirft sich im Bette hin und her, träumt im Schlafe viel; und wacht er am Morgen auf, so ist's, als hätte er gar nicht geschlafen (*Teuthorn*, a. a. O.).

Abends im Bette (beim Einschlummern?) war es ihm, als wärfe ihn jemand in's Gesicht mit einem Tuche, so dafs er sehr darüber erschrak (*Teuthorn*, a. a. O.).

Oefteres Erwachen aus dem Schlafe, wie durch Schreck; es war, als wenn er fiele (n. 21 St.) (*Langhammer*, a. a. O.).

Während er im Schlafe auf dem Rücken lag, träumte er, als lege jemand sich auf ihn; er konnte vor Angst keinen Athem bekommen und nicht schreien; endlich erhob er ein Geschrei, und wachte ganz aufser sich auf (Alpdrücken) (*Teuthorn*, a. a. O.).

(110) Schauder im Rücken, Nachmittags (n. 6 St.) (*Langhammer*, a. a. O.).

Fieberfrost im Rücken, Nachmittags (n. 8 St.) (*Langhammer*, a. a. O.).

Innerer Frost im ganzen Körper und gleich darauf Hitze, vorzüglich im Gesichte, ohne Durst, gegen Abend (*Teuthorn*, a. a. O.).

Frösteln, selbst hinter dem warmen Ofen (*Hartmann*, a. a. O.).

Guajak.

Beobachtungen Andrer.

Hitze im ganzen Gesichte, ohne Röthe und Schweifs, mit Durst (*Hartmann*, a. a. O.).

(115) Trägheit zur Arbeit (*Hartmann*, a. a. O.).
Mürrisches Gemüth, er spricht wenig (*Teuthorn*, a. a. O.).

Kampher.

(Die geistige Auflösung der wie ein verhärtetes ätherisches
Oel gearteten, fast krystallinischen Substanz von dem
Kampherbaume, Laurus Camphora L.)

Ich stelle hier die bisher vom Kampher beobachteten
Symptome nicht als die geschlossene Summe aller von
ihm zu erwartenden Wirkungen auf, sondern nur
als einen Anfang dazu, um künftig die noch übrigen daran zu reihen.

Diese Arznei ist von jeher nur blindhin gebraucht
und in grofsen Gaben und Gewichten gemifsbraucht
worden, so dafs man nie ihre wahre Wirkung erfuhr, noch erfahren konnte, da sie fast immer nur
mit Zumischung und unter Nebengebrauche mehrer
andrer Arzneien, und, was das Schlimmste ist,
noch dazu nur im Tumulte der Krankheitssymptome
angewendet ward. Denn was *Alexander* [*]) davon
rein beobachtete, ist, wie man sieht, nur sehr
dürftig, und bleibt bei allgemeinen Ausdrücken
stehen.

[*]) *Will. Alexander*, medicinische Versuche und Erfahrungen, a. d. Engl. Leipz. 1773.

Diese Substanz ist in ihrer Wirkung äufserst räthselhaft und schwierig, selbst am gesunden Körper, zu versuchen, weil seine Erstwirkung oft so schleunig mit den Rückwirkungen des Lebens (Nachwirkung) abwechselt und untermischt wird, wie bei keiner andern Arznei, so dafs es oft schwer zu unterscheiden bleibt, welches Gegenwirkung des Körpers, oder welches Wechselwirkung des Kamphers in seiner Erstwirkung sey.

Doch mufste endlich wenigstens ein Anfang zu seiner reinen Prüfung gemacht werden, und als solchen gebe ich diese Symptome.

In seinem Erfolge ist der Kampher eben so räthselhaft und bewundernswürdig, indem er die heftigen Wirkungen sehr vieler, höchst verschiedner Gewächsarzneien (selbst der thierischen Kanthariden und vieler mineralischen und metallischen Arzneien) aufhebt und daher eine Art allgemein pathologischer Wirkung haben mufs, die wir aber nie mit einem allgemeinen Ausdrucke werden bezeichnen können, und es selbst nicht einmal versuchen dürfen, um nicht in das Reich der Schatten zu gerathen, wo Erkenntnifs und Wahrnehmung nicht weiter statt findet, die Phantasie hingegen uns Träume als Wahrheit vorgaukelt, wo wir, mit einem Worte, von der Handleitung der deutlichen Erfahrung verlassen, im Finstern tappen, und bei allem Eindringen-Wollen in das innere Wesen der Dinge, womit sich die Anmafsung kleiner Geister so gern brüstet, bei allen solchen hyperphysischen Speculationen nichts, als schädlichen Irrthum und Selbsttäuschung einerndten.

Der Kampher nimmt, wie ich aus Erfahrung sage, die allzu heftigen Wirkungen sehr vieler, theils unpassend angewendeter, theils in zu grofser Gabe gereichter Arzneien hinweg, doch nur meistens in der Erstwirkung, als eine Art Gegensatz, als Palliativ. Man muſs ihn daher zu diesem Behufe sehr oft, aber in kleinen Gaben geben, — wo Noth ist, alle fünf bis funfzehn, oder wo dringende Noth vorhanden ist, alle zwei, drei Minuten etwa einen Tropfen gesättigter geistiger Auflösung (einen Achtelgran) in einem halben Lothe Wasser bis zur Auflösung geschüttelt, oder mittels Riechens in eine gesättigte geistige Kampherauflösung alle drei, vier, sechs, zehn, funfzehn Minuten.

Ein Gran Kampher (in 8 Tropfen Weingeist aufgelöst) vereinigt sich schon mit 400 Gran lauem Wasser, und wird, geschüttelt, zur vollkommnen Auflösung, wider die Versicherung von seiner gänzlichen Unauflösbarkeit fast in jeder Materia medica.

Gegen heftige Ignazwirkungen habe ich unter andern den Kampher nicht passend gefunden.

Seine schnell entweichende Wirkung und der schnelle Wechsel seiner Symptome macht ihn zur Heilung der meisten langwierigen Krankheiten unfähig.

Da die strahlenförmig sich verbreitende, hellrothe, beim Fingerdruck auf einen Augenblick verschwindende Hautentzündung, der sogenannte Rothlauf (Rose), wenn er von innern Ursachen entsteht, immer nur ein einzelnes Symptom der Krankheit ist, so kann der Kampher, da er, örtlich aufgelegt, selbst eine Art Rothlauf erzeugt, bei schnell entstandnen Uebeln mit Rose begleitet, als Auflegung hülfreich seyn, wenn die übrigen Zufälle des innern Uebelbefindens in Aehnlichkeit zugleich auch in den Kamphersymptomen vorhanden sind.

Wenn die in Sibirien einheimische Influenza zuweilen bis zu uns gelangt, da dient, wenn schon die Hitze eingetreten ist, der Kampher nur als Palliativ, aber als ein schätzbares Palliativ, da die Krankheit nur einen kurzen Verlauf hat, in öftern, aber immer erhöheten Gaben, auf obige Art in Wasser aufgelöst. Er verkürzt zwar dann die Dauer der Krankheit nicht, mildert sie aber ungemein und geleitet sie so gefahrlos bis zu ihrem Abschiede. (Von Krähenaugen hingegen wird sie schon mit einer einzigen Gabe, die aber von möglichster Kleinheit seyn mufs, oft binnen wenigen Stunden homöopathisch aufgehoben.)

Wer durch eine grofse Gabe Kampher in Gefahr geräth, dem dient Mohnsaft als Gegenmittel; so wie im Gegentheile bei Mohnsaftvergiftungen Kampher ein grofses Rettungsmittel ist; so sehr hebt die eine dieser Substanzen die Wirkungen der andern auf. Es ist daher zu verwundern, wie man bisher in Recepten Mohnsaft zugleich mit Kampher mischen lassen konnte!

Kampher.

Die Sinne verschwinden (n. wenigen Minuten).
Besinnungslosigkeit.
Klopfendes Kopfweh.
Klopfend stechender Kopfschmerz in der Stirne, welcher die Nacht über anhält, mit allgemeiner, trockner Hitze, ohne Durst.

5 Heftige einzelne Stiche in der rechten Gehirnhälfte (n. 4 St.).
Drückend reifsender Kopfschmerz.
Kopfweh, wie Zerschlagenheit oder Wundheit des Gehirns.
Ein zusammenschnürender Schmerz im Grunde des Gehirns, besonders im Hinterhaupte und über der Nasenwurzel, welcher ohne abzusetzen anhält, wobei der Kopf auf die eine oder die andre Seite gelehnt wird; ein Schmerz, der durch tiefes Bücken, Niederlegen, oder äufserliches Aufdrücken sich sehr vermehrt — bei Kälte der Hände und Füfse, heifser Stirne und wachendem Schlummer.
Kopfweh, wie von Zusammenschnürung des Gehirns.

10 Stumpfes Kopfweh über dem Stirnbeine, mit Brecherlichkeit.
Andrang des Blutes nach dem Kopfe (n. 6 St.).

Der Kopf wird seitwärts nach der Achsel zu krampfhaft gezogen*) (n. einigen Minuten).
Blässe des Gesichts.
Zusammengezogene Pupillen.

15 Empfindung, als wenn alle Gegenstände zu hell und glänzend wären (n. 5 St.).
Er kann das Licht nicht vertragen (n. ½ St.).
Im äufsern Augenwinkel, ein Beifsen (n. ⅛ St.).
Erweiterte Pupillen (n. 5 St.).
Augenentzündung (n. 10 St.).

20 Die Augäpfel sind aufwärts verdreht.
Stiere, verstörte Augen.
Eine Art Reifsen im linken Ohre (n. 1 St.).
Im vordern Winkel der Nasenlöcher, ein stechender Schmerz, als wenn die Stelle geschwürig und wund wäre (n. 2 St.).
Es tritt Schaum vor den Mund (n. einigen Minuten).

25 Früh, übler Geruch aus dem Munde, den er auch selbst an sich spürt (n. 20 St.).
Schmerzhaftes Zähnewackeln (n. 10 St.).
Die Zähne sind wie zu lang, mit einem von Geschwulst der Unterkieferdrüsen herzurühren scheinenden Zahnweh.
Kinnbackenverschliefsung (Trismus).
Einzelne, grofse Stiche in der Gaumendecke (n. 4 St.).

30 (Nächtliches) Halsweh für sich und noch mehr beim Schlingen, als wäre der Schlund wund und wie aufgeritzt, mit der Empfindung, als wie vom Genusse ranziger Dinge im Halse (galstrig).
Wohlgefallen an Trinken, ohne Durst.
Verstärkter Geschmack aller Genüsse; die Rindfleischbrühe schmeckt allzu stark (n. 2 St.).
Abneigung gegen das (gewohnte) Tabakrauchen; ohne dafs er ihm übel schmeckt, widersteht ihm der Tabak bald, bis zum Erbrechen.

---

*) Von einer grofsen, einem Kinde eingegebnen Gabe, wobei die Sinne verschwanden und alle Theile des Körpers todtenkalt wurden u. s. w.

Aufstofsen und Herausrülpsen des Mageninhalts.
35 Magenschmerz.
Drückender Schmerz in der Herzgrube oder in dem vordern Theile der Leber.
Zusammenziehender Schmerz unter den kurzen Ribben bis zu den Lendenwirbeln.
Drückender Schmerz in den Hypochondern (n. 1 St.).
Erst Abgang häufiger Blähungen, und nach mehren Stunden, Drücken im Unterleibe, früh, wie von Anfüllung mit Blähungen.
40 Blähungsbeschwerden im Unterleibe.
Schneidender Kolikschmerz, die Nacht (n. 5 St.).
Leibverstopfung.
Die Excremente gehen schwierig ab, nicht ohne Anstrengung der Bauchmuskeln, gleich als wenn die peristaltische Bewegung der Därme vermindert und zugleich auch der Mastdarm verengert wäre (n. 24 St.).
Der Mastdarm ist wie verengert, geschwollen und schmerzhaft beim Abgang der Blähungen.
45 Verminderte Kraft der Harnblase; ohne ein mechanisches Hindernifs ging der Urin sehr langsam aus der Blase beim Harnen ab (n. 20 St.).
Dünner Strahl des abgehenden Urins.
Harnverhaltung bei Harndrängen, und Tenesmus des Blasenhalses.
Unwillkührliches Harnen nach heftigem Drängen zum Uriniren.
Fast unwillkührliches Harnen, und Schmerz nach Abgang des Urins in der Harnröhre, wie ein Zusammenziehen von vorne nach hinten.
50 Schmerzhaftes Harnen.
Harnbrennen.
Rother Urin.
Neigung zu nächtlichen Samenergiefsungen.

* * *

Früh beim Aufstehen (und Abends beim Schlafen-

gehen?) Ausfluſs dünnen Nasenschleims, ohne Niesen und ohne wahren Schnupfen (n. 13 St.).
55 Schnupfen (n. 10 St.).
Stockschnupfen.
Schleim in der Luftröhre, welcher die Sprache unrein macht und durch Kotzen und Räuspern nicht weg geht.
Schmerz in der Luftröhre und den Luftröhrästen, am meisten beim Husten, auch selbst beim Kotzen und Räuspern.
Tiefes und langsames Athemholen.
60 Fast gänzlich ausbleibender Athem.
Stickfluſsartige Brustbeengung, gleich als wenn sie von einem Drucke in der Herzgrube entspränge (n. 1 St.).
Feines Stechen in den Brustwarzen (n. 2 St.).
Reiſsender Schmerz im Genicke beim Bücken des Kopfs (n. 2 St.).
Convulsivische Kreisbewegung (Rotation) der Arme.
65 Im untersten Daumengelenke, bei Bewegung desselben, ein Schmerz, wie verstaucht (n. 20 St.).
Schwerbeweglichkeit und Müdigkeit der Schenkel.
Beim Sitzen und Biegen des Knies schläft der Schenkel ein, mit Kälteempfindung (n. 21 St.).
Früh, beim Auftreten und Gehen, Schmerz im Fuſsgelenke, wie vom Vertreten oder Verstauchen dieses Theils (n. 18 St.).
Knacken und Knarren in den Gelenken der Lenden, der Kniee und Füſse.
70 Zittern der Füſse.
Zitteriges Wanken und Unfestigkeit der Füſse.
Gefühl von Trockenheit in und an dem Körper, vorzüglich am Kopfe und in den Luftröhrästen (n. 2 St.).
Rheumatisch stechender Schmerz in allen Mukseln, vorzüglich zwischen den Schulterblättern.
Schmerz der Beinhaut aller Knochen.
75 Rothlauf-Entzündung *).

*) Von äuſserlich aufgelegtem Kampher.

Schwerbeweglichkeit der Glieder.
Lähmige Erschlaffung der Muskeln.
Abends nach dem Niederlegen, im Bette, ein Jücken bald hie, bald da am Körper (n. 6 St.).
Schläfrigkeit.

80 (Kürzeres Einathmen, als Ausathmen, im Schlafe.)
Während des Schlafs murmelt er und seufzt.
Reden im Schlafe, die ganze Nacht, mit leiser Stimme.
Schnarchen im Schlafe während des Ein- und Ausathmens.
Während des Schlummers, bei Verschliefsung der Augen, kommen der Phantasie Gegenstände vor, welche ihm bald zu dick, bald zu dünn erscheinen, so schnell abwechselnd, als der Puls geht (n. 2 St.).

85 Kleiner, harter und immer langsamerer und langsamerer Puls.
Er ist allzu empfindlich gegen kalte Luft.
Er kann sich sehr leicht verkälten, und dann erfolgt entweder Frostschauder, oder Schneiden im Leibe, mit durchfälligem Abgange schwarzbraunen oder schwarzen Kothes, wie Kaffeesatz.
Frostigkeit (n. 10 St.).
Schauderhaftigkeit, Schauder mit Gänsehaut; die Haut des ganzen Körpers ist schmerzhaft empfindlich und thut schon bei leiser Berührung weh.

90 Der Körper ist über und über ganz kalt.
Kalter Schweifs.
(Fieber: starker Frost mit Zähneklappern und vielem Durste, und nach dem Froste schläft er gleich, aber mit öftern Unterbrechungen, fast ohne die mindeste nachfolgende Hitze.)
Hitze im Kopfe und Empfindung darin, als wolle Schweifs ausbrechen, während Schauder über die Gliedmafsen und den Unterleib geht (n. 8 St.).
Röthe der Wangen und Ohrläppchen.

95 Hitze an dem Kopfe, den Händen und Füfsen, ohne Durst.

Voller, geschwinder Puls.

Schlummerbetäubung und klemmender (zusammenziehender) Kopfschmerz, grofse Hitze des ganzen Körpers mit aufgetriebenen Adern, sehr schnelles Athmen und Zerschlagenheitsschmerz des Rückens, doch ohne Durst und bei reinem Geschmacke.

Warmer Schweifs an der Stirne und den innern Handflächen.

Warmer Schweifs am ganzen Körper.

100 Herzklopfen.

Angst.

Alle äufsern Gegenstände sind ihm zuwider und erregen in ihm eine zurückstofsende Verdriefslichkeit.

Der Knabe verkriecht sich in einen Winkel und heult und weint; alles, was man ihm sagt, nimmt er, gleich als wolle man ihm befehlen, übel und glaubt beleidigt und geschimpft worden zu seyn.

Streitsucht, Rechthaberei.

105 Er ist vorschnell und begeht Uebereilungen.

Beobachtungen Andrer.

Er taumelt beim Gehen hin und her, und mufs
sich anhalten, um fest zu stehen (*W. F. Wislicenus*, in einem Aufsatze).

Er reibt sich Stirne, Kopf, Brust und andre Theile, weifs nicht, wie ihm ist; er lehnt sich
an, die Sinne schwinden ihm, er rutscht und
fällt zur Erde, ganz steif ausgestreckt, die
Schultern zurückgebogen, die Arme Anfangs etwas gekrümmt, mit auswärts gebogenen Händen und etwas gekrümmten, ausgespreitzten
Fingern, nachgehends alle Theile gerade ausgestreckt und steif, mit seitwärts gebognem Kopfe,
mit starrem, eröffnetem Unterkiefer, mit einge-
krümmten Lippen und blökenden Zähnen, ver-
schlossenen Augen und unaufhörlichen Verzuk-
kungen der Gesichtsmuskeln, kalt über und
über und ohne Athem, eine Viertelstunde lang
(n. 2 St.) (*Wislicenus*, a, a O.).

Schwindel (*Unzer*, med. Handbuch II. 25. —
Alexander, Experim. Essays, S. 227. — *Collin*,
Observat. circa morbos, P. III. S. 148.).

Schwindel: er mufste sich anhalten, es war, als
wenn er nicht fest stände (*Chr. Th. Herrmann*,
in zwei Aufsätzen).

(5) Trunkenheit (*Collin*, a. a. O. — *Griffin*, Diss.
de camphorae viribus, Edinb. — *De Meza*,
Compend. med. pract. S. 3.).

Schwere des Kopfs mit Schwindel; der
Kopf sinkt rückwärts (n. 10 Minuten) (*Herrmann*, a. a. O.).

Schwindelartige Schwere des Kopfs (n. ½ St.) (*Herrmann*, a. a. O.).

Beim Gehen taumelt er wie betrunken
(*Herrmann*, a. a. O.).

Zu verschiednen Zeiten wiederkehrender Schwindel
(*Griffin*, a. a. O.).

(10) Oeftere, kurze Schwindelanfälle (*Hufeland*, Journ.
für pract. A. I. S. 428.).

Beobachtungen Andrer.

Eingenommenheit des Kopfs bei ganz klarer Besinnung (*Ernst Stapf*, in einem Briefe).
Mangel des Gedächtnisses (*Alexander*, — *Unzer*, a. a. O.).
Nach dem Anfalle von Starrkrampfe mit Bewufstlosigkeit und erfolgtem Erbrechen, gänzlicher Mangel der Erinnerung, wie Gedächtnifsverlust (n. 3 St.) (*Wislicenus*, a. a. O.).
Die Sinne vergehen ihm (*Alexander*, a. a. O.).

(15) Schwere des Kopfs (*Geoffroy*, matiere med. IV. S. 30.).
Kopfweh (*Hufeland*, a. a. O.).
Arges Kopfweh (*Unzer*, a. a. O.).
Drückendes Gefühl im Kopfe (*Stapf*, a. a. O.).
Drücken im Hinterkopfe (*Stapf*, a. a. O.).

(20) Abends, drückender Kopfschmerz über dem linken Auge (n. 9 St.) (*Carl Franz*, in einem Aufsatze).
In den Schläfen, klopfendes Drücken (*Stapf*, a. a. O.).
Flüchtig vorübergehender Kopfschmerz, als würde das Gehirn von allen Seiten zusammengedrückt, aber nur bei halbem Bewufstseyn fühlbar, wenn er nicht auf seinen Körper merkt; wird er sich aber seines Schmerzes bewufst und denkt daran, so verschwindet er augenblicklich (n. 4¼ St.) (*Franz*, a. a. O.).
Druck in der Mitte der Stirne (n. 3½ St.) (*Herrmann*, a. a. O.).
Von innen herausdrückender Kopfschmerz (sogleich) (*Wislicenus*, a. a. O.).

(25) Reifsender Druck in der rechten Schläfe (n. 1 St.) (*Herrmann*, a. a. O.).
Reifsendes Drücken und Pressen nach aufsen in der linken Stirnseite (n. 7½ St.) (*Herrmann*, a. a. O.).
Kopfweh: schneidende Stöfse fahren in der Stirne und den Schläfen bis mitten in's Gehirn, nach

Kampher.

Beobachtungen Andrer.

kurzen Pausen wiederkehrend, gleich nach dem Niederlegen (n. ½ St.) (*Wislicenus*, a. a. O.).

Schneidender Druck vom linken Hinterhaupte nach der Stirne zu (n. ½ St.) (*Herrmann*, a. a. O.).

Reifsend stechender Kopfschmerz in der Stirne, und drückender oben auf dem Stirnbeine (n. 4 St.) (*Franz*, a. a. O.).

(30) Feines Reifsen im Kopfe, besonders in der Stirne (n. 7 St.) (*Hartmann*, a. a. O.).

Feines Reifsen in der rechten Schläfe und Stirne (n. 1¾ St.) (*Herrmann*, a. a. O.).

Fein reifsender Schmerz in der linken Stirne und dem linken Hinterhaupte (n. ½ St.) (*Herrmann*, a. a. O.).

Hitze im Kopfe und reifsender Kopfschmerz, flüchtig vorübergehend und beim Draufdrücken verschwindend (n. 11 St.) (*Franz*, a. a. O.).

Ausnehmender Drang des Blutes nach dem Kopfe*) (*Whytt*, Works, S. 646. — *Murray*, Appar. Med. IV. S. 584.).

(35) (Tödtliche) Hirnentzündung (*Quarin*, Method. med. febr. S. 57.).

---

*) Der anfängliche Schwindel und die Unbesinnlichkeit von einer starken Gabe scheint, nebst der übrigen Erkaltung des Körpers [M. s. 89. Anm. zu 12. (2.) (218. bis 220.)] die Erstwirkung des Kamphers zu seyn und deutet auf einen verminderten Zuflufs des Blutes nach vom Herzen entfernten Theilen; dahingegen der Drang des Blutes nach dem Kopfe, die Hitze im Kopfe u. s. w. blofs eine Nachwirkung oder Gegenwirkung des Lebens in eben der Stärke ist, als das vorgängige Gegentheil, die gedachte Erstwirkung, war. So eben erst schnell entstandne, geringe Entzündungen lassen sich daher wohl durch die palliative Kühlung der Erstwirkung innerlich eingenommenen Kamphers zuweilen vertreiben, aber langwierige nicht. Der anhaltende, oder doch oft wiederholte Gebrauch des Kamphers hat nicht selten hartnäckige Augenentzündungen zur Folge, welche dauernd, wie alle Nachwirkung oder Gegenwirkung des Organismus, sind. Vergl. (198.) bis (205.) und (211.). Ob die äufsere Auflegung des Kamphers in Augenentzündungen homöopathisch wirke bei acuten Fällen, will ich nicht verneinen, getraue mich aber nicht, es nach Erfahrung zu behaupten, da ich dergleichen nie äufserlich behandle.

Kampher.

Beobachtungen Andrer.

Sehr blasses Gesicht, mit erst geschlossenen, nachgehends offnen, starren Augen, mit aufwärts gerichteten Augäpfeln (n. 2 St.) (*Wislicenus*, a. a. O.).

Sehr rothes Gesicht (*Quarin*, a. a. O.).

Krampfhafte Verzerrung der Gesichtsmuskeln mit Schaum vor dem Munde*) (*Ortel*, Med. pract. Beob. I. 1. Lpz. 1804.).

Druck auf den rechten Augenbraumuskel (n. ¼ St.) (*Herrmann*, a. a. O.).

(40) Stiere, entzündete Augen (*Quarin*, a. a. O.).

Er sieht jeden stier und verwunderungsvoll an, ohne Bewufstseyn (n. 2 St.). (*Wislicenus*, a. a. O.).

Empfindung von Spannen in den Augen (n. ¼ St.) (*Herrmann*, a. a. O.).

Oefteres Zucken im äufsern Augenwinkel (n. 28 St.) (*Franz*, a. a. O.).

Sichtbares Zucken und Fippern des obern Augenlides (n. 36 St.) (*Franz*, a. a. O.).

(45) Beifsendes Jücken in den Augenlidern (*Stapf*, a. a. O.).

Beifsen und Stechen in den Augenlidern (n. 5 St.) (*Franz*, a. a. O.).

Die Augenlider sind mit vielen rothen Flecken besetzt (n. 24 St.) (*Wislicenus*, a. a. O.).

Die Augen wässern in der freien Luft (*Stapf*, a. a. O.).

Im rechten Augenweifse, ein Paar rothe Stellen, ohne Schmerz (n. 24 St.). (*Wislicenus*, a. a. O.).

(50) Herauspressender Schmerz im rechten Augapfel bei Bewegung desselben (n. 2 St.) (*Franz*, a. a. O.).

Empfindung im linken Augapfel, wie Druck und Stöfse von hintenher auf denselben (n. 2½ St.) (*Franz*, a. a. O.).

---

*) Von mehren Granen in die Median-Ader gespritzten Kamphers.

Kampher.

Beobachtungen Andrer.

Verdrehte Augen (*Ortel*, a. a. O.).

Ungeheuer verengerte Pupillen (n. 35 Minuten) (*Herrmann*, a. a. O.).

Gesichtsverdunkelung (*Whytt*, — *Unzer*, a. a. O.).

(55) Wunderbare Gestalten schweben ihm vor den Augen (*Unzer*, a. a. O.).

Gefühl von Hitze in den Ohrläppchen (*Stapf*, a. a. O.).

Heifse, rothe Ohrläppchen (*Stapf*, a. a. O.).

Ohrenklingen (*Alexander*, a. a. O.)

Im linken, äufsern Gehörgange, ein dunkelrothes Geschwür, gröfser als eine Erbse, bei Berührung fühlte er einen stechenden Druck (n. 12 St.); es eiterte nach 36 Stunden (*Herrmann*, a. a. O.).

(60) Mehrmaliges, unschmerzhaftes Ziehen in den Halswirbeln bei Bewegung (*Stapf*, a. a. O.).

Zahnweh: flüchtige, schneidende Stöfse fahren durch das Zahnfleisch an den Wurzeln der Schneide- und Hundszähne*) (n. $\frac{1}{4}$ St.) (*Wislicenus*, a. a. O.).

Trockenheitsgefühl auf dem hintern Theile der Zunge, wie kratzig, mit vielem Speichel (*Stapf*, a. a. O.).

Immerwährendes Zusammenlaufen des Speichels im Munde (n. $\frac{1}{2}$ St.). (*Herrmann*, a. a. O.).

Zusammenlaufen des Speichels im Munde, welcher zuweilen schleimig und zähe ist (n. 1$\frac{1}{4}$ St.) (*Herrmann*, a. a. O.).

(65) Eine trockne, kratzige Empfindung am Gaumen (*Stapf*, a. a. O.).

Eine kältende Empfindung steigt bis in den Mund und zum Gaumen heran (n. 4 bis 6 St.) (*Franz*, a. a. O.)

Unangenehme Wärme im Munde (*Alexander*, a. a. O.).

Heftiges Brennen am Gaumen bis zum Schlunde

---

*) Vom Geruche.

Beobachtungen Andrer.

hinab, das zum Trinken reizt, aber durch alles Trinken nicht vergeht*) (sogleich) (*Wislicenus*, a. a. O.).

Empfindung von Hitze im Munde und im Magen (*Murray*, a. a. O.).

(70) Nach Tische öfteres und fast beständiges, leeres Aufstofsen (n. 3 St. und später) (*Herrmann*, a. a. O.).

Die ersten 24 Stunden Durstlosigkeit (*Wislicenus*, a. a. O.).

Die ersten 36 Stunden Durstlosigkeit (*Herrmann*, a. a. O.).

Für sich im Munde ist der Geschmack richtig, aber alles, was er geniefst, und selbst das (gewohnte) Tabakrauchen schmeckt bitter (n. 13 St.) (*Franz*, a. a. O.).

Der Tabak hat ihm einen widerlich bittern Geschmack (n. 2¼ St.) (*Franz*, a. a. O.).

(75) Das Essen schmeckt bitter, Fleisch noch mehr, als Brod (mit Aufstofsen während und nach dem Essen), nach dem Geschmacke des Kamphers (n. 4 St.) (*Franz*, a. a. O.).

Häufiger Ausflufs wässerigen Speichels (*Stapf*, a. a. O.).

Uebelkeit (*Griffin*, — *Alexander*, a. a. O.).

Uebelkeit mit Speichelflufs (*Stapf*, a. a. O.).

Uebelkeit und Brecherlichkeit, die jedesmal nach einem Aufstofsen vergehen (n. ¼ St.) (*Franz*, a. a. O.).

(80) Nach mehrmaliger Brecherlichkeit, kurze Schwindelanfälle (*Hufeland*, a. a. O.).

Zu Anfange des Erbrechens, kalter Schweifs, besonders im Gesichte (*Wislicenus*, a. a. O.),

Galliges Erbrechen, mit Blut gefärbt (*Griffin*, a. a. O.).

In der Herzgrube, Empfindung, als wäre sie zer-

---

*) Vom Geruche.

Kampher.

Beobachtungen Andrer.

dehnt und zerschlagen, bei Vollheit im Unterleibe (n. 25 St.) (*Franz*, a. a. O.).

Schmerz in der Magengegend (*Hufeland*, a. a. O.).

(85) Offenbare Kühlung, vorzüglich in der Herzgrube (*Fr. Hoffmann*, Diss. de usu int. Camph. 1714. S. 20.).

Kälteempfindung im Ober- und Unterbauche (n. ¼ St.) (*Herrmann*, a. a. O.).

Heftig brennende Hitze im Ober- und Unterbauche (n. 4 St.) (*Herrmann*, a. a. O.).

Brennende Hitze im Unterbauche (n. 1¼ St.) (*Herrmann*, a. a. O.).

Brennen im Magen (*Whytt*, — *Unzer*, — *Griffin*, a. a. O.).

(90) Die Verdauung wird gehindert (*W. Cullen*, Arzneimittell. II. S. 331.).

Gefühl von Härte und Schwere im Unterleibe über dem Nabel (*Stapf*, a. a. O.).

In der ganzen rechten Seite des Unterleibes, bis zur Lebergegend und Brust, ziehender Zerschlagenheitsschmerz, mehr innerlich, als äufserlich, besonders beim Einathmen (n. 3½ St.) (*Franz*, a. a. O.).

Kneipender Schmerz im Unterbauche, besonders der Nabelgegend (n. 7½ St.) (*Herrmann*, a. a. O.).

In der rechten Seite des Unterbauchs, eine stechend ziehende Schwere, welche noch deutlicher fühlbar beim Draufdrücken wird (*Franz*, a. a. O.).

(95) Harter Druck in der linken Seite des Unterbauchs (n. 1 St.) (*Herrmann*, a. a. O.).

Ziehen in der linken Unterbauchseite mit einer spannenden Zerschlagenheitsempfindung (n. 12 St.) (*Franz*, a. a. O.).

Brennendes Stechen auf einer handgrofsen Fläche unter dem vordern Darmbeinkamme nach dem Schoofse zu (*Franz*, a. a. O.).

Drücken an der linken Seite des Schamhügels, an der Wurzel der Ruthe, im Schoofse, beim Stehen (n. 10 St.) (*Franz*, a. a. O.).

Beobachtungen Andrer.

Jückendes Kriebeln im rechten Schoofse, welches durch Reiben vergeht (n. ¼ St.) (*Wislicenus*, a. a. O.).

(100) Herauspressen am Schamhügel im Schoofse, an der Wurzel der Ruthe, als wolle da ein Bruch heraustreten (n 12 St.) (*Franz*, a. a. O.).

Kurzdauernde Bauchwassersucht (*Hergt*, in *Hufel.* Journ. XXVII. I. S. 151.).

Drängen zum Stuhle: der Stuhl ist von gewöhnlicher Art, es geht aber wenig ab, worauf wieder sehr heftiges Drängen und noch geringerer Abgang erfolgt (n. 1 St.) (*Herrmann*, a. a. O.).

Drängen zum Stuhle (n. 4 St.) (*Herrmann*, a. a. O.).

Den ersten Tag zweimaliger Stuhlgang nach einigem Kneipen im Unterleibe, den zweiten Tag gar kein Stuhlgang, den dritten Tag ziemlich harter und schwieriger Stuhlgang (*Franz*, a. a. O.).

105) Hartnäckige Verstopfung des Leibes (*Alexander*, a. a. O.).

Schründen im Mastdarme (*Stapf*, a. a. O.).

Gelbgrüner, trüber Harn von dumpfigem Geruche (n. 10 St.) (*Wislicenus*, a. a. O.).

Er läfst trüben Harn, der beim Stehen durchaus trübe und dick wird, von weifsgrünlicher Farbe, ohne einen Bodensatz abzusetzen (*Herrmann*, a. a. O.).

Rother Urin (*Fr. Hoffmann*, Consult. a. a, O.).

(110) In den ersten Stunden, weniger Urin und ohne Beschwerde, nach mehren Stunden aber (Nachmittags) beim Harnen ein beifsender Schmerz, mehre Tage lang, im hintern Theile der Harnröhre, und nach demselben Drücken in der Blasengegend, wie neuer Harnreiz (*Franz*, a. a. O.).

Der Harn geht in sehr dünnem Strahle ab, wie bei Harnröhrverengerung (n. 2½ St.) (*Herrmann*, a. a. O.).

Verhaltung des Harns die ersten 12 Stunden, unter stetem Drucke in der Blase und Nöthigen zum

Beobachtungen Andrer.

Harnen, wobei aber nichts abging; aber nach 24 Stunden öfteres Harnen in gewöhnlicher Menge, also im Ganzen mehr Harnabgang, nach 48 Stunden aber noch öfteres und reichlicheres Harnen (*Herrmann*, a. a. O.).

Es geht in den ersten 10 Stunden kein Harn ab (*Wislicenus*, a. a. O.).

Harnstrenge, fast sogleich (*Heberden*, Medic. transact. I. S. 471.).

(115) Stechendes Jücken an der innern Fläche der Vorhaut (*Herrman*, a. a. O.).

(Ein zusammenziehendes Gefühl in den Hoden.) (*Stapf*, a. a. O.).

Die ersten zwei Tage, Schwäche der Zeugungstheile und Mangel an Geschlechtstrieb (*Wislicenus*, a. a. O.).

Die ersten zwei Tage, Schlaffheit des Hodensacks, Mangel an Ruthesteifigkeit, Mangel an Geschlechtstrieb, aber nach 48 Stunden weit heftigere Erectionen, als in gewöhnlichen Tagen*) (*Herrmann*, a. a. O.).

Erhöheter Geschlechtstrieb (*Breynius* und *Paulinus*, bei *Murray*, Appar. Med. IV. S. 518.).

(120) Begattungs-Entzückung (*Koolhaas*, in Med. Not. Zeit. 1799.).

Männliches Unvermögen (*Loſs*, Obs. med. S. 314.).

Art heftiger Wehen, wie zur Geburt**) (*Heberden*, a. a. O.).

* * *

---

*) Der Mangel an Geschlechtstrieb, Ruthesteifheit und Samenergiefsungen ist, wie man aus diesen Beobachtungen sieht, blofs Erstwirkung vom Kampher und daher nur palliativ wirkend, wenn man übermäfsigen Geschlechtstrieb, Ruthesteifigkeiten und die öftern nächtlichen Samenergiefsungen, welche schon lange gedauert haben, damit bekämpfen will; es erfolgt dann eine Vermehrung des Uebels durch die gegentheilige (Nachwirkung) Rückwirkung des Organism's. Vergl (192.)

**) Bei einer Wittwe.

Beobachtungen Andrer.

Oben auf dem Brustbeine, Drücken, wie von einer Last (*Franz*, a. a. O.).

Beklemmter, ängstlicher, keuchender Athem (*Ortel*, a. a. O.).

(125) Schweres, langsam schwieriges Athmen (n. 1¼ St.) (*Herrmann*, a. a. O.).

Drücken auf dem Brustbeine im Stehen (n. 27 St.) (*Franz*, a. a. O.).

Weicher Druck innerlich auf die Brust, unter dem Brustbeine, mit erschwertem Einathmen und einer kältenden Empfindung, welche aus der Brust in den Mund heraufsteigt (n. 29 St.) (*Franz*, a. a. O.).

Der Athem vergeht ihm fast gänzlich (*Cullen*, a. a. O.).

Klage über eine, die Kehle zuschnürende Empfindung, wie von Schwefeldampfe (*Ortel*, a. a. O.).

(130) Es will ihn ersticken und die Kehle zuschnüren (*Sommer*, in *Hufel.* Journ. VII. S. 87.).

Stiche in der linken Brust im Gehen (n. ¼ St.) (*Franz*, a. a. O.).

Schmerzhafte Empfindung in der Brust, wie Stiche (*Stapf*, a. a. O.).

Stechen auf der Brust und Hüsteln, wie von einer schneidend kältenden Empfindung tief in der Luftröhre verursacht (n. 2 St.) (*Franz*, a. a. O.).

Die Stiche in und auf der Brust wurden alle Tage stärker (*Franz*, a. a. O.).

(135) Nach dem Essen fühlt und hört er das Pochen seines Herzens an die Ribben (n. 4¼ St.) (*Franz* a. a. O.).

Fein reifsender Schmerz rechts neben der Brustwarze nach dem Becken zu (n. 4½ St.) (*Herrmann*, a. a. O).

Reifsendes Drücken am vordern Rande des Schulterblattes, welches die Bewegung des Arms erschwert (n. 32 St.) (*Franz*, a. a. O.).

Ziehend schmerzende Stiche durch die Schulterblätter und zwischen densel-

Beobachtungen Andrer.

ben, bis in die Brust, bei Bewegung der Arme, zwei Tage lang (n. 24 St.) (*Franz,* a. a. O.).

Beim Gehen im Freien, schmerzhaftes Ziehen und Steifigkeits - Empfindung an der Seite des Halses und im Nacken herab (n. 5 St.) (*Franz,* a. a. O.).

(140) Spannender Schmerz in den Nacken- und hintern Halsmuskeln, bei jeder Bewegung und Drehung des Halses heftiger (n. 15 St.) (*Herrmann,* a. a. O.).

Stiche im Nacken, nahe an der rechten Schulter, beim Bewegen (n. 1½ St.) (*Franz,* a. a. O.).

Druck auf der Achselhöhe (n. 2 St.) (*Franz,* a. a. O.).

Reifsender Druck in der Mitte hinten am rechten Oberarme (*Herrmann,* a. a. O.).

Zuckendes, feines Reifsen von der Mitte der innern Fläche des linken Oberarms an, bis zur Mitte des Vorderarms (n. ¼ St.) (*Herrmann,* a. a. O.).

(145) Schmerzhafter Druck im rechten Ellbogengelenke, beim Aufstützen desselben heftiger, wovon sich der Schmerz bis in die Hand zieht (n 1¼ St.) (*Herrmann,* a. a. O.).

Stiche im Vorderarme (n. 1¼ St.) (*Franz,* a. a. O.).

Reifsender Druck an der linken Speiche, etwas über dem Handgelenke (n. 7 St.) (*Herrmann,* a. a. O.).

Schmerzhafter Druck an der innern Fläche des linken Vorderarms (n. 1¼ St.) (*Herrmann,* a. a. O.).

Reifsender Druck an der innern Fläche des linken Vorderarms (*Herrmann,* a. a. O.).

(150) Mit Stichschmerz verbundenes, anhaltend steigendes Jücken auf dem Handrücken und den Knebeln der Finger, durch Kratzen vergehend n. 4½ St.) (*Franz,* a. a. O.).

Jücken auf den Knebeln der Finger und zwischen denselben (n. 25 St.) (*Franz,* a. a. O.).

Beobachtungen Andrer.

Jücken in der hohlen Hand (n. 5 St.) (*Franz*, a. a. O.).

Ziehen im grofsen Hinterbackenmuskel, in der Anfügung oben am Darmbeinkamme, als wollte es den Schenkel lähmen (*Franz*, a. a. O.).

Ziehender Zerschlagenheitsschmerz in den Oberschenkeln, nach dem Gehen (n. 5 St.) (*Franz*, a. a. O.).

(155) Im rechten Oberschenkel und an der innern Seite neben und unterhalb der Kniescheibe, ziehender Zerschlagenheitsschmerz; er fürchtet, der Schenkel knicke vorwärts zusammen (n. 4¼ St.) (*Franz*, a. a O.).

Reifsen in den Oberschenkeln (n. 28 St.) (*Franz*, a. a. O.).

Die Oberschenkel schmerzen hinten über den Kniekehlen, wie nach einer grofsen Fufsreise (*Franz*, a. a. O.).

Stechen auf der rechten Kniescheibe, im Sitzen (n. 1 St) (*Franz*, a. a. O.).

Reifsen auf den Knieen unter der Kniescheibe, im Gehen am meisten (n. 6 St.) (*Franz*, a. a. O.).

(160) Wanken, Müdigkeit und Schwere der Untergliedmafsen (n. 1 St.) (*Herrmann*, a. a. O.).

Die Kniee deuchten ihm vorwärts zusammen zu knicken, und wie zerschlagen (n. 26 St.) (*Franz*, a. a. O.).

Drückendes Ziehen unter der Kniescheibe, an der innern Seite des Kniees (n. 30 St.) (*Franz*, a. a. O.).

Grofse Mattigkeitsempfindung der Füfse beim Gehen; die Schenkel sind wie zerschlagen und wie gespannt (*Stapf*, a. a. O.).

Schwere der Unterschenkel, wie von einem im Kniegelenke hängenden und sie herabziehenden Gewichte (*Herrmann*, a. a. O.).

(165) Druck in der Mitte der innern Fläche des linken Unterschenkels (*Herrmann*, a. a. O.).

Kampher.

Beobachtungen Andrer.

Druck am linken Unterschenkel über dem Knöchel und mehr nach hinten (*Herrmann*, a. a. O.).

Unter dem rechten Fufsknöchel, im Stehen, ein drückend ziehender Schmerz zwischen dem Knöchel und der Achillssenne, der bei Bewegung des Fufses reifsend wird (n. 4½ St.) (*Franz*, a. a. O).

Ziehender Klammschmerz auf dem Fufsrücken, vorzüglich bei Bewegung (*Franz*, a. a. O.).

Reifsender Druck auf dem Rücken des rechten Unterfufses (*Herrmann*, a. a. O.).

(170) Reifsender Klammschmerz auf dem Fufsrücken, längs der äufsern Wade herauf bis in die Oberschenkel (n. 13 St.) (*Franz*, a. a. O.).

Reifsen vorne in den Spitzen der Zehen und unter den Nägeln derselben am linken Fufse, im Gehen (n. 10 St.) (*Franz*, a. a. O.).

Wundheitsschmerz auf den Knebeln der Fufszehen und in den Hühneraugen (n. 26 St.) (*Franz*, a. a. O.).

Die meisten Schmerzen von Kampher sind bei Bewegung (*Franz*, a. a. O.).

Unnennbare Unbehaglichkeit im ganzen Körper (n. ½ St.) (*Herrmann*, a. a. O.).

(175) Die meisten Schmerzen von Kampher waren am ersten Tage nur in einem Zustande der halben Aufmerksamkeit auf sich vorhanden, — daher auch beim Einschlafen Reifsen in verschiednen Theilen des Körpers — und verschwanden, besonders der Kopfschmerz, sobald er sich bewufst ward, dafs er Schmerzen habe und darauf genau Acht gab; im Gegentheile konnte er am andern Tage durch die Einbildung Schmerzen hervorrufen, oder er empfand sie vielmehr nur bei einer angestrengten Aufmerksamkeit auf sich selbst, befand sich daher am wohlsten, wenn er nicht an sich dachte (*Franz*, a. a. O.).

Beobachtungen Andrer.

Heftiges Jücken*) (*Sponitzer*, in *Hufel.* Journal
V. S. 518. 545.).
Rothlauf**) (*Sponitzer*, a. a. O.).
Ohnmachtartige Sinnenbetäubung (*Unzer*, a. a. O.).
Unempfindlichkeit (*Cullen*, a. a. O.).

(180) Er schlägt sich auf die Brust und fällt in Ohnmacht (n. ¼ St.) (*Cullen*, a. a. O.).
Unter Bewufstlosigkeit, ausgestreckter Starrkrampf,
eine Viertelstunde lang, dann schlaffes Zusammensinken des ganzen Körpers, dafs er kaum
aufrecht erhalten werden kann, eine Viertelstunde
lang, wonach auf Erbrechen die Besinnung wiederkehrt (n. 2½ St.) (*Wislicenus*, a. a. O.).
Höchste Schwäche (*De Meza*, a. a. O.).
Unbehaglichkeit im ganzen Körper
(n. 3 St.) (*Herrmann*, a. a. O.).
Ungemeines Sinken der Kräfte mit Gähnen und
Dehnen (*Alexander*, a. a. O.).

(185) Erschlaffung und Schwere des ganzen Körpers
(n. 25 Minuten) (*Hermann*, a. a. O.).
Häufiges Gähnen (*Stapf*, a. a. O.).
Gähnen und Schlaf (*Griffin*, a. a. O.).
Schlafmüdigkeit: es war, als sollte er einschlafen
(n. 1 St.) (*Herrmann*, a. a. O.).
Schlummersucht (*Alexander*, a. a. O.).

(190) Schlummerbetäubung und Irrereden (*Fr. Hoffmann*, a. a. O.).
Schlaflosigkeiten (*Geoffroy*, a. a. O.).
Mehre Nächte Samenergiefsungen (n. 60 St.) (*Franz*,
a. a. O.).
Träume von auszuführenden Vorhaben (*Franz*, a.
a. O.).
Früh nach dem Aufstehen, mehre Tage nach einander, Kopfschmerz (*Franz*, a. a. O.).

(195) Krämpfe (*Collin*, a. a. O.).
Convulsionen (*Quarin*, — *Alexander*, a. a. O.).

*) Vom äufsern Gebrauche.
**) Vom äufsern Gebrauche.

Beobachtungen Andrer.

Heftige Convulsionen (*Tode*, in Acta Haffn. IV. 4.).
Zittern (*Alexander*, — *Unzer*, a. a. O.).
Kleiner, langsamer Puls von 60 Schlägen in einer Minute (n. ½ St.) (*Herrmann*, a. a. O.).

(200) Um 3 Schläge langsamerer Puls (*Alexander*, — *Griffin*, a. a. O.).
Um 10 Schläge langsamerer Puls (*Hufeland*, — *Alexander*, — *Cullen*, a. a. O.).
Schwacher, kleiner Puls (*Hoffmann*, a. a. O.).
Sehr schwacher, kaum bemerkbarer Puls (*Cullen*, a. a. O.).
Nach und nach geschwinderer Puls (*Griffin*, a. a. O.).

(205) Bei fortgesetztem Gebrauche stärkerer Gaben ward der Puls um 10 bis 15 Schläge geschwinder und gespannt (*Hufeland*, a. a. O.).
Nach Beiseitesetzung der allmälig verstärkten Kamphergaben erfolgte geschwinder Puls, mehre (fast zehn) Tage lang, ohne Vermehrung der Körperwärme (*Hufeland*, a. a. O.).
Um 23 Schläge beschleunigter Puls (n. 3 St.) (*Alexander*, a. a. O.).
Geschwinderer Puls (*Murray*, — *Hoffmann*, a. a. O.).
Voller, gereizter Puls (*Hufeland*, a. a. O.).

(210) Sehr geschwinder Puls (*Quarin*, a. a. O.).
Es entsteht Anlage zu Entzündungen (*Geoffroy*, a. a. O.).
Schauder, Frösteln und Auflauf von Gänsehaut über den ganzen Körper, eine Stunde lang (sogleich) (*Franz*, a. a. O.).
Oefteres Frösteln im Rücken (*Stapf*, a. a. O.).
Leichter Schauder mit Gesichtsblässe (*Griffin*, a. a. O.).

(215) Frostigkeit an den Wangen und im Rücken (*Stapf*, a. a. O.).
Frösteln am ganzen Körper (n. ¼ St.) (*Herrmann*, a. a. O.).
Schüttelfrost und Zäheklappern (*Ortel*, a. a. O.).
Kälte des Körpers mit Bleichheit (*Cullen*, a. a. O.).

Beobachtungen Andrer.

Nach dem Essen, Kälte und Ziehen durch den ganzen Körper, mit kalten Armen, Händen und Füfsen (n. 4¼ St.) (*Franz*, a. a. O.).

(220) Kälte, eine Stunde lang, mit Todtenblässe des Gesichts*) (*Pouteau*, Melanges de Chirurgie, S. 184.).

Häufiger, kalter Schweifs (*Ortel*, a. a. O.).

Abends, grofse Kälteempfindung über den ganzen Körper und Kopfschmerz, wie von Zusammengezogenheit des Gehirns, mit Drücken über der Nasenwurzel (n. 12 St.) (*Franz*, a. a. O.).

Frösteln am ganzen Körper (n. 2½ St.); dann (n 1½ St.) vermehrte Wärme am ganzen Körper (*Herrmann*, a. a. O.).

Frösteln im Rücken mit untermischter Wärme, als wenn Schweifs ausbrechen wollte (*Stapf*, a. a. O.).

(225) Bei kalten Händen, Hitzeempfindung im Gesichte (n 1½ St.) (*Franz*, a. a. O.).

Vermehrte Wärme des ganzen Körpers, mit Röthe im Gesichte (n. ¼ St.) (*Herrmann*, a. a. O.).

Angenehme Wärme durch den ganzen Körper (n. 3 St.) (*Franz*, a. a. O.).

Hitze am ganzen Körper, welche beim Gehen auf's Höchste stieg (n. 5 St.) (*Herrmann*, a. a. O.).

Hitze mit Zittern (*Alexander*, — *Unzer*, a. a. O.).

(230) Grofse Hitze (n. einiger Zeit) (*Hoffmann*, a. a. O.).

Schweifs (mit Kamphergeruch) (*Murray*, a. a. O.).

Sehr trockne Haut, selbst im Bette, bei gutem Appetite (*Hufeland*, a. a. O.).

Zitternde Bewegung des Herzens (*Ortel*, a. a. O.).

Sehr grofse Angst (*Hoffmann*, a. a. O.

(235) Sie wirft sich ängstlich im Bette herum, unter stetem Weinen (*Hufeland*, a. a. O.).

---

*) Von 60 Granen.

Beobachtungen Andrer.

Die Ideen verwirren sich; Delirium (*De Meza*, a. a. O.).

Irrereden (*Hufeland*, a. a. O.).

Er redet irre und nimmt ungereimte Dinge vor (*Unzer*, a. a. O.).

Wuth, mit Schaum vor dem Munde (*Alexander*, a. a. O.).

(240) Den ersten Tag war das Gemüth träge und unlustig während der Kälte und des Frostes; nach 24 Stunden aber ward die Gemüthsstimmung immer besser und besser, selbst bei den Schmerzen (*Franz*, a. a. O.).

Porst.

(Das schnell getrocknete und gepülverte Sträuchelchen des
Ledum palustre mit zwanzig Theilen, an Gewicht,
Weingeist zur Tinctur ausgezogen.)

Aus diesen Symptomen wird man, ob sie gleich
noch lange nicht alle durch Prüfung an Gesunden
ausgeforscht werden konnten, dennoch gnüglich ersehen, daſs diese sehr kräftige Arznei gröſstentheils
nur für langwierige Uebel, bei welchen vorzüglich
Kälte und Mangel an thierischer Wärme vorwaltet,
passend ist, zumal da ihre Wirkungsdauer bei groſsen
Gaben sich bis auf vier Wochen erstreckt.

Die Gabe in Krankheitsfällen, denen der Porst
homöopathisch angemessen ist, habe ich durch vielfältige Versuche und Erfahrungen auf einen sehr kleinen Theil eines Tropfens quintillionfacher Verdünnung der Tinctur herabzustimmen nöthig gefunden.

Die übeln Zufälle von dieser Arznei, wo sie
unhomöopathisch gewählt oder in allzu starken Gaben gereicht worden war, werden durch öfteres
Riechen an geistige Kampherauflösung, oder öftere

Porst.

Einnahme eines Tropfens derselben, gehoben; Chinarinde aber, gegen die etwa von Porst erfolgte Schwäche gegeben, ist sehr nachtheilig.

Man kann aus diesen Symptomen, verglichen mit den ähnlichen und gleichen Nachtheilen vieler stark berauschender Biere, schliefsen, dafs sie mit Porst schädlicher und verbrecherischer Weise angemacht sind, worauf die Policeibehörden billig mehr achten sollten.

Porst.

Trunkenheit, Taumlichkeit und Wüstheit im Kopfe.

Kopfweh, wie von einem Stofse oder Schlage.

Kopf angegriffen; wenn er einen falschen Tritt thut, so erschüttert das Gehirn schmerzhaft.

Wüthender Kopfschmerz.

5 Dumm machender Kopfschmerz.

Reifsender Schmerz im Kopfe und im Auge; die weifse und die Bindehaut im Auge sind geschwollen und höchst entzündet; der reifsende Schmerz im Auge verschlimmert sich beim Liegen und mildert sich beim Sitzen; die Augenlider sind nicht angegriffen, kleben aber früh wie mit Eiter zu, und es fliefst eine übelriechende Feuchtigkeit zwischen ihnen hervor; dabei ist Abendschauder, mit Hitze darauf, nächtlicher Durst, Kollern im Leibe (bei gutem Appetite), mehr innere, als äufsere Hitze des Kopfs und Schweifs im Rücken und in den Kopfhaaren zugegen (n. 24 St.).

Blüthchen und Blutschwäre an der Stirne.

Rothe Ausschlags-Knoten im Gesichte, die bei Berührung stechend schmerzen.

Ausschlags-Knötchen an der Stirne, wie bei Branntweinsäufern, und beifsendes Jücken auf der Brust, wie von Läusen, mit rothen Flekken und Frieselausschlage.

10 Höchste Erweiterung der Pupillen.
Es flimmerte ihm vor den Augen, er konnte nichts Sicheres sehen.
Es ist, wenn man auf etwas genau sieht, wie ein Schein oder ein Fippern vor den Augen, wie wenn man stark gelaufen ist und (wie im Schwindel) auf einen gewissen Gegenstand den Blick nicht fest halten kann.
Augen=Thränen (ohne Entzündung der weifsen Augenhaut); die Thränen sind scharf und beissend und machen das untere Augenlid und die Wangen wund.
Beifsende Thränen in den Augen.

15 Starkes Jücken in den innern Augenwinkeln.
Augenentzündung mit spannendem Schmerze.
Brennendes Drücken in den Augen, vorzüglich Abends, welche früh zugeschworen sind, am Tage aber Thränen, selbst in der Stube (n. 4 St.).
Die Augenlider schwären zu, ohne Schmerzen.
Die Augenlider sind voll Butter, aber weder geschwollen, noch entzündet.

20 Gesichtsblässe, und dennoch nicht frostig.
Ein Getöse in den Ohren, wie von Lauten mit Glocken, oder wie von Sturmwind.
Taubhörigkeit des rechten Ohres.
Geringes Nasenbluten, blutiger Nasenschleim.
Ein brennender Schmerz, wie von glühenden Kohlen, innerlich in der Nase, wobei die Nase weh that, beim Drücken und Schnauben (n. 24 St.).

25 Nach einigen grofsen Stichen im Zahne, ein unerträglicher, äufserlich reifsender Schmerz auf der rechten Seite des Gesichts, des Kopfs und Halses, die ganze Nacht hindurch; welcher nach einigen abermaligen Stichen im Zahne wieder verschwindet; doch von Zeit zu Zeit wiederkommt; und seine Anfälle mit Schauder und tiefem Schlafe und Mangel an Hunger und Durst endigt (n. 96 St.).

Böser Hals mit fein stechendem Schmerze.

Stechen im Halse aufser dem Schlingen, nur Vormittags; beim Niesen war's nur ein Drücken hinten im Halse.

Empfindung wie von einem Pflocke im Halse; wenn sie schlingt, so sticht's.

Mangel an Appetit.

30 Ein Uebelbefinden im Magen, wie lätschig, und zugleich übler Geschmack im Munde, wie dumpfig.

Sie hat keinen Hunger, und wenn sie etwas ifst, so ist es alsbald, als wenn sie zu viel gegessen hätte; es drückt sie und es wird ihr übel.

Beim Geschwind-Essen entsteht ein zusammenziehender Schmerz im Brustbeine.

Uebelkeit, gleich früh.

Ein jählinges Herauslaufen eines speichelartigen Wassers aus dem Munde, mit Kolik —; Würmerbeseigen.

35 (Bitterliches Aufstofsen nach dem Essen.)

Beim Gehen im Freien, Uebelkeit, mit Schweifs am ganzen Körper, besonders an der Stirne.

Ziehender Schmerz im Unterleibe.

Bauchweh, wie in der Ruhr.

Bauchweh, als wenn die Gedärme zerquetscht und geschwächt wären, eine Empfindung, wie nach der Wirkung starker Purganzen zurückbleibt (n. 6 St.).

40 Bauchweh, als wenn ein Durchfall entstehen sollte, vom Nabel an bis zum After; zugleich Appetitlosigkeit, bei richtigem Geschmacke, und kalte Füfse.

Leibschneiden, alle Abende.

(In der linken Seite des Unterleibes, Empfindung, als wenn von Ueberladung des Magens mit Speisen in dieser Gegend eine drückende Geschwulst vorhanden wäre.)

In der Seite, über der Hüfte, ein langsamer Stich, wie ein scharfer Druck.

Bauchweh (schneidendes?), mit Blutflufs aus dem
After.
45 Mehrtägige Leibverstopfung.
Der Stuhlgang ist mit Blut gemischt.
Ueber dem After, am Steifsbeine, eine rothe,
feuchtende Stelle, mit beifsend wundhaftem
Jücken schmerzend, im Sitzen und Gehen
(n. 48 St.).
Harnflufs.
(Gelber Harn, mit weifsem, kalkartigem Bodensatze.)
50 (Brennen in der Harnröhre nach dem Uriniren.)
(Ein Raffen tief im Unterbauche, wie auf die
Harnblase.) (sogleich.)
Der Urin hält oft an und geht nicht fort, und
wenn sie ihn gelassen hat, sticht's.
Geschwulst der Ruthe: die Harnröhre ist wie verschwollen;
er mufs sehr drücken, wenn er
sein Wasser lassen will, und der Strahl läuft
sehr dünn, doch ohne Schmerzen (n. 3 Tagen).
(Jücken an der Eichel.)
55 Nächtliche Pollutionen blutigen oder wässerigen
Samens (n. 12, 36 St.).
(Auf eine nächtliche Pollution so matt, dafs er die
Füfse kaum erschleppen kann.)
Monatliches um einige Tage zu früh.
Monatliches aller 14 Tage.
Verstärkte Monatreinigung.

* * *

60 Ein krampfhaftes, doppeltes Einathmen und
Schluchzen*) — Bockstofsen.
Beim Einathmen und Anhalten des Athems, starkes
Spannen in der Unterribbengegend.
Beengtes, schmerzhaftes Athmen.
Sie konnte den ganzen Tag nicht zu Athem kommen.

---

*) Wie bei Kindern, welche heftig geweinet und sich sehr
erboset haben.

Engbrüstige Zusammenschnürung der
Brust, die sich durch Bewegung und
Gehen verschlimmert.
65 Beim Treppensteigen, Engbrüstigkeit.
Luftröhr-Asthma.
Ein Kriebeln in der Luftröhre und hierauf schneller, beengter Athem.
(Uebelriechender Athem.)
Ehe der Husten kommt, versetzt es ihr den Athem,
als wenn sie ersticken sollte.
70 Mit leichtem Husten, Blutauswurf.
Mit starkem Husten, starker Blutauswurf.
Auswurf hellrothen Blutes bei heftigem
Husten.
Ein heiseres, rauhes, scharriges Wesen (in der
Luftröhre) auf der Brust (n. 48 St.).
Ein Schmerz im Brustbeine.
75 Schmerz äufserlich in der rechten Brust, wie
wenn man auf eine Wunde drückt, schon für
sich, doch noch mehr beim Betasten.
Beim Athmen, ein Schmerz in der Brust, als
wenn etwas Lebendiges darin Unruhe verursachte.
Blofs nächtlicher oder Früh-Husten mit eiterartigem Auswurfe.
Eine Art Schaafblattern auf der Brust und den
Oberarmen, die sich nach fünf Tagen abschälen.
Kleine, rothe, immerwährend jückende Blüthchen
auf dem Rücken.
80 Ein Blutschwär auf dem Schulterblatte.
Unter dem linken Schulterblatte, ein Zerschlagenheitsschmerz.
Bei der Bewegung, schmerzhafte Steifigkeit des
Rückens und der Schulterblätter.
Schmerzhafte Steifigkeit des Rückens und der Lenden, nach dem Sitzen.
Krampfhafter, klammartiger Schmerz unter den
kurzen Ribben und gleich über den Hüften, gegen Abend, so heftig, dafs er hätte schreien
mögen, dafs es ihm den Athem versetzte und

er nicht im Stande war, sich allein vom Stuhle
zu erheben (n 13 Tagen).

85 Lendenweh nach dem Sitzen.
Ein Reifsen vom Kreuze aus bis in's Hinterhaupt,
die linke Hirnhälfte und den linken Kinnbacken,
vorzüglich Abends, bei heifsen, aufgetriebenen
Backen und rothen, entzündeten Augen.
Ziehen im Kreuze und Steifigkeit im Rücken (n.
12 Tagen).
Bei Aufhebung des Arms, ein höchst
schmerzhaftes Stechen in der Schulter.
Schmerz in der Mitte des Oberarms bei Bewegung.

90 Ein reifsender Schmerz in den Armen (n. 3 St).
Ziehender Schmerz in den Streckeflechsen dreier
Finger der linken Hand.
Ein starkes oder ein feines Stechen in der Hand.
Juckendes Friesel am Handgelenke.
Reifsender Schmerz in den Händen.

95 Die Handteller sind den Tag über schweifsig.
Die Beinhaut der Finger-Glieder schmerzt beim
Draufdrücken.
Ein Knoten (harte Geschwulst) auf der Daumen-
senne beim Handgelenke, der beim Biegen des
Daumens schmerzt.
Ein unschmerzhafter Knoten über dem Mittelgelenke
des Zeigefingers.
Die Beine sind ihm wie gelähmt an den hintern
Oberschenkelmuskeln.

100 Schmerz, wie in der Beinhaut des Oberschenkel-
knochens, beim Gehen, beim Sitzen und beim
Befühlen, wie von Zerschlagenheit, wie wund,
oder als wenn das Fleisch von den Knochen los
wäre.
Schmerz in den Knieen, wie zerschlagen, oder
wie wund.
Knarren und Knacken in den Knieen.
In den Knieen, Steifigkeit, blofs beim Gehen.
Steifigkeit des Kniees.

105 Spannender Schmerz des Kniees und der Ferse,
nach dem Sitzen, beim Gehen.

Schmerz vorne auf beiden Kniescheiben beim Gehen, wie zerschlagen.

Früh, Knieschweifs.

Geschwulst und spannender und stechender Schmerz im Kniee, beim Gehen.

Jückender Ausschlag in der Kniekehle.

110 Ein Dehnen und Renken der Schenkel.

Ein greifender Schmerz an der Wade, längs dem Schienbeine herab.

Spannender Schmerz in den Waden, nach dem Sitzen, beim Gehen.

Klammartiger Schmerz in den Waden.

Nachts, Klamm in den Waden beim Liegen, durch Aufstehen verging er, kam aber gleich wieder beim Liegen (n. 24 St.).

115 Er ist früh starr und steif in den Füfsen.

Steifigkeit der Füfse, mit Frost und Wüstheit des Kopfs.

Eine grofse Müdigkeit in den Füfsen, als wenn sie viele Meilen gegangen wäre, empfindet sie blofs beim Sitzen oder Liegen, aber nicht im Gehen.

In den Füfsen so schwer; es zieht ihn manchmal drin bis über die Kniee.

Beim Biegen, wie ein Zucken in den Füfsen und wie Müdigkeit darin.

120 Beim Sitzen bekommt er Empfindung von Kälte, blofs in den Unterschenkeln, ohne dafs sie kalt sind.

Ein Stechen im Fufsknöchel.

Schmerz im Fufsgelenke, wie vom Vertreten, Verknicken.

Auf dem Fufsrücken, feiner Blüthenausschlag, welcher Abends jückt.

Fufsgeschwulst um die Knöchel, und unerträglicher Schmerz im Fufsgelenke beim Auftreten (n. 5 Tagen).

125 Hartnäckige Fufsgeschwulst.

Schenkelgeschwulst bis über die Waden, mit spannendem Schmerze. vorzüglich Abends (n. einigen Stunden).

Achttägige Fufsgeschwulst.

Die Fufssohlen schmerzen beim Gehen, als wenn sie mit Blut unterlaufen wären.

Schmerz unter der Ferse im Gehen, wie zerschlagen (n. 2 St.).

130 Gefühl von Andrang des Blutes nach der grofsen Zehe.

Ein langsamer und anhaltender Stich in der grofsen Zehe (n. 2 St.).

Die Nacht im Schlafe, ein Schneiden in den Zehen des linken Fufses (n. 48 St.).

Der Ballen der grofsen Zehe ist weich, dick und schmerzhaft beim Auftreten.

Hitze an Händen und Füfsen, Abends.

135 Lang anhaltender, warmer Schweifs an Händen und Füfsen.

(Reifsender Schmerz im Rücken und in den Knieen.)

Die Gicht kommt wieder zum Vorscheine.

Kleine, runde, rothe Flecke, ohne Empfindung, im Innern der Arme, am Unterleibe und an den Füfsen (n. 48 St.).

Ausschlag: kleine Bückelchen, wie rothe Hirsekörner, auf dem ganzen Körper (Gesicht, Hals und Hände ausgenommen) mit Jücken am Tage und nur zuweilen die Nacht, wofür Kratzen nicht lange hilft.

140 Jücken der Gelenke am Fufsknorren, am Fufsgelenke und an den Lenden.

Nach Spazieren in freier Luft kommt's aus der Seite nach der Schulter, von da über die Brust, wie ein Drücken und Spannen, rafft zusammen im Brustbeine, es vergehet ihm Hören und Sehen, er mufs sich legen und bleibt eine Viertelstunde blafs, ist ängstlich und hat kalte Hände und Durchlauf.

Stechend reifsender Schmerz in den Gelenken.

(Reifsend zuckender Schmerz in den Gelenken.)

In den leidenden Gelenken ist ein klopfender
Schmerz, der die Bewegung hindert.

145 Schmerzhafte, harte Knoten und Tophen an den
Gelenken.

Nachts, im Bette, beim Bewegen des Körpers,
ein lähmiger Schmerz aller Gelenke.

Flüchtige, reifsende, rheumatische Schmerzen, vorzüglich bei Bewegung,

Die Glieder und der ganze Körper sind schmerzhaft
(es liegt in allen Gliedern), als wenn sie zerschlagen und zerstofsen wären.

Die Bettwärme kann er nicht vertragen
wegen Hitze und Brennen in den Gliedmafsen.

150 Unerträglichkeit der Deckbetten, weil sie ihr
Hitze verursachen.

Taubheits- und Schwerheits-Gefühl in den Gliedern
mit Knochenschmerzen (n. 20 St.).

Taubheit und Eingeschlafenheit der Glieder.

Trockne, äufserst jückende Flechte, mit Aengstlichkeit.

Hautjücken.

155 An der Bauchseite und an den Armen, Jücken
und Fressen, und nach dem Kratzen, Brennen
(n. 24 St.).

Jücken des ganzen Körpers, als wenn ein Ausschlag herauskommen wollte (n. 48 St.).

Ein überhingehendes, feinstechendes Jücken der
Haut über den ganzen Körper.

Bläuliche Flecke am Körper, wie Petechien.

Ohnmacht.

160 Früh, grofser Hang zum Liegen; er ist schläfrig, übel und ängstlich (n. 4 Tagen).

Sie kann nicht schlafen und fährt immer auf; wenn
sie die Augen zuthut, so schwärmt sie und hat
Phantasieen, fast bei vollem Wachen.

Schläft unruhig und träumt die verwirrtesten Dinge
unter einander.

Aufwachen von einem Traume, wovon sie zusammenfuhr.
Schamvoller Traum und Schweifs die Nacht.
165 Traum, voll Gewissensangst, mit starkem Schweifse.
Er wacht öfters auf und kann erst nach einiger Zeit wieder einschlafen.
Schlaflosigkeit mit Unruhe und Umherwerfen.
Allgemeine Kälte und Frost.
Früh, kalt am Körper, ohne Frostempfindung.
170 (Schüttelfrost mit Zittern, gegen Abend, ohne Durst und ohne Hitze drauf.)
Frost und fieberhaftes Ziehen in den Gliedern, ohne nachfolgende Hitze.
Frost, als wenn er an diesem oder jenem Theile mit kaltem Wasser begossen würde.
Schauder und Frost, 24 Stunden lang, mit Gänsehaut, ohne äufsere Kälte.
Wenn er im Gehen schwitzt, so hat der Stirnschweifs einen übeln, säuerlichen Geruch.
175 Er wird gleich warm und heifs beim Gehen, und schwitzt vor der Stirne.
Jählinger Schweifs, beim Gehen im Freien, mit Frösteln untermischt.
Uebelriechender Schweifs über den ganzen Körper, selbst die Kopfhaare waren nafs.
Er schwitzt und kann das Zudecken dabei nicht leiden.
Die ganze Nacht hindurch, von Abend bis früh, Schweifs (n. 4 St.).
180 Hitze über und über, ohne Durst.
(Viel Durst: er mufs auch die Nacht trinken.)
Herzklopfen.
Aengstlichkeit.
Schreckhaftigkeit.
185 Verdriefslichkeit, mürrisches Wesen.
Er ist zu Zorn und Aergernifs geneigt.

Beobachtungen Andrer.

Beim Gehen und Stehen, Schwindel, er konnte sich kaum aufrecht erhalten (n. 9 St.) (C*hr. Fr. Langhammer*, in einem Aufsatze).

Schwindel: der Kopf will rückwärts sinken (*Chr. Th. Herrmann*, in einem Aufsatze).

Den ganzen Tag über, heftiger Schwindel, selbst im Stillsitzen, der sich beim Bücken erhöht, und beim Gehen bis zum Vorwärtsfallen steigt, wie von Trunkenheit — mit Hitzgefühl im ganzen Körper, besonders im Gesichte, ohne Durst, bei blassen Wangen und Stirne (n. 5 St.) (*Langhammer*, a. a. O.).

Betäubung des ganzen Kopfs, wie beim Schwindel (n. ½ St.) (*Langhammer*, a. a. O.).

(5) Beim Gehen im Freien ist er wie trunken (*Carl Franz*, a. a. O.).

Unbändige Trunkenheit (*Linnaeus*, Flora lapponica, S. 121.).

Verstandlosigkeit (*Pallas*, Flora rofsica, Tom. I. P. II. S. 94.).

Heftiger Kopfschmerz (*Pallas*, — *Linnaeus*, a. a. O.).

Er fühlt früh während des Schlafes einen dumpfen Kopfschmerz (*Franz*, a. a. O.).

(10) Druck im linken Scheitel (*Herrmann*, a. a. O.).

Druck in der Stirne (*Herrmann*, a. a. O.).

Drückender Kopfschmerz oben in der Stirne, mit Benommenheit des Kopfs, besonders bei Bedeckung desselben (*Franz*, a. a. O.).

Drückendes Kopfweh über das ganze Gehirn, wie eine Last, mit kleinen Unterbrechungen, drei Tage anhaltend, Tag und Nacht (*Huld. Becher*, in einem Aufsatze).

Kopfweh, zuerst über das ganze Gehirn, wie plattes, lastendes Drücken, welches den zweiten Tag zu einem dumpfen Drücken ward, auf

Beobachtungen Andrer.

einer kleinen Stelle, in der rechten Schläfe (*Becher*, a. a. O.).

(15) Stechender Schmerz unter dem rechten Stirnhügel, im Gehirn (*Herrmann*, a. a. O.).

Beim Anfühlen der Schläfe, drückender Schmerz.

Drückend betäubendes Weh äufserlich an der Stirne, wie von Nachtschwärmerei, in jeder Lage (n. 6 St.) (*Langhammer*, a. a. O.).

Krabbelndes Jücken auf der Stirne und dem Haarkopfe, wie von Läusen (*Becher*, a. a. O.).

Trockne Blüthen an der Stirne, besonders in der Mitte, wie Hirsekörner, ohne Empfindung, sechs Tage lang (n. 24 St.) (*Langhammer*, a. a. O.).

(20) Verengerte Pupillen (n. 1 St.) (*Langhammer*, a. a. O.).

Erweiterte Pupillen (n. $3\frac{1}{4}$, $5\frac{1}{4}$, $9\frac{1}{2}$ St.) (*Langhammer*, a. a. O.).

Bedeutende Erweiterung der Pupillen (bald nach dem Einnehmen) (*Becher*, a. a. O.).

Schwächere Sehkraft: er sah nicht scharf genug (*Franz*, a. a. O.).

Druck am äufsern Rande der rechten Augenhöhle, bei Bewegung heftiger (*Herrmann*, a. a. O.).

(25) Augenschmerz, ohne Entzündung, ein Drücken hinter dem Augapfel, als wenn er herausgedrückt würde (*Becher*, a. a. O.).

Kurze Taubhörigkeit, als wenn sich etwas vor das Trommelfell beider Ohren gelegt hätte (n. 13 St.) (*Langhammer*, a. a. O.).

Taubhörigkeit des rechten Ohres: es ist, als ob es mit Baumwolle verstopft wäre, und es ist ihm, als ob er von Weitem lauten hörte (*Herrmann*, a. a. O.).

Starkes, aber unterbrochenes Sausen in den Ohren, fast den ganzen Tag über (*Becher*, a. a. O.).

Ohrenbrausen, wie vom Winde (*Becher*, a. a. O.).

(30) Eiterndes Blüthchen am Rande der Oberlippe,

Beobachtungen Andrer.

mit brennendem Jücken, welches zum Kratzen nöthigte, aber sich dadurch vermehrte (n. 24 St.) (*Langhammer*, a. a. O.).

Harter Druck am linken Unterkiefer, nach innen (n. 1 St.) (*Herrmann*, a. a. O.).

(Drückender Zahnschmerz auf einem linken untern und obern Schneidezahne.) (*Franz*, a. a. O.)

Anschwellen einer Drüse vorne unter dem Kinne, die bei Berührung drückend schmerzt (*Herrmann*, a. a. O.).

Feines Stechen vorne auf der Zunge (n. ¼ St.) (*Herrmann*, a. a. O.).

(35) Trockenheitsgefühl im Gaumen, mit Wasserdurste, ohne Hitze (*Becher*, a. a. O.).

Grofser Durst nach kaltem Getränke, vorzüglich Wasser (n. 4½, 8, 28 St) (*Langhammer*, a. a. O.).

Beständige Durstlosigkeit (*Herrmann*, a. a. O.).

Bittrer Geschmack im Munde (*Franz*, a. a. O.).

Während des Essens, Ziehen und Drücken in der Herzgrube (*Franz*, a. a. O.).

(40) Abneigung vom gewohnten Tabakrauchen, bei gehörigem Appetite zum Essen (*Becher*, a. a. O.).

Oft wiederkehrender Schlucksen (n. 2½ St.) (*Langhammer*, a. a. O.).

Leibweh: Wühlen unter dem Nabel, mit Ausflufs von Wasser aus dem Munde, wie Würmerbeseigen (n. 2 St.) (*Becher*, a. a. O.).

Uebelkeiten (*Pallas*, a. a. O.).

Wenn er ausspuckt, wird es ihm jedesmal übel und brecherlich (*Becher*, a. a. O.).

(45) Früh nach dem Aufstehen, Brechwürgen mit Aufstofsen und Andämmen und Drängen in der Herzgrube (*Franz*, a. a. O.).

In den Bauchmuskeln stumpfes Stechen, und Druck zwischen dem Becken und der untersten linken Ribbe (*Herrmann*, a. a. O.).

Druck am obern Rande des linken Beckens und den Muskeln bis zur letzten falschen Ribbe, heftiger beim Gehen (*Herrmann*, a. a. O.).

Porst.

Beobachtungen Andrer.

Blähungsabgang (den ersten Tag) (*Becher*, a. a. O.).
Häufiger Blähungsabgang (n. 1 St.) (*Langhammer*, a. a. O.).

(50) Kothdurchfall mit Schleim (n. 24 St.) (*Becher*, a. a. O.).
Breiartiger Stuhl, wie Durchfall, ohne Beschwerde (*Langhammer*, a. a. O.).
Er muſs oft und jedesmal viel urihiren, sogar die Nacht einige Mal (die ersten 12 St.) (*Herrmann*, a. a. O.).
Verminderte Harn-Absonderung und Abgang (n. 12 Tagen) (*Herrmann*, a. a. O.).
Sehr seltner und weniger Harnabgang, die ersten zwölf Stunden (*Ch. Teuthorn*, in einem Aufsatze).

(55) Häufiger Drang zum Harnen mit wenigem Harnabgange (n. 2 St.) (*Langhammer*, a. a. O.).
Röthlicher Harn (n. 24 St.) (*Becher*, a. a. O.).
Heftige und anhaltende Ruthesteifigkeiten (*Herrmann*, a. a. O.).
Nächtliche Samenergieſsungen (*Herrmann*, a. a. O.).

* * *

Engbrüstigkeit, mit erschwertem, schnellerem Athemholen, wie von Brustzusammenschnürung, dabei stets Wehthun des Brustbeins (n. 1¼ St.) (*Becher*, a. a. O.).

(60) Ziehen äuſserlich auf der Brust, im Gehen und beim Einathmen; daneben einzelne Stiche (*Franz*, a. a. O.).
Ziehen in den Seiten der Brust, besonders beim Einathmen; daneben einzelne Stiche (*Franz*, a. a. O.).
Schmerz des Brustbeins, als wenn der Knochen schmerzte, ruckweise, wie Wühlen, Reiben und Schaben darin, ohne Husten (*Becher*, a. a. O.).
Drücken auf der Brust im Gehen (*Franz*, a. a. O.).

Beobachtungen Andrer.

Druck am Brustbeine, im Bette, bei Bewegung heftiger (*Herrmann*, a. a. O.).

(65) Harter Druck von innen nach aufsen, eine Hand breit unter der rechten Brustwarze, beim Ausathmen heftiger, früh im Bette (n. 44 St.) (*Herrmann*, a. a. O.).

Reifsende Stiche in der Seite der Brust über der Herzgrube, bei jeder Bewegung des Arms und im Sitzen (*Franz*, a. a. O.).

Stumpfes Stechen an der letzten, rechten, wahren Ribbe (*Herrmann*, a. a. O.).

Früh, Stiche auf der Brust (*Franz*, a. a. O.).

Husten ohne Auswurf (n. 40 St.) (*Becher*, a. a. O.).

(70) Druck in der linken Achselhöhle nach aufsen (*Herrmann*, a. a. O.).

Stumpfes Stechen und Druck neben den Rückenwirbeln, beim Einathmen heftiger (*Herrmann*, a. a. O.).

Im Stehen, ziehender Schmerz im Kreuze, der beim Draufdrücken vergeht (*Franz*, a. a. O.).

Schmerz im Kreuze beim Aufstehen vom Sitze (*Becher*, a. a. O.).

Reifsen im rechten Schultergelenke (*Herrmann*, a. a. O.).

(75) **Druck im linken Schultergelenke, bei Bewegung heftiger** (*Herrmann*, a. a. O.).

Reifsender Druck im linken Schultergelenke, bei Bewegung heftiger (*Herrmann*, a. a. O.).

Druck in beiden Schultergelenken, bei Bewegung heftiger (*Herrmann*, a. a. O.).

Mattigkeit der Obergliedmafsen und Drücken an mehren Stellen derselben, eine Art von Lähmung (n. ½ St.) (*Herrmann*, a. a. O.).

Feines, stechend jückendes Fressen an den beiden Oberarmen, welches durch Kratzen nachläfst, aber bald heftiger wiederkommt (*Herrmann*, a. a. O.).

Beobachtungen Andrer.

(80) Druck am rechten Oberarme nach innen (*Herrmann*, a. a. O.).

Druck und Gefühl von Schwere am linken Oberarme (n. 40 St.) (*Herrmann*, a. a. O.).

Absetzend reifsender Druck am linken Oberarme, nach hinten zu, bei Bewegung heftiger (*Herrmann*, a. a. O.).

Druck und reifsender Druck, mit Gefühl von Schwere, an verschiednen Stellen des rechten Armes, vorzüglich in den zum Arme gehörigen Gelenken, in denen der Schmerz bei Bewegung um vieles heftiger ward (n. 82 St.) (*Herrmann*, a. a. O.).

Druck im rechten Ellbogengelenke, bei Bewegung heftiger (*Herrmann*, a. a. O.).

(85) Drückendes Spannungsgefühl in den Muskeln des rechten Vorderarms, wie Verrenkungsschmerz in allen Lagen (n. 24 St.) (*Langhammer*, a. a. O.).

Schmerzhaftes Zucken im obern Theile des Vorderarms (*F. Walther*, in einem Aufsatze).

Druck zwischen dem Mittelhandknochen des rechten Daumens und den Handwurzelknochen, bei Bewegung heftiger (n. 7 Tagen) (*Herrmann*, a. a. O.).

Zittern der Hände beim Anfassen und beim Bewegen derselben (*Becher*, a. a. O.).

Starkes Zittern der Hände, wie von Alterschwäche, besonders bei Bewegung derselben (n. 5 St.) (*Langhammer*, a. a. O.).

(90) Reifsender Schmerz im hintersten Daumengelenke, welcher bei Bewegung des Daumens vergeht (*Franz*, a. a. O.).

Feines Reifsen in den Fingern der linken Hand, vorzüglich in den Gelenken, bei Bewegung heftiger (*Herrmann*, a. a. O.).

Schmerz in beiden Hüftgelenken und im Kreuze beim Aufstehen vom Sitze (*Herrmann*, a. a. O.).

Druck am rechten Hüftgelenke, bei Be-

Beobachtungen Andrer.

wegung heftiger (n. 4 Tagen) (*Herrmann*, a. a. O.).

Reifsender Druck vom Hüftgelenke bis zu den Fufsknöcheln, bei Bewegung heftiger (*Herrmann*, a. a. O.).

(95) Kneipend ziehender Schmerz in beiden Hüftgelenken, in der Pfanne selbst, der sich auch am Hintertheile des Oberschenkels hinabzog (n. 2 St.) (*Teuthorn*, a. a. O.).

Feines, jückendes Stechen und jückendes Fressen an den Hüftgelenken, welches durch Kratzen etwas nachläfst, dann aber heftiger wiederkommt (*Herrmann*, a. a. O.).

Die Nacht, brennendes Jücken an den Oberschenkeln, welches während des Kratzens blofs Brennen verursachte, und dann verschwand (n. 2 St.) (*Teuthorn*, a. a. O.).

Feines, stechend jückendes Fressen an den Oberschenkeln, welches nach dem Kratzen etwas nachläfst, aber heftiger wiederkommt (*Herrmann*, a. a. O.).

Druck am linken Oberschenkel, nach hinten; es ist, als ob die Muskeln nicht ihre gehörige Lage hätten, wie Verrenkungsschmerz, in jeder Lage, doch bei Berührung und im Gehen vorzüglich heftig (n. 12 Tagen) (*Herrmann*, a. a. O.).

(100) Zittern der Kniee (und Hände) im Sitzen und Gehen (*Becher*, a. a. O.)

Mattigkeit und Druck im linken Fufse, von der Fufssohle an bis zum Oberschenkel; eine Art Lähmung oder lähmiger Schmerz (*Herrmann*, a. a. O.).

Grofse Mattigkeit in den Kniegelenken, die ihn zum Sitzen nöthigt (*Herrmann*, a. a. O.).

Schwäche in den Kniegelenken, und beim Gehen ein reifsender Druck darin (*Herrmann*, a. a. O.).

Reifsender Druck im rechten Kniegelen-

Beobachtungen Andrer.

ke und weiter hinunter, bei Bewegung heftiger (*Herrmann*, a. a. O.).

(105) Stumpfes Stechen und Druck im rechten Kniegelenke, bei Bewegung heftiger (*Herrmann*, a. a. O.).

Druck rechts neben der linken Kniescheibe, bei Bewegung heftiger (n. 12 St) (*Herrmann*, a. a. O.).

Mattigkeit und Gefühl von Schwere in den Unterschenkeln (*Herrmann*, a. a. O.).

Druck über dem innern, linken Fufsknöchel, bei Bewegung heftiger (*Herrmann*, a. a. O.).

Druck, wie mit dem Finger, unter dem linken Fufsknöchel, in jeder Lage gleich (*Herrmann*, a. a. O.).

(110) Drücken an den Unterfüfsen, bald hie, bald da (n. 11 Tagen) (*Herrmann*, a. a. O.).

Druck in dem Gelenke des linken Unterfufses, bald hie, bald da; bei Bewegung heftiger (*Herrmann*, a. a. O.).

Ungeheures, fressendes Jücken auf dem Rücken beider Unterfüfse; nach dem Kratzen wird es immer heftiger; nur dann liefs es nach, als er sich die Füfse ganz wund gekratzt hatte; in Bettwärme weit heftiger (*Herrmann*, a. a. O.).

Druck auf dem Rücken des linken Unterfufses, im Bette (*Herrmann*, a. a. O.).

Druck über der rechten Ferse (*Herrmann*, a. a. O.).

(115) Druck am innern Rande des linken Unterfufses (n. 5 Tagen) (*Herrmann*, a. a. O.).

Druck am innern Rande des linken Unterfufses und auf dem Rücken desselben (*Herrmann*, a. a. O.).

Druck an den obersten Gelenken der Zehen des linken Fufses (*Herrmann*, a. a. O.).

Feines Reifsen in den Zehen des linken Fufses, vorzüglich auf der untern Fläche derselben (*Herrmann*, a. a. O.).

Druck da, wo sich die drei letzten Zehen an den

Beobachtungen Andrer.

Mittelfufsknochen anfügen, bei Bewegung heftiger (n. 3 Tagen) (*Herrmann*, a. a. O.).

(120) Druck auf beiden Fufssohlen, beim Gehen heftiger (*Herrmann*. a. a. O.).

Brennender Druck auf der rechten Fufssohle, nach vorne (*Herrmann*, a. a. O.).

Schwache, jückende Nadelstiche an mehren Theilen des Körpers, die zum Kratzen reizen, wonach es eine Zeit lang nachläfst, dann aber desto stärker zurückkehrt (*Herrmann*, a. a. O.).

Feines, jückendes Stechen und jückendes Fressen an mehren Theilen des Körpers, vorzüglich an den Hüftgelenken, den Oberschenkeln und Oberarmen, das zum Kratzen reizt, wonach es etwas nachläfst, dann aber jedesmal heftiger zurückkehrt (*Herrmann*, a. a. O.).

Auf allen Röhrknochen des Körpers, Ziehen, bei Bewegung (*Franz*, a. a. O.).

(125) Blofs die Schmerzen in den Gelenken wurden durch Bewegung heftiger, die an andern Stellen nicht (*Herrmann*, a. a. O.).

Lästige Müdigkeit und Mattigkeit beim Sitzen, Stehen und Gehen; wenn er eine Zeit lang gesessen hat, fühlt er Schmerzen im Steifsbeine (*Herrmann*, a. a. O.).

Hang zum Dehnen der Obergliedmafsen (n. 30 St.) (*Becher*, a. a. O.).

Schläfrigkeit (*Herrmann*, a. a. O.).

Schlaflosigkeit bis Mitternacht (*Teuthorn*, a. a. O.).

(130) Nachts, unruhiger Schlaf, Hin- und Herwerfen im Bette; früh, im Bette, starker Frost, er kann sich gar nicht erwärmen; dann ungewöhnlich langer Frühschlaf (*Franz*, a. a. O.).

Frühschlaf voll Träume von Mord und Gewaltthätigkeit (*Teuthorn*, a. a O.).

Tiefer, aber unruhiger Schlaf; er legt sich Nachts auf eine ihm ungewöhnliche Seite und kann sich früh gar nicht ermuntern (*Franz*, a. a. O.).

Porst.

Beobachtungen Andrer.

Unruhige Träume: bald ist er an diesem, bald an jenem Orte, bald mit diesem, bald mit jenem Gegenstande beschäftigt (*Herrmann*, a. a. O.).

Lebhafter Traum von grofsen Unglücksfällen (*Langhammer*, a. a. O.).

(135) Lebhafte, wohllüstige Träume, mit Ruthesteifigkeit, ohne Samenergiefsung (*Langhammer*, a. a. O.).

Geile Träume (*Herrmann*, a. a. O.).

Beim Erwachen aus dem Schlafe, gelinder Schweifs über und über (n. 22 St.) (*Langhammer*, a. a. O.).

Beim Aufwachen aus dem Schlafe, gelinder Schweifs über und über, mit Jükken am ganzen Körper, was zum Kratzen nöthigte (*Langhammer*, a. a. O.)

Am Tage, viel Durst, und Abends, Fieberfrost, kurz vor dem Schlafengehen (*Becher*, a. a. O.).

(140) Vormittags ist er sehr frostig (*Franz*, a. a. O.).

Früh im Bette, starker Frost; er kann sich gar nicht erwärmen (*Franz*, a. a. O.).

Bald mehr, bald weniger Fieberkälte, mit Schauder über und über, drei Tage hindurch, ohne Hitze, aber mit Durst auf kaltes Wasser, bei Hitze im Gaumen (*Becher*, a. a. O.).

Frost, ohne nachfolgende Hitze; der übrige Körper war warm, nur die äussern Gliedmafsen kalt (n. 3 St.) (*Herrmann*, a. a. O.).

Frostschauder über den ganzen Rücken, mit etwas heifsen Backen und heifser Stirne, ohne Gesichtsröthe und ohne Durst, bei kalten Händen (n. ¼ und 2¾ St.) (*Langhammer*, a. a. O.).

(145) Den ganzen Tag ruhiges und stilles Gemüth mit Heiterkeit und Frohsinn*) (*Langhammer*, a. a. O.).

---

*) Heilwirkung, Gegenwirkung des Organism's.

Beobachtungen Andrer.

Gelassene und fröhliche Gemüthsstimmung mit Thätigkeitslust und Selbstzufriedenheit*) (*Langhammer*, a. a. O.).

Den ganzen Tag Unzufriedenheit mit seinen Nebenmenschen, die zuletzt in Menschenhaſs überging (*Langhammer*, a. a. O.).

Mürrisches Wesen mit vieler Unruhe und Unbeständigkeit; er konnte nichts beharrlich überdenken oder ruhigen Gemüths arbeiten (*Langhammer*, a. a. O.).

Verdrieſslich: es ist ihm alles zuwider (*Franz*, a. a. O.).

150) Verdrieſslich: er zog sich in die Einsamkeit zurück, und, fast weinend, wünschte er sich den Tod (*Langhammer*, a. a. O.).

Auffahrend: er braust leicht auf (*Franz*, a. a. O.).

Den ganzen Tag hindurch groſse Ernsthaftigkeit; er sah alles, was ihm begegnete, von einer wichtigen und bedenklichen Seite an (*Langhammer*, a. a. O.).

---

*) Heilwirkung, Gegenwirkung des Organism's.

Raute.

Der frisch aus dem ganzen Kraute geprefste und mit
gleichen Theilen Weingeist gemischte Saft von
Ruta graveolens.)

Diese so kräftige Pflanze, die bisher fast blofs als Hausmittel vom gemeinen Manne in unbestimmten Fällen, nur so blindhin angewendet ward, bekommt schon durch folgende (nur allzu wenige!) von ihr beobachtete Symptome eine ansehnliche Bedeutsamkeit. Der homöopathische Arzt sieht, welche besondre, wichtige Krankheitsfälle er damit heben kann.

Wenn *Rosenstein* (Reseap. S. 40.) die Hülfe, welche die Raute in den Augenbeschwerden und der Trübsichtigkeit von allzu vielem Lesen leistete, nicht genug zu rühmen weifs, ein Lob, worin *Swedjaur* und *Chomel* mit ihm einstimmen, so mufs man sehr verblendet seyn, wenn man nicht sehen will, dafs diefs einzig durch die homöopathische Kraft der Raute erfolgen konnte, durch die sie einen ähnlichen Zustand bei Gesunden hervorbringen kann. Man sehe die Symptome (38. 39.).

Durch eine so treffend ähnlich wirkende Arznei wird nicht etwa das Uebel vermehrt und verschlimmert, wie die in ihrem Stumpfsinn sich so weise dünkenden Gegner, **ohne die Erfahrung zu fragen**, mit lächerlich befürchtender Miene **ausvernünfteln** wollen; nein! geheilt, schnell und dauerhaft geheilt wird es (wenn nicht ein miasmatisches Siechthum zum Grunde liegt), zur bittern Kränkung und Beschämung dieser, die wohlthätigste aller Wahrheiten von sich stoſsenden, hochgelahrten Schlendrianisten.

Eine Verdünnung, welche in jedem Tropfen $\frac{1}{100000}$ eines Grans dieses Saftes enthält, habe ich — **unter Entfernung aller andersartigen Reizmittel** — zu einem Tropfen auf die Gabe, in vielen Fällen als eine noch etwas zu starke Gabe befunden.

Die allzu heftigen Wirkungen der Raute nimmt der Kampher hinweg.

R a u t e.

Eingenommenheit des Gehirns in der Stirne, mit klopfendem Schmerze darin, Abends vor Schlafengehen, und noch schlimmer früh beim Erwachen aus einem allzu tiefen Schlafe.

(Ein Reifsen auf dem rechten Scheitelbeine, was Abends verging; darauf früh an derselben Stelle eine wallnufsgrofse Beule, schmerzend beim Befühlen wie unterköthig, die nach einigen Tagen verging.)

(Erst ein heftiger Schmerz — Stechen und Reifsen — auf dem Haarkopfe, worauf ein Knoten da entsteht, einen Thaler grofs und einen Finger dick hoch, der Anfangs bei Berührung schmerzte.)

Schweifs auf dem Wirbel des Hauptes (sogleich).

5 Fippern und sichtbares Zucken in den Muskeln der Augenbrauen (n. 12 St.).

(Fliegende Punkte vor den Augen.)

(Nasenbluten.)

(Sie schnaubt Blut aus der Nase, den ganzen Tag.)

Bluten des Zahnfleisches beim Reinigen und Putzen der Zähne.

10 Wühlender Schmerz in den untern Zähnen.

Drückender Schmerz in der Gaumendecke, mehr aufser dem Schlingen, als während desselben (n. 2 St.).

(Stechen in der Herzgrube.)

Wenn sie sich niedersetzen wollte, stach sie etwas
aus dem Unterleibe herauf.

Blutabgang beim Stuhlgange.

* * *

15 Eine drückende Vollheit in der Brust, welche
Engbrüstigkeit und kurzen Athem erzeugt.

In beiden Armen, feine, sehr dichte, tiefe Stiche,
die in ein fressendes Jücken ausarteten, mit
Röthe und Hitze der Haut der Arme.

Hände und Füfse kraftlos: sie konnte nichts fest
in der Hand halten, und beim Auftreten stand
sie nicht fest auf den Füfsen.

Schmerz an der hintern Hervorragung des Schaufelbeins, selbst im Sitzen, wie ein Hervordrän-
gen, und als wenn da etwas heraus wollte;
durch Draufdrücken minderte es sich jedesmal.

An der obern und innern Seite des Oberschenkels,
ein brennender Schmerz, blofs beim Sitzen, vorzüglich beim Erwachen im Liegen — nicht im
Stehen oder Gehen.

20 (Ein heftig zusammenziehender und krampfartig
ziehender Schmerz von der Mitte des Oberschenkels an bis in das Hüftgelenk, und von da aus
in's Kreuz.)

(In der innern Seite der Unterschenkel, eine innere Kälte-Empfindung, fast wie Eingeschlafenheit, von den Fufssohlen bis in's Knie, ohne
Schauder.) (n. 24 St.).

Er fühlt sich so voll geprefst im ganzen Körper,
wodurch der Athem beengt wird.

Alle Glieder des ganzen Körpers sind schwer und
ermüdet und ohne Kraft; alle Arbeit war ihr zu
viel und zuwider.

(Kalter Gesichtsschweifs, früh im Bette, mit Bakkenröthe.)

25 Hitze über und über.

Ueber alles um ihn her Geschehende, und vorzüglich über das, was er selbst that, sehr unzufrieden und sehr zum Weinen geneigt.

Beobachtungen Andrer.

Im Sitzen, plötzlich starker Schwindel: es drehete sich alles im Kreise herum; drauf Glühen in den Wangen (n. 12 St.) (*Chr. Fr. Langhammer*, in einem Aufsatze).

Beim Gehen im Freien, starker Schwindel; fast wäre er auf die rechte Seite gefallen, wenn er sich nicht angehalten hätte (n. 26 St.) (*Langhammer*, a. a. O.).

Früh, beim Aufstehen aus dem Bette, starker Schwindel; er wäre vorwärts hingefallen, wenn er sich nicht noch angehalten hätte (n. 24 St.) (*Langhammer*, a. a. O.).

Langsamer Ideengang, langsame Besinnung (*Ernst Stapf*, in einem Briefe).

(5) Oeftere Gedankenlosigkeit: er verrichtet Dinge, die ihm durch öftere Wiederholung geläufig worden sind, zur unrechten Zeit ganz mechanisch (n. 48 St.) (*W. E. Wislicenus*, in einem Aufsatze).

Düsterheit des Kopfs, eine Art Unbesinnlichkeit (*Chr. G. Hornburg*, in einem Aufsatze).

Eingenommenheit des Kopfs (*Stapf*, a. a. O.).

Empfindung im Kopfe und im Körper, als hätte er nicht ausgeschlafen (*Hornburg*, a. a. O.).

Schwere im Kopfe, am meisten in der Stirne, anhaltend, als ob ein Gewicht drin läge (n. 1 St.) (*Fr. Hartmann*, in einem Aufsatze).

(10) Nach dem Mittagsessen, Kopfschmerz, wie Drücken auf das ganze Gehirn, mit einer grossen Beweglichkeit des Nervensystems und Unruhe im ganzen Körper, die nicht verträgt, dafs er sitze (*Carl Franz*, in einem Anfsatze).

Früh nach dem Aufstehen, drückender Kopfschmerz auf dem ganzen Gehirne (n. 24 St.) (*Franz*, a. a. O.).

Im ganzen Kopfe, ein verdüsterndes Drücken (*Stapf*, a. a. O.).

Drückend betäubendes Kopfweh mit Uebelkeit, vor-

Beobachtungen Andrer.

züglich in der rechten Seite der Stirne, mit Hitzgefühl im Gesichte (n. 4½ St.) (*Langhammer*, a. a. O.).

Ein taktmäfsig drückender Schmerz im Vorderkopfe (*Hartmann*, a. a. O.).

(15) Drücken in der Stirne über der Nasenwurzel (n. 2½ St.) (*Franz*, a. a. O.).

Drückend ziehendes Kopfweh in der rechten Seite der Stirne (*Hornburg*, a. a. O.).

Seitwärts im Hinterhaupte, ein pickend drückender Schmerz (*Franz*, a. a. O.).

Absetzende, bohrende Stiche in der rechten Seite der Stirne (im Sitzen) (n. 8¼ St.) (*Langhammer*, a. a. O.).

Ein stechend ziehender Schmerz vom Stirnbeine bis zum Schlafbeine (*Hartmann*, a. a. O.).

(20) Stechendes Ziehen auf dem Wirbel, äufserlich (n. 24 St.) (*Wislicenus*, a. a. O.).

Spannend ziehender Schmerz, wie nach einem Schlage oder Stofse, äufserlich an den Seitentheilen des Kopfs (*Hornburg*, a. a. O.).

Jücken auf dem Haarkopfe, dicht hinter dem linken Ohre, welche Stelle bei Berührung mit der Hand schmerzte, wie Jücken, mit Wundheit verbunden; durch Kratzen verlor sich das Jücken sammt dem Schmerze (*Franz*, a. a. O.).

Fressendes Jücken auf der linken Seite des Haarkopfs, wie von Läusen, was zu kratzen nöthigte und öfters wiederkehrte (n. 36 St.) (*Langhammer*, a. a. O.).

Fressendes Jücken auf dem ganzen Haarkopfe, vorzüglich an der linken Seite und dem Hinterhaupte, wie von Ungeziefer, welches sich erst nach vielem Kratzen besänftiget, aber immer wiederkommt (n. 38 St.) (*Langhammer*, a. a. O.).

(25) Zwei Geschwürchen auf dem Haarkopfe, eins am linken Seitentheile und eins nach dem Nacken zu, deren fressendes Jücken zu kratzen nöthigte

Beobachtungen Andrer.

und öfters wiederkam (n. 88 St.) (*Langhammer*, a. a. O.).

Nagend drückendes Kopfweh auf der Stirne (n. 12 St.) (*Wislicenus*, a. a. O.).

Dumpfes Reifsen in den Schläfebeinen (n. 1 St.) (*Wislicenus*, a. a. O.).

Von den Schläfebeinen bis zum Hinterhaupte, in der Beinhaut, Schmerz wie von einem Falle (*Hornburg*, a. a. O.).

Brennend zusammenpressender Schmerz, äufserlich auf dem Kopfe, welcher betäubt (n. 11 St.) (*Hornburg*, a. a. O.).

(30) Hitze im Kopfe (*Hornburg*, a. a. O.).

Abends (um 11 Uhr), grofse Hitze im Kopfe, mit fieberhafter Unruhe des ganzen Körpers und Aengstlichkeit (*Franz*, a. a. O.).

Rothlauf an der Stirne*) (*El. Camerarius*, hort. med.).

Jücken auf der einen Gesichtsseite (n. 24 St.) (*Franz*, a. a. O.).

Klammartig reifsender Schmerz auf dem Jochbeine, mit drückend betäubendem Kopfschmerze in beiden Seiten der Stirne (n. 5 St.) (*Langhammer*, a. a. O.).

(35) Es ist ihm trübe vor den Augen, als schwebten ihm Schatten davor (*Wislicenus*, a. a. O.).

Es scheint ihm nicht hell genug vor den Augen zu seyn (*Hornburg*, a. a. O.).

Verengerte Pupillen (n. 2½ St.) (*Langhammer*, a. a. O.).

Es ist ihm vor den Augen, als wenn er das Gesicht durch Lesen allzusehr angestrengt hätte (*Hornburg*, a. a. O.).

Schwacher, druckähnlicher Schmerz im rechten Auge, mit Verdunkelung der Umgebungen, wie wenn man einen die Augen belästigenden Gegenstand allzu lange beobachtet hat (*C. Th. Herrmann*, in einem Aufsatze).

---

*) Vom Abpflücken des Krautes.

Beobachtungen Andrer.

(40) Ein Hitzgefühl und Feuern in den Augen und Wehthun derselben, wenn er (Abends bei Lichte) liest (*W. Grofs*, in einem Aufsatze).

Unter dem linken Auge, ein Brennen (n. 3 St.) (*Hornburg*, a. a. O.).

Jücken in den innern Augenwinkeln und an den untern Augenlidern, das nach Reiben beifsend wird, wobei das Auge voll Wasser läuft (n. ¼ St.) (*Wislicenus*, a. a. O.).

Drücken auf die obere Wand der Augenhöhlen, mit Reifsen im Augapfel (*Franz*, a. a. O.).

Druck auf der innern Fläche des linken Auges, mit starkem Thränen desselben, in freier Luft (n. 48 St.) (*Herrmann*, a. a. O.).

(45) Druck auf beide Augäpfel, nebst einem Krampfe der untern Augenlider, wodurch sie theils aufwärts, theils und noch mehr nach dem innern Winkel zu gezogen werden, einige Tage lang (n. 8 St.) (*Wislicenus*, a. a. O.).

Krampf am untern Augenlide, der Randknorpel (Tarsus) zieht sich hin und her, und wenn es nachläfst, läuft Wasser aus beiden Augen, anderthalb Stunden lang (*Hornburg*, a. a. O.).

Krampf des untern Theils des Augenring-Muskels (orbicularis) herüber und hinüber (*Hornburg*, a. a. O.).

Unwillkürlich starres Hinblicken auf einen und denselben Gegenstand; mit verkleinerten Pupillen (n. ½ St) (*Hartmann*, a. a. O.).

Schüttelt er mit dem Kopfe, so ist's, als kollere etwas im Ohre hin und her (*Hornburg*, a. a. O.).

(50) Im Ohre ist es ihm, als führe man mit einem stumpfen Holze darin herum, eine Art kratzendes Drücken (n. 2 St.) (*Hornburg*, a. a. O.).

Schmerz um die Ohren, als würde stark drauf gedrückt (*Hornburg*, a. a. O.).

Ein kitzelnder, heifser Druck in den Ohren; wel-

Beobachtungen Andrer.

cher durch Einbringung des Fingers sich verschlimmert (*Hornburg*, a. a. O.).

Jückende Stiche im rechten, innern Ohre (n. 8 St.) (*Wislicenus*, a. a. O.).

In den Ohrknorpeln, Schmerz, wie nach einer Quetschung (*Hornburg*, a. a. O.).

(55) Unter dem Zitzfortsatze, ein Schmerz wie von einem Stofse oder Falle (*Hornburg*, a. a. O.).

In den Gesichtsknochen, Taubheitsschmerz, wie nach einem Stofse, welcher bis in die Zähne und Kinnlade herabgeht*) (*Hornburg*, a, a. O.).

Scharfes Drücken an der Nasenwurzel (n. 36 St.) (*Wislicenus*, a. a. O.).

Im obern Theile der Nase, ein Schmerz, als wäre quer durch ein Pflock gestemmt, welcher krätzte und drückte; eine Empfindung, die nicht durch Ausschneuzen oder Einbohren mit dem Finger vergeht (*Hornburg*, a. a. O.).

Auf dem Nasenrücken, gelinder Schweifs; die Nase ist wärmer, so auch die Backen, bei schwacher Gesichtsröthe, ohne Durst (*Grofs*, a. a. O.).

(60) Kneipen in der linken Backe (n. 24 St.) (*Wislicenus*, a. a. O.).

In beiden Backen, ein fressend gichtartiger Schmerz (*Hornburg*, a. a. O.).

Ausschlagsblüthen an der Ober- und Unterlippe (von Rautenessig) (*Lev. Lemnius*, de occultis Naturae miraculis II. Cap. 1.).

Das rechte, obere Zahnfleisch schmerzt an der innern Seite wie wund und geschwollen, mit ziehenden Stichen darin, am stärksten bei Berührung (n. 36 St.) (*Wislicenus*, a. a. O.).

Zuweilen trocken und klebrig im Munde (*Stapf*, a. a. O.).

---

*) Von Raute scheinen mehre Schmerzen in den Knochen oder in der Beinhaut zu entstehen.

Beobachtungen Andrer.

(65) Am Gaumenvorhange, beim Schlingen, ein Wundheitsgefühl und Drücken, doch nicht für sich (*Groſs*, a. a. O.).

Nachmittags, Durst auf kaltes Wasser (n. 33 St.) (*Langhammer*, a. a. O.).

Nachmittags, unauslöschlicher Durst auf kaltes Wasser; er trinkt oft und viel, ohne daſs es ihn beschwert (n. 24 St.) (*Groſs*, a. a. O.).

Aufstoſsen (sogleich) (*Hornburg*, a. a. O.).

Aufstoſsen bloſs nach Luft (*Hartmann*, a. a. O.).

(70) Nach Essen und Trinken, Aufstoſsen mit dem Geschmacke des Genossenen (*Groſs*, a. a. O.).

Die Speisen haben ihr einen holzigen Geschmack, wie trocken und schmacklos (d. 2. Tag) (*Groſs*, a. a. O.).

Er hat Appetit, aber sobald er etwas iſst, empfindet er eine spannende Beklemmung im Oberbauche und der Brust, als wäre er satt (n. 5 St.) (*Groſs*, a. a. O.).

Sie hat Appetit, wie gewöhnlich; sobald sie aber zu essen anfängt, widersteht ihr alles und ekelt sie an (*Groſs*, a. a. O.).

Oefteres Schlucksen (beim gewohnten Tabakrauchen) (n. 4 St.) (*Langhammer*, a. a. O.).

(75) Oefteres Schlucksen, mit einiger Uebelkeit (beim gewohnten Tabakrauchen) (n. 34 St.) (*Langhammer*, a. a. O.).

Brecherlichkeit beim Bücken (*Stapf*, a. a. O.).

Eine Art von Uebelkeit in der Herzgrube, mit Drang zum Stuhle, der sich durch Blähungsabgang auf Augenblicke mindert (*Groſs*, a. a. O.).

Stechendes Reiſsen innerhalb der Herzgrube (n. 24 St.) (*Wislicenus*, a. a. O.).

Nagendes Drücken in der Herzgrube, Nachts und früh (n. 12 St.) (*Groſs*, a. a. O.).

(80) Unruhe erregendes Drücken vorne neben der Herzgrube, in der Lebergegend (*Franz*, a. a. O.).

Brennendes Nagen im Magen (*Hornburg*, a. a. O.).

Beobachtungen Andrer.

Leere und Nagen im Magen, als hätte er lange keine Nahrung zu sich genommen (n. 10 St.) (*Hornburg*, a. a. O.).

Unter den linken, kurzen Ribben, ein feines, schmerzhaftes Pochen oder Picken (*Grofs*, a. a. O.).

Unter den linken, kurzen Ribben, ein Wehthun für sich, das beim Draufdrücken stärker wird und das Athmen hemmt, wenn sie in der Nacht erwacht (*Grofs*, a. a. O.).

(85) Aetzendes Brennen in der linken Unterleibsgegend (*Hornburg*, a. a. O.).

Kälte in der innern Nabelgegend, und Empfindung, als mache sich da etwas los (*Hornburg*, a. a. O.).

Starke Stiche in den Bauchmuskeln in der Nabelgrube, die den Bauch einzuziehen nöthigen (n. 1 St.) (*Wislicenus*, a. a. O.).

Von unterhalb des Nabels fahren stechende Rucke nach dem Schamhügel zu, beim Ausathmen, dafs es ihr den Athem versetzt; bei starkem Draufdrücken fühlt sie nichts (*Grofs*, a. a. O.).

In der Lebergegend, ein drückend nagender Schmerz (*Hornburg*, a. a. O.).

(90) In der Nabelgegend, ein Kratzen und Nagen, mit untermischter Uebelkeit (n. 6 Tagen) (*Grofs*, a. a. O.).

In beiden Seiten des Unterleibes, stemmend schneidendes Kneipen, wie von Blähungen (n. 2¼ St.) (*Langhammer*, a. a. O.).

Kneipender und drückender Schmerz, mit Unbehaglichkeit im Unterbauche, wie nach Verkältung (n. 48 St.) (*Herrmann*, a. a. O.).

In der Nacht, ein spannendes Pressen im ganzen Unterbauche vom Nabel nach unten zu, als sollte das Monatliche eintreten; beim Draufdrücken that's weher (*Grofs*, a. a. O.).

Angenehme Kühle im Unterleibe und in der Brust (*Hornburg*, a. a. O.).

Beobachtungen Andrer.

(95) Innere Hitze im Unterleibe und der Brust (*Hornburg*, a. a. O.).

Im Sitzen, ziehender Druck in der Nierengegend, längs der Lenden (*Franz*, a. a. O.).

In den Lenden, ein Zerschlagenheitsschmerz, mit beengender Spannung gegenüber im Unterbauche, blofs im Sitzen, aber nicht beim Gehen und Stehen (*Grofs*, a. a. O.).

(Nach einem weiten Gange) beim Sitzen, ein Wühlen, wie zerschlagen, in der Lendengegend, gleich über dem Kreuze; beim Gehen dauert's noch einige Zeit fort und verschwindet dann allmälig; beim Stillstehn und Sitzen kommt's wieder (*Grofs*, a. a. O.).

Knurren im Unterbauche (n. 1 St.) (*Herrmann*, a. a. O.).

(100) Abgang sehr übelriechender Blähungen (n. 2¼ St.) (*Langhammer*, a. a. O.).

Blähungen gehen leicht ab (*Hornburg*, a. a. O.).

Blähungsabgang mit Empfindung, als wenn Stuhlgang erfolgen sollte (n. 39 St.) (*Langhammer*, a. a. O.).

Im Sitzen, reifsende Stiche im Mastdarme (*Franz*, a. a. O.).

Reifsen im Mastdarme und in der Harnröhre, aufser dem Harnen (n. 2 Tagen) (*Franz*, a. a. O.).

(105) Stuhlgang wenigen, harten Kothes, fast wie Schaaflorbern (n. 40 St.) (*Langhammer*, a. a. O.).

Der Stuhl ging schwer ab, wie aus Mangel der wurmförmigen Bewegung im Mastdarme, in den ersten 24 Stunden, und war dick geformt (*Hornburg*, a. a. O.).

Immerwährendes Drängen zum Stuhle, der doch mehr als gewöhnlich weich ist, und noch nach dem Stuhlgange Drängen und Noththun (n. 24 St.) (*Herrmann*, a. a. O.).

Nach vorgängiger Uebelkeitsempfindung im Unterleibe, zweimaliger, weicher Stuhlgang, der mit grofser Schwierigkeit hervorkommt, wegen einer

Beobachtungen Andrer.

Art Straffheit und Unthätigkeit des Mastdarms (n. 1½ St.) (*Franz*, a. a. O.).

Stuhl am zweiten Tage viel später, als gewöhnlich (*Franz*, a. a. O.).

(110) Oefteres Pressen zum Stuhle mit Ausfall des Mastdarms, welcher dann noch öfterer erfolgte, mit Empfindung von Drängen, wobei jedesmal viel Blähungen abgehen; das mindeste Bücken, und noch mehr das Kauern, brachte den Mastdarm schon heraus (n. 72 St.); die folgenden Tage blieb der Mastdarm stets vorgefallen, und ob er sich gleich leicht wieder hinein bringen liefs, ohne Schmerzen, so fiel er doch stets gleich wieder heraus, mehre Tage über (*Franz*, a. a. O.).

Druck in der Gegend des Blasenhalses, wie eine schmerzhafte Verschliefsung desselben, kurz nach dem Harnen (n. 24 St.) (*Wislicenus*, a. a. O.).

Er läfst im Ganzen wenig Urin, es erfolgt aber nach dem Harnen ein Drücken und Drängen in der Blase, ohne dafs mehr Urin erfolgt (den zweiten und dritten Tag) (*Franz*, a. a. O.).

Gleich nach dem Harnen ist es ihr bei jedem Tritte, als wenn die Blase voll wäre und würde auf und nieder bewegt; nicht im Sitzen (n. 48 St.) (*Grofs*, a. a. O.).

Starkes Pressen auf den Urin, als wäre die Blase immer voll, doch geht nur wenig ab, und nach dem Lassen drängt's, als sollte noch mehr kommen, was nicht geschieht (n. einigen St.), mehre Tage lang (*Grofs*, a. a. O.).

(115) Es ist, als könnte sie das Wasser nicht mehr halten, mit solcher Eile drängt's, wenn auch nur ein Tropfen drin war; während und nach dem Lassen brennt's in den Geburtstheilen schmerzhaft und drängt noch lange fort; die Nacht aber konnte sie, wie immer, ruhig davor schlafen, blofs früh treibt sie's vor Tage zum Harnen (*Grofs*, a. a. O.).

Beobachtungen Andrer.

Erhöheter, starker Geschlechtstrieb (*Groſs*, a. a. O.).

Nächtliche Samenergiefsungen, ohne verliebte Träume (*Laughammer*, a. a. O.).

* * *

Oefteres Niefsen (*Laughammer*, a. a. O.).

Am Kehlkopfe, Schmerz, wie von Stofs oder Quetschung (*Hornburg*, a. a. O).

(120) Angenehme Kühle in der Brust (*Hornburg*, a. a. O.).

Inneres Hitzgefühl in der Brust (*Hornburg*, a. a. O.).

Aetzendes, fressendes Ziehen in der linken Brust (*Hornburg*, a. a. O.).

Ein Nagen in der linken Brust (*Hornburg*, a. a. O.).

In der rechten Brustseite, ein nagender Schmerz, mit etwas Aetzendem und Brennendem verbunden (*Hornburg*, a. a. O.).

(125) Starkes Zusammendrücken des untern Theils der Brust an den letzten falschen Ribben, Nachts; er träumt, es umfasse ihn jemand so heftig und er wacht darüber auf (n. 24 St.) (*Wislicenus*, a. a. O.).

Druck an dem Brustbeine, dem Gefühle nach, innerlich und äuſserlich (*Herrmann*, a. a. O.).

Harter Druck an der sechsten wahren Ribbe, beim Ausathmen und Betasten heftiger (n. 2 St.) (*Herrmann*, a. a. O.).

Stumpfer Stofs in der linken Brustseite (*Hornburg*, a. a. O.).

Scharfes Stechen zwischen der linken Brustwarze und der Achselhöhle, beim Einathmen heftiger (n. 30 St.) (*Herrmann*, a. a. O.).

(130) Stechender Schmerz innerhalb der linken Brustwarze, beim Einathmen heftiger (n. 4 Tagen) (*Herrmann*, a. a. O.).

Raute.

Beobachtungen Andrer.

Beim Treppensteigen, Stiche auf der Brust und
Athem-Versetzung, die ihm grofse Angst macht
(*Franz*, a. a. O.).

Stiche auf dem Brustbeine, bei jeder Bewegung
(d. 2. Tag) (*Franz*, a. a. O.).

Sowohl beim Ein-, als Ausathmen, drückend beklemmendes Stechen auf dem Brustbeine (im Sitzen) (n. 4 St.) (*Langhammer*, a. a. O.).

Feines Schneiden zieht aus dem Halse in die Brust,
besonders an das Schlüsselbein und die Achselgrube, wo es anhält, im Gehen; bei stärkerm
Gehen vermehrt (n. 36 St.) (*Wislicenus*, a. a. O.).

(135) Zitterndes Glucksen an den letzten wahren
Ribben der rechten Seite (n. ¼ St) (*Wislicenus*,
a. a. O.).

Nachts, über dem Schwerdknorpel, an einem der
Ribbenknorpel, ein absetzendes Nagen oder Pikken (*Grofs*, a. a. O.).

Schmerz vom Steifsbeine bis zum Kreuzknochen,
wie von Fall oder Stofs (*Hornburg*. a. a. O.).

Harter Druck an der linken, untern Fläche des
Kreuzbeins (*Herrmann*, a. a. O.).

Schmerz in den Lendenwirbelbeinen, wie zerschlagen (*Hornburg*, a. a. O.).

(140) Im Rückgrate, der Herzgrube gegenüber, ein
schmerzhaftes Zucken; drückt sie mit der Hand
drauf, so ist's ärger und dann entsteht zugleich
ein Wehthun unter den letzten, kurzen Ribben,
das nachher in den Bauch zieht und das Athmen
hindert (*Grofs*, a. a. O.).

Das Rückgrat schmerzt wie zerschlagen, im Sitzen
und Gehen — ein Schmerz, welcher den Athem
versetzt (*Franz*, a. a. O.).

Harter Druck links neben dem ungenannten Beine,
nahe am Rückgrate (n. 2 St.) (*Herrmann*, a.
a. O.).

Hinten im Rücken, gleich über dem linken Schaufelbeine, bei Ruhe und Bewegung, ein absetzendes, schmerzliches Pucken, das sich beim

Raute.

Beobachtungen Andrer.

Draufdrücken verliert und nachher wiederkommt (*Groſs*, a. a. O.).

(Nach einem weiten Gange) am hintern Rande des linken Schaufelbeins, ein Pucken, das über der Hüfte, auf der vordern Fläche des Oberschenkels fast bis zum Knie hinab fährt, und beim Drücken auf das Schaufelbein verschwindet (*Groſs*, a. a. O.).

(145) In der vordern Hervorragung des linken Schaufelbeins, ein absetzendes Pochen (*Groſs*, a. a. O.).

Im Sitzen, Stiche im Rückgrate, mit schnell entstehender Aengstlichkeit (*Franz*, a. a. O.).

In der rechten Seite des Rückgrats, der Leber gegenüber, drückend ziehender, besonders beim Einathmen sehr empfindlicher Schmerz (n. 2 Tagen) (*Franz*, a. a. O.).

In den Rücken-Wirbelbeinen, Schmerz wie von einem Falle, in Bewegung und Ruhe (*Hornburg*, a. a. O.).

Ziehender Zerschlagenheitsschmerz im Rückgrate, welcher oft den Athem versetzt (*Franz*, a. a. O.).

(150) Beim Sitzen, Zerschlagenheitsschmerz auf der linken Seite des Rückens, der beim Gehen und Stehen wieder verschwand (n. 10½ St.) (*Langhammer*, a. a. O.).

Im Rückgrate, Schmerz wie zerschlagen und kreuzlahm (*Hornburg*, a. a. O.).

(Beim Sitzen) Zerschlagenheitsschmerz längs des Rückgrats hin, vorzüglich auf der linken Seite (n. 7¾ St.). (*Langhammer*, a. a. O.).

Druck innerhalb des rechten Schulterblattes (n. 14 St.) (*Herrmann*, a. a. O.).

Stechendes Jücken zwischen den Schulterblättern; durch Reiben verging's nicht (sogleich) (*Wislicenus*, a. a. O.).

(155) Bei Bewegung des Schulterblattes, an der Spitze desselben, ein ziehend stechender Schmerz,

Raute.

Beobachtungen Andrer.

dafs er sogleich den Arm sinken lassen mufs (*Franz*, a. a. O.).

Athemversetzender, ziehender Schmerz im Schulterblatte (*Franz*, a. a. O.).

Ziehen im Genicke (*Stapf*, a. a. O.).

In den Schultergelenken, empfindlicher Schmerz, wie von Verrenkung; zieht und dreht er den Oberarm in die Höhe, so lassen diese Schmerzen etwas nach, aber beim Hängen oder Auflegen des Arms kommen sie gleich wieder (*Hornburg*, a. a. O.).

Unter der rechten Achselhöhle, ein Schmerz, wie von einem brennend beifsenden Geschwüre (n. 48 St.) (*Hornburg*, a. a. O.).

(160) Klammartiges Ziehen im zweiköpfigen Muskel des Oberarms (*Franz*, a. a. O.).

Schmerzhafte Rucke in den Oberarmen, von ihrer Mitte an; wenn der Schmerz bis zum Ellbogen gekommen ist, so zieht es vor bis in die Finger und deuchtet, in den Knochenröhren zu seyn; dabei Müdigkeit und Schwere der Untergliedmafsen (*Grofs*, a. a. O.).

Kühle in den Armen inwendig (*Hornburg*, a. a. O.).

Jücken auf dem linken Oberarme, das zum Kratzen reizte (n. 8 St.) (*Langhammer*, a. a. O.).

Harter Druck im rechten Ellbogengelenke, beim Ausstrecken des Arms heftiger (n. 12 St.) (*Herrmann*, a. a. O.).

(165) Im linken Ellbogengelenke, Schmerz, wie von Stofs, mit Schwäche im Arme (n. 36 St.) (*Hornburg*, a. a. O.).

Dumpfes Reifsen in den Armknochen (n. 1 St.) (*Wislicenus*, a. a. O.).

Dumpf reifsender Schmerz im rechten Ellbogengelenke und den nahen Theilen, bis zum untern Ende des Oberarmknochens; beim Ausstrecken mehr ein blofs drückender Schmerz (n. 36 St.) (*Herrmann*, a. a. O.)

Beobachtungen Andrer.

Die Ellbogenröhre ist wie zerschlagen (*Hornburg*, a. a. O.).

Klammartiges Reifsen im linken Vorderarme (n. 25 St.) (*Langhammer*, a. a. O.).

(170) Lähmiger Druck auf der äufsern Seite des rechten Vorderarms (n. 10 St.) (*Herrmann*, a. a. O.).

Schmerzhaft drückendes Ziehen in der Mitte der vordern Fläche des rechten Vorderarms (n. 34 St.) (*Herrmann*, a. a. O.).

Reifsender Druck im rechten Handgelenke, bei starker Bewegung heftiger (n. 32 St.) (*Herrmann*, a. a. O.).

Aufgelaufene Adern auf der Hand, nach dem Essen (n. 4 St.) (*Hornburg*, a. a. O.).

Feinstechendes, jückendes Kitzeln im linken Handteller (n. 36 St.) (*Langhammer*, a. a. O.).

(175) Rothlauf auf den Händen, vom Abpflücken des Krautes (*Camerarius*, a. a. O.)

Im linken Handgelenke schmerzt's ihn, wie zerbrochen, selbst in Ruhe (*Hornburg*, a. a. O.).

Die Knochen der Handgelenke und des Handrückens schmerzen wie zerschlagen, in Ruhe und Bewegung (*Hornburg*, a. a. O.).

Klammartiger Schmerz quer über die rechte Hand (n. 7 St.) (*Langhammer*, a. a. O.).

Schmerzhaft drückendes Ziehen im hintersten Gelenke der letzten beiden Finger, Nachts (n. 42 St.) (*Herrmann*, a. a. O.).

(180) In den Fingern, Schmerzen, wie von Stofs oder Quetschung, in der Ruhe (n. 6 St.) (*Hornburg*, a. a. O.).

Reifsen im linken Mittelfinger, besonders dem mittelsten Gelenke und dem mittelsten Gliede (n. ¼ St.) (*Herrmann*, a. a. O.).

Drückendes Ziehen im mittelsten Gelenke der rechten drei Mittelfinger (*Herrmann*, a. a. O.).

In den Knochen um die Hüften, Schmerz,

Beobachtungen Andrer.

wie von Stofs oder Fall (in der Bewegung) (*Hornburg*, a. a. O.).

Er kann sich mit dem Körper nicht biegen; es schmerzen alle Gelenke und die Hüftknochen, wie zerschlagen (n. 10 St.) (*Hornburg*, a. a. O.).

(185) Beim Anfühlen der schmerzenden Theile, besonders der Hüften und Schenkelknochen, thut es wie zerschlagen weh (n. 29 St.) (*Hornburg*, a. a. O.).

Brennend scharfer Druck in der rechten Oberschenkelbeuge (n. 1 St.) (*Herrmann*, a. a. O.).

Die Oberschenkelknochen schmerzen in der Mitte wie zerschlagen (in der Bewegung) (*Hornburg*, a. a. O.).

Die ganze vordere Fläche der Oberschenkel ist wie zerschlagen und beim Anfühlen schmerzhaft (n. 31 St.) (*Hornburg*, a. a. O.).

Streckt er die Untergliedmafsen auch nur wenig aus, so schmerzen die Oberschenkel, als wären sie mitten durchgeschlagen (*Hornburg*, a. a. O.).

(190) Der Zerschlagenheitsschmerz der Oberschenkel hält zwei Tage an, so dafs er kaum gehen kann (*Hornburg*, a. a. O.).

Druck in der Mitte der äufsern Seite des rechten Oberschenkels (*Herrmann*, a. a. O.).

Im hintern Theile des Oberschenkels und oberhalb des Kniees ist es ihm, wie zerschlagen (bei Bewegung) (*Hornburg*, a. a. O.).

Nach dem Sitzen und Aufstehen kann er nicht gleich gehen; er fällt wieder zurück; die Knochen sind wie zerbrochen, die Oberschenkel versagen ihre Dienste wegen Unvermögen und Schmerz (*Hornburg*, a. a. O.).

Im Gehen torkelt er von einer Seite zu der andern (*Hornburg*, a. a. O.).

Beobachtungen Andrer.

(195) Er fällt beim Gehen von einer Seite zu der andern; die Füſse halten ihn nicht; er hatte in den Oberschenkeln keine Kraft und keinen Halt (*Hornburg*, a. a. O.).

Harter Druck an der obern, innern Fläche des linken Unterschenkels (*Herrmann*, a. a. O.).

Harter Druck in der Mitte der äuſsern Seite des linken Unterschenkels (*Herrmann*, a. a. O.).

Zusammensinken der Kniee beim Aufstehen vom Sitze und beim Anfange des Gehens (n. 4 St.) (*Hornburg*, a. a. O.).

Lähmige Schwere in den Knieen; er muſs mit der Lage der Füſse wechseln (n. 1 St.); nach Gehen fühlt er Erleichterung (*Wislicenus*, a. a. O.).

(200) Das Ersteigen der Stufen, so wie das Herabsteigen, fällt ihm schwer; die Beine knicken zusammen (*Hornburg*, a. a. O.).

Krampfhafte Zusammenziehung der Kniekehlen, beim Aufstehen vom Sitze (*Hornburg*, a. a. O.).

Müdigkeit im linken Kniee nach einigem Gehen; die Kniee knickten zusammen (*Groſs*, a. a. O.).

Es ist ihm zitterig in den Knieen, mit Mattigkeit in den Füſsen (*Stapf*, a. a. O.).

Zitterige Schwerheit der Unterschenkel (*Hornburg*, a. a. O.).

(205) Er darf nicht stark auf die Füſse treten, es schmerzen die Knochen des Unterfuſses, mit Hitzempfindung (*Hornburg*, a. a. O.).

Stumpfe Stiche fahren von dem Fuſsrücken an dem Schienbeine langsam herauf (n. $\frac{1}{2}$ St.) (*Wislicenus*, a. a. O.).

Im linken Fuſsgelenke, an der vordern Seite, ein aus Pochen und Hacken zusammengesetzter Schmerz, als wäre daselbst ein Geschwür (*Hornburg*, a. a. O.).

Die Fuſsknochen schmerzen in der Ruhe brennend und ätzend (*Hornburg*, a. a. O.).

Beobachtungen Andrer.

Brennende Empfindung unter dem äufsern Knöchel, im Stehen (*Franz*, a. a. O.).

(210) (Im Sitzen) drückend stichartiger Schmerz erst in der linken, dann in der rechten Ferse (n. 12 St.) (*Langhammer*, a. a. O.).

Brennendes Reifsen in der linken grofsen Zehe, vorzüglich bei äufserm Drucke (n. 6 St.) (*Wislicenus*, a. a. O.).

In den Zehen, brennende Schmerzen, wie nach einem Stofse oder einer Quetschung, wo ein fremder Körper hinein gestofsen worden ist (*Hornburg*, a. a. O.).

Klammartiges Feinstechen in der kleinen Zehe des rechten Fufses (im Sitzen), das bei Regung der Zehen durchdringender und heftiger ward (n. 33 St.) (*Langhammer*, a. a. O.).

In den Zehen ein schmerzhaftes Ziehen (*Hornburg*, a. a. O.).

(215) Schmerzhafter Druck in der linken Fufssohle (im Sitzen) (n. 36 St.) (*Langhammer*, a. a. O.).

Kitzelnd heifses Prickeln in der Fufssohle (*Hornburg*, a. a. O.).

Drückend klammartiges Reifsen bald in den obern, bald in den untern Gliedmafsen, bei Ruhe und Bewegung (n. $3\frac{1}{2}$ St.) (*Langhammer*, a. a. O.).

Im Liegen schmerzen alle Theile, worauf er liegt, wie zerschlagen, selbst im Bette (n. 17 St.) (*Hornburg*, a. a. O.).

Früh, beim Aufstehen aus dem Bette, Jücken über den ganzen Körper, was auf's Kratzen nachliefs (n. 24 St.) (*Langhammer*, a. a. O.).

(220) Nur im Sitzen fühlt er Mattigkeit und Trägheit; wenn er aber ein Weilchen gegangen ist, empfindet er sie nicht mehr (*Hartmann*, a. a. O.).

Er weifs nicht, wo er die Beine hinlegen soll vor Unruhe und Schwere, er legt sie von einer Stelle zur andern und wendet sich mit dem Körper bald auf diese, bald auf jene Seite (*Hornburg*, a. a. O.).

Beobachtungen Andrer.

Grofse Müdigkeit (*Stapf*, a. a. O.).

Nach Tische, eine grofse Müdigkeit und Schwere im ganzen Körper; die Augen fielen ihr zu, so schläfrig war sie; in der freien Luft ward ihr besser (*Grofs*, a. a. O.).

Nach jeder kleinen Fufsreise ist er sehr matt; die Glieder sind ihm wie zerschlagen; das Kreuz und die Lenden schmerzen ihn, doch fühlt er die Beschwerde nur dann erst, wenn er zum Sitzen kommt; steht er auf und geht herum, so scheint's ihm besser (*Grofs*, a. a. O.).

(225) Mattigkeit in den Gliedern beim Sitzen; er bewegt sich nicht gern; wenn er die Hände auf dem Schoofse liegen liefs, war's ihm drin so wohl, dafs er sie nicht aufheben mochte (*Hartmann*, a. a. O.).

Lafsheit und Schwere im ganzen Körper (*Hornburg*, a. a. O.).

Gähnen, Renken und Ausstrecken der Hände; darauf befällt ihn Schläfrigkeit (*Hornburg*, a. a. O.).

Gähnen mit Renken und Dehnen der Arme und Schenkel, vorzüglich der erstern (*Hartmann*, a. a. O.).

Mehrmaliges (unvollkommnes) Gähnen, was nicht zu Stande kam; wenn er mitten im Gähnen war, mufste er nachlassen (*Hartmann*, a. a. O.).

(230) Abends, sobald sie sich legte, schlief sie augenblicklich fest ein, dafs sie schwer zu ermuntern war (*Grofs*, a. a. O.).

Nach dem Essen eine ungeheure Schläfrigkeit; er schlief beim Lesen ein, — ein Schlaf mit halbem Bewufstseyn; von der geringsten Berührung erwacht er mit einem Schrei des höchsten Schreckens (*Stapf*, a. a. O.).

Nachtunruhe: sie wacht sehr oft auf und spürt dann eine Uebelkeit und zugleich ein schmerzhaftes Drehen um den Nabel; zuweilen kommt's ihr bis in das Halsgrübchen in die Höhe, als wollte ihr das Wasser im Munde zusammenlaufen (*Grofs*, a. a. O.).

Beobachtungen Andrer.

Höchst unruhig wirft er sich von einer Seite zur andern, wacht fast alle Stunden auf und kann nur schwierig wieder einschlafen (*Langhammer*, a. a. O.).

Unruhiger Schlaf mit Träumen verdriefslicher, mürrischer Art (*Hornburg*, a. a. O.).

(235) Oefteres Aufwachen die Nacht, gleich als wäre es Zeit aufzustehen (*Langhammer*, a. a. O.).

Lebhafte, verworrene Träume (*Langhammer*, a. a. O.).

Schauder am ganzen Körper, selbst an der Ofenwärme; Hände und Füfse fühlen sich kalt an, bei innerer und äufserer Wärme des Gesichts und einer Dummlichkeit im Kopfe, wie im Schnupfenfieber, mit Durste, der sich nach einmaligem Trinken verlor, so heftig er auch vorher gewesen war (*Grofs*, a. a. O.).

Frost und Kälte am ganzen Körper (*Stapf*, a. a. O.).

Kälte überläuft die eine Hälfte des Kopfs und Gesichts (*Hornburg*, a. a. O.).

(240) Kälte vom Rückgrate herab (*Hornburg*, a. a. O.).

Frostschauder, vorzüglich im Rücken und über die Brust, in kleinen Zwischenräumen (*Stapf*, a. a. O.).

Hinauf- und hinabfahrende Kälteempfindung im Rücken (*Hornburg*, a. a. O.).

Frost, oder vielmehr Frostschütteln über den ganzen Körper mit Gänsehaut, verbunden mit Gähnen und Dehnen (*Hartmann*, a. a. O.).

Innerlicher Frost: sie kann sich nicht erwärmen (eine Empfindung, die sich stets bei ihr vor Eintritt des Monatlichen einfand in gesunden Tagen) (*Grofs*, a. a. O.).

(245) Innere und äufsere Hitze im Gesichte mit Röthe (*Hornburg*, a. a. O.).

Nachmittags, Hitze über den ganzen Körper und fieberhafte Unruhe mit Aengstlichkeit, als müsse er sterben, die ihm den Athem versetzt, und

Beobachtungen Andrer.

vorzüglich im Gesichte grofse Hitze, ohne Durst, bei weifsbelegter Zunge und rauher Trockenheitsempfindung auf derselben (*Franz*, a. a. O.).

Drei Abende nach einander grofse Unruhe, mit drückendem Kopfschmerze und fieberhafter Hitze (*Franz*, a. a. O.).

Vermehrte Wärme in den Füfsen (*Hornburg*, a. a. O.).

Schweifs am ganzen Körper brach nach dem Gehen im Freien aus (n. 6 St.) (*Hornburg*, a. a. O.).

(250) Sehr öftere Aengstlichkeit, mit muthlosen Gedanken und Befürchtungen (*Franz*, a. a. O.).

Gleichgültigkeit (*Stapf*, a. a. O.).

Sie fühlt sich unaufgelegt zu jeder Arbeit und hat zu nichts Lust; es ist ihr unbehaglich (*Grofs*, a. a. O.).

Nachmittags und den ganzen Abend sehr mifsmüthig; er macht sich melancholische, lebenssatte, traurige Gedanken (*Franz*, a. a. O.).

Den ganzen Tag sehr ängstlich, als ob er etwas Böses verübt hätte; wenn nur jemand die Thüre aufmachte, so befürchtete er schon, man komme, ihn in das Gefängnifs zu führen (*Langhammer*, a. a. O.).

(255) Mürrisch, ärgerlich, wenn etwas nicht nach seinem Willen ging (n. 24 St.) (*Wislicenus*, a. a. O.).

Mürrisch, ärgerlich, verdriefslich (*Grofs*, a. a. O.).

Verdriefslich, unaufgelegt, unentschlüssig (*Stapf*, a. a. O.).

Zornmüthig und zu Zank und Aergernifs geneigt (*Grofs*, a. a. O.).

Geneigt, zu widersprechen (*Grofs*, a. a. O.).

(260) Den ganzen Tag über ärgerlich und mifstrauisch; er traute seinem besten Freunde nicht mehr und glaubte, immmer hintergangen zu werden (n. 40 St.) (*Langhammer*, a. a. O.).

Gutlauniges Gemüth*) (*Langhammer*, a. a. O.).

(Aeufserlich angewandt.)

Frifst die Haut an und zieht Blasen (*Lemnius*, a. a. O.).

*) Nachwirkung des Organism's, Heilwirkung.

Sassaparille.

(Die geistige Tinctur der gepülverten Wurzel von Smilax Sarsaparilla.)

Weil diese Wurzel einige Aehnlichkeit im äufsern Ansehen mit der Sandriedgraswurzel (rad. Caricis arenariae) hat, so befahlen die Arzneimittellehrer, letztere, statt der Sassaparille, in Krankheiten zu brauchen, da, nach ihrem Wahne, die Sassaparille von der Sandriedgraswurzel wo nicht übertroffen werde, doch ihr ganz gleich komme, daher die Sandriedgraswurzel als einheimisch der ausländischen Sassaparille patriotisch vorzuziehen sey. Diefs ist ein Pröbchen von dem allgewöhnlichen willkürlichen Verfahren der lieben Arzneimittellehrer, und erklärt, auf welchem ehrlichen und vernünftigen Wege die Arzneien in den Arzneimittellehren zu den Lobsprüchen ihrer angeblichen Tugenden gekommen sind; durch eigenmächtige Decrete der Schreiber der Materia medica! Sie schlossen: weil Carex arenaria einheimisch und stärkern Geschmacks sey (der aber himmelweit von dem der Sassaparille abweicht), so müsse sie vorgezogen werden, denn sie habe dieselben Kräfte, wie man an ihrer, ebenfalls dünnen, langen Gestalt sehe. Also die Figur der Wurzeln beweist Gleichheit ihrer Kräfte? Ein vortrefflicher, der gemeinen Materia medica würdiger Schluſs! Und welche reine, eigenthümliche Wirkungsart besitzt denn nun die eine und die andre, daſs man endlich doch wüſste, gegen welche Krankheitsumstände man mit Gewiſsheit eines glücklichen Erfolgs die eine oder die andre anwenden könne? Davon erfährt man keine Sylbe.

Hier mache ich einen kleinen Anfang damit, die eigenthümliche Wirksamkeit der Wurzel der Sassaparille in einigen von ihr beobachteten Symptomen vorzulegen, woraus man zum Theil sehen wird, welchen guten homöopathischen Gebrauch man von ihr zu machen habe, und daſs die ihr Schuld gegebne Unwirksamkeit Unwahrheit sey. Im Kochen scheint sie den gröſsten Theil ihrer Arzneikräfte zu verlieren. Sie scheint über zwei Wochen lang in einer einzigen, nicht zu kleinen, Gabe zu wirken. Zu einer homöopathischen Gabe ist die unverdünnte Tinctur, selbst nur zu Einem Tropfen gegeben, noch viel zu stark.

Sassaparille.

Kopf wie eingenommen und dumm, den ganzen Vormittag; Nachmittags verdriefslich und unaufgelegt.

Augenübel: früh greifen alle Gegenstände die Augen an; alles, was er beim Tageslichte ansieht, schmerzt ihn in den Augen; die Augenlider sind trocken und wie entzündet; Abends bei Lichte drückt's ihn beim Lesen im Augapfel und das weifse Papier hat einen rothen Schein.

Brennen in den Augenlidern fortwährend, zuweilen mit einem drückenden Schmerze daran abwechselnd.

(Ein jückendes Blüthchen am Backen, was sich weit umher entzündete, mit argem Brennen; es setzte einen dicken, grofsen Schorf an, und schmerzte reifsend an der freien Luft.) (n. 19 Tagen.)

5 (Ein Schorf am Ohrläppchen, welcher erst brennend schmerzte und zuletzt jückte.) (n. 19 Tagen.)

Uebler, kräuterartiger Geschmack im Munde.

Früh, im Halse, ein garstiger, ganz saurer und schleimiger Geschmack, wie Sauerteig.

Er mag auch sehr wenig essen, so treibt's ihm doch den Magen auf, gleich als wenn er noch so viel gegessen hätte.

Kein Appetit und kein Hunger, das Essen hatte zu wenig Geschmack, und wenn er gegessen hatte, so war's ihm im Magen, als hätte er nichts gegessen, gleich als wäre der Magen gefühllos.

10 Er hatte Ekel, wenn er an die Speisen dachte, die er gegessen hatte.

Es kommt ihm ein übler Dunst von unten herauf in den Mund, der ihm Uebelkeit im Halse erregt, bei Eingenommenheit des Kopfs.

Früh, starke Uebelkeit bis zum Uebergeben, bei verstärktem, üblem, kräuterartigem Geschmacke im Munde.

Nach dem Mittagsessen, Uebelkeit und dann Mattigkeit.

Noththun, aber kein Stuhlgang.

15 Erst zieht's die Gedärme im Unterleibe zusammen, und so sehr es ihm auch Noth thut, so geht es doch nicht, und er muſs etliche Minuten auf dem Abtritte warten, bei ungeheuerm Drücken nach unten, als wenn die Gedärme mit herausgedrückt werden sollten; dann geht wohl ruckweise etwas, aber mit argem Beiſsen und Schneiden im Mastdarme, und darauf gleich wieder Stuhlgang, als wenn der Mastdarm herausgepreſst würde, daſs er vor Schmerz kaum sitzen kann.

In der Nacht weckt ihn ein Wundheitsschmerz am After auf, welcher in ein (brennendes) Jücken übergeht, welches den ganzen Tag fortwährt.

Es thut ihm Noth zum Harnen und preſst und drückt auf die Blase (Harnzwang), und der Harn will doch nicht kommen; wenn dann der Urin geht, so schneidet's.

Fast den ganzen Tag drückt es ihn auf's Wasser, aber es geht wenig Harn.

(Wenn der Urin abgegangen ist, schmerzt es wie Brennen und jückendes Reiſsen von der Eichel bis zur Wurzel des Gliedes.)

* * *

20 Herzklopfen, oft, am Tage.

Im ersten Gelenke des Daumens, ein Schmerz, wie
  von unzähligen Stecknadeln, nachgehends that
  die Stelle beim Berühren weh.
Die Fingerspitzen sind, wenn er damit drückt,
  schmerzhaft, als wären sie unterköthig, oder
  wie wenn Salz auf eine Wunde kommt.
(Jeden Abend, vor Schlafengehen, ein Jücken,
  was sich im Bette verliert.)
Jücken am Vorderarme nach der Hand zu, und an
  der Inseite des Kniees, über der Kniekehle,
  vorzüglich Abends im Bette.

25 Ein stechendes Jücken über den ganzen Körper,
  Abends von 5 bis 7 Uhr und früh beim Auf-
  stehen.
Sobald er aus der warmen Stube in die kalte Luft
  tritt, kommen Frieselblüthchen zum Vorschein.
Brennendes Jücken über den ganzen Körper, mit
  Frostschauder.
(Brennendes) Jücken am Unterleibe und an den
  Oberschenkeln.
Furchtbare Träume bei festem Schlafe.

30 Unruhiger Schlaf, Träume von Unglücksfällen
  (n. 72 St.).
Innerer Frost und Schläfrigkeit.
Abends im Bette, eine Stunde vor dem Einschlafen,
  wird's ihm so heifs, das Blut wallt, das Herz
  klopft, und es steht Schweifs vor der Stirne
  (zwei Abende nach einander).
Zerstreutes Gemüth.
Aeufserst verdriefslich: es ärgerte ihn die Fliege
  an der Wand.

Beobachtungen Andrer.

Schwindel beim Sitzen und Gehen; der Kopf will vorwärts sinken (n. $\frac{1}{4}$ St.) (*C. Th. Herrmann*, in einem Aufsatze).

Ein drückender Kopfschmerz, wie eine grofse Last im Kopfe; er will nach vorne sinken (*Herrmann*, a. a. O.).

Drückender Schmerz in der linken Seite der Stirne (*Fr. Hartmann*, in einem Aufsatze).

Ein in der Stirne und dem Hinterhaupte drückender Schmerz (n. $\frac{1}{2}$ St.) (*Hartmann*, a. a. O.).

(5) Drückender Schmerz auf der linken Seite des Kopfs, vorzüglich in der Schläfe, in Ruhe und Bewegung (*Hartmann*, a. a. O.).

Langsam sich erhebender Druck im rechten Stirnhügel, mit feinen Stichen begleitet (*Hartmann*, a. a. O.).

Langsam steigend und langsam nachlassend drückender Kopfschmerz, mehr im obern Theile des Gehirns (*Hartmann*, a. a. O.).

Drückend pressender Schmerz in der Stirne (*Hartmann*, a. a. O.).

Starkes Drücken in der rechten Schläfe, mit ziehenden Stichen vom Hinterhaupte nach der Stirne zu (n. $\frac{1}{2}$ St.) (*Hartmann*, a. a. O.).

(10) Lebhafte, feine Stiche in der Mitte der Stirne (n. 1$\frac{1}{4}$ St.) (*Hartmann*, a. a. O.).

Stechender Schmerz im linken Hinterhaupte (*Hartmann*, a. a. O.).

Heftige, druckartige, reifsende Stiche in der rechten Seite des Kopfs, die ihrer Heftigkeit wegen Schauder verursachten (n. 7 St.) (*Hartmann*, a. a. O.).

Heftig drückender, stechender Schmerz am Wirbel des Kopfs, rechts (n. 3 St.) (*Herrmann*, a. a. O.).

Heftiges Drücken und darauf Stechen im linken Stirnhügel (n. 1 St.) (*Hartmann*, a. a. O.).

Sassaparille.

Beobachtungen Andrer.

(15) Stechend drückender Schmerz am Schlafbeine, der sich bei Berührung vermehrt (*Herrmann*, a. a O.).

Stechend reifsender Kopfschmerz im linken Scheitel (*Herrmann*, a. a. O.).

Druckartiges Reifsen in der ganzen linken Seite des Kopfs (n. 7 St.) (*Hartmann*, a. a. O.).

Stechendes Reifsen am linken Scheitelbeine, ungeändert von Berühren (*Herrmann*, a. a. O.).

Drückendes Reifsen an mehren Orten des Kopfs, äufserlich, bei Bewegung und im Gehen heftiger (*Herrmann*, a. a. O.).

(20) Stechendes Ziehen an dem rechten Warzenfortsatze bis zum linken Stirnhügel (n. 2 St.) (*Herrmann*, a. a. O.).

Stechendes Ziehen am rechten Scheitelbeine und Schläfebeine (n. ½ St.) (*Herrmann*, a. a. O.).

Drückendes Ziehen am rechten Schläfebeine und Ohrknorpel zugleich (*Herrmann*, a. a. O.).

Dumpf stechender Schmerz am linken Stirnhügel (*Herrmann*, a. a. O.).

Am linken Schläfebeine, brennende, stumpfe Stiche (*Herrmann*, a. a. O.).

(25) Die Schmerzen am Kopfe sind bei Berührung und im Gehen schmerzhafter (*Herrmann*, a. a. O.).

Wie Nebel vor den Augen; das Lesen wird ihm erschwert (n. 12 St.) (*Herrmann*, a. a. O.).

Erweiterung der Pupillen (n. 2 St.) (*Chr. Teuthorn*, in einem Aufsatze).

Klingen im linken Ohre (*Hartmann*, a. a. O.).

Heftiges Drücken und Zusammenpressen im linken Ohre, welches in die Schläfe überzugehen schien und hier ein Pressen verursacht (n. 2 St.) (*Hartmann*, a. a. O.).

(30) Zusammenziehende Empfindung im rechten Ohre (n. 3½ St.) (*Hartmann*, a. a. O.).

Beobachtungen Andrer.

Drückend reifsender Schmerz in dem rechten Ohrknorpel und äufsern Gehörgange (*Herrmann*, a. a. O.).

Schmerzhaftes Zusammenziehen am äufsern rechten Ohre (*Hartmann*, a. a. O.).

Stumpf stechender Schmerz an der Wurzel des rechten Warzenfortsatzes, welcher bei Berührung verging (*Herrmann*, a. a. O.).

Ziehend (stechend) reifsender Schmerz in den Kaumuskeln rechter Seite, welche sich krampfhaft zusammengezogen zu haben schienen (n. 4½ St.) (*Hartmann*, a. a. O.).

(35) Ein feinstechendes Jücken um den Hals, die Schultern, im Gesichte und auf dem Haarkopfe, mit Empfindung grofser Wärme an diesen Theilen; durch Kratzen beruhigte es sich an der einen Stelle, fing aber sogleich an einem andern Orte wieder an (n. 2¼ St.) (*Hartmann*, a. a. O.).

Eine bald vorübergehende Hitze im Gesichte mit Stirnschweifs, mit Hitze auf der Brust und auf dem Rücken, verbunden mit Nadelstichen von innen nach aufsen, am häufigsten und heftigsten am Halse (*Herrmann*, a. a. O.).

Pusteln im Gesichte, ohne Empfindung (*Herrmann*, a. a. O.).

(Nasenbluten.) (*Brunner*, in Rahn's Magazin I. VI. S. 545.)

Blätterchen an der Oberlippe (*Brunner*, a. a. O.).

(40) **Drückend stechender Schmerz am untern und innern Rande des rechten Unterkiefers, doch nur beim Befühlen und bei Zurückbiegung des Kopfes** (n. 33 St.) (*Herrmann*, a. a. O.).

Drückend schmerzhafte Stiche im Schildknorpel, die aber dem Schlingen nicht hinderlich sind (*Hartmann*, a. a. O.).

Drückend stechender Schmerz in den Muskeln des Halses, bei Berührung und Bewegung heftiger (*Herrmann*, a. a. O.).

Heftige, lang anhaltende, ziehende Stiche in den

Beobachtungen Andrer.

Halsmuskeln rechter Seite, vom Schlüsselbeine an bis in das Zungenbein (n. 2¾ St.) (*Hartmann*, a. a. O.).

Stechend reifsender Schmerz im Zahnfleische und der Wurzel des letzten rechten Backzahns im Unterkiefer (*Herrmann*, a. a. O.).

(45) Drückend ziehender Schmerz im weichen Gaumen (*Herrmann*, a. a. O.).

Bittrer Geschmack des Brodes (*Teuthorn*, a. a. O.).

Ein immerwährendes, unvollkommenes (nicht bis zum Munde herauskommendes) Aufstofsen (sogleich) (*Hartmann*, a. a. O.).

Drückender Schmerz gerade unter dem Schwerdknorpel und in der Herzgrube, beim Anfühlen vermehrt (*Herrmann*, a. a. O.).

Starkes Kneipen im Unterleibe (n. ½ St.); worauf ein schmerzhaftes Zusammenziehen der Schliefsmuskeln des Afters erfolgt (*Hartmann*, a. a. O.).

(50) Drückend ziehender Schmerz im Unterleibe, wie nach Erkältung (n. 1 St.) (*Herrmann*, a. a. O.).

Schmerzhaftes Einwärts-Drücken und Kneipen in der linken Seite des Unterleibes, auf einer kleinen Stelle, durch Tiefathmen verschlimmert, beim Anfühlen unverändert (n. 4 St.) (*Hartmann*, a. a. O.).

Kollern im Unterleibe und Empfindung von Leere darin (n. 4 St.) (*Herrmann*, a. a. O.).

Empfindung von Leere im ganzen Unterleibe, die ein Glucksen und Kollern verursacht (*Hartmann*, a. a. O.).

Kneipen in der linken Schoofsgegend (*Hartmann*, a. a. O.).

(55) Den ersten Tag, harter Stuhlgang, den zweiten Tag, Leibverstopfung, den dritten Tag, erst Abgang harten, dann weichen Kothes (*Teuthorn*, a. a. O.)

Urin geht, ohne besondern Durst, öfter als gewöhnlich ab, auch jedesmal (den ersten Tag

Beobachtungen Andrer.

ausgenommen) täglich in einer stärkern Menge*),
je länger er davon einnahm, und auch noch
48 Stunden nachher (*Teuthorn*, a. a. O.).
Oefteres, reichlicheres Harnen (n. 4 St. und ferner)
(*Hartmann*, a. a. O.).
Er wird jeden Morgen durch den Drang des Harns
aus dem Schlafe geweckt, auch noch nach 24,
48 Stunden (*Teuthorn*, a. a. O.).
Der Urin geht, ohne ihn in den Harnwegen zu
fühlen, ab, wie nach dem Gebrauche eines
harntreibenden Getränks (*Teuthorn*, a. a. O.).

(60) Brennen beim Harnlassen, mit Abgang länglichter Flocken (*Brunner*, a. a. O.).
Starker Harnzwang, wie beim Blasensteine, unter
Abgang weifser, scharfer, trüber Materie mit
Schleim (*Brunner*, a. a. O.).
Schmerzhaftes Zusammenschnüren der Harnblase,
ohne Harndrang (*Hartmann*, a. a. O.).

* * *

(Schnupfen und Husten.)
Drückend ziehender Schmerz am Schlüsselbeine,
in der Gegend des Brustbeins (n. 8 St.) (*Herrmann*, a. a. O.).

(65) **Drückender Schmerz am Brustbeine,
beim Betasten heftiger** (n. 2 St.) (*Herrmann*, a. a. O.).
Stiche mitten auf der Brust, neben dem Brustbeine, ohne Bezug auf Ein- oder Ausathmen
(*Hartmann*, a. a. O.).
Stiche in der rechten Brust, ohne Einflufs des Ein-
oder Ausathmens darauf (*Hartmann*, a. a. O.).
Drückend stechender Schmerz unter der letzten
wahren Ribbe (*Herrmann*, a. a. O.).
Kleine, heftige Stiche mitten auf dem Rückgrate,

---

*) Wie man oben aus den Symptomen 17. 18. ersieht,
scheinen hier die Symptome (56. 57. 58. 59.) nur Rückwirkung des Organism's (Nachwirkung) zu seyn.

Sassaparille.

Beobachtungen Andrer.

zwischen beiden Schulterblättern (n. 14½ St.) (*Hartmann*, a. a. O.).

(70) Reifsend stechender Schmerz vom Schulterblatte bis zur untersten falschen Ribbe sich schlängelnd, beim Einathmen weit stärker; beim Tiefathmen wird der Athem davon ganz gehemmt (n. 9 St.) (*Herrmann*, a. a. O.).

Stechender Schmerz neben der Wirbelsäule, von dem rechten Schulterblatte an bis zur letzten falschen Ribbe; beim Einathmen weit heftiger (*Herrmann*, a. a. O.).

Ein pulsartig absetzender, stechender, schnell vorübergehender, äufserlicher Schmerz am Oberarme, nahe am Schultergelenke (*Teuthorn*, a. a. O.).

Stumpf stechender Schmerz am obern und vordern Theile des Oberarmknochens (*Herrmann*, a. a. O.).

Lähmig reifsender Schmerz neben dem Ellbogengelenke, nach innen, am Vorderarme (*Herrmann*, a. a. O.).

(75) Lähmiges Reifsen am rechten Vorderarme, vorzüglich am Ellbogengelenke; in Ruhe heftiger, als in Bewegung (*Herrmann*, a. a. O.).

Drückend reifsender Schmerz am rechten Ellbogenbeine, der sich zuweilen bis zum Mittelhandknochen verbreitet (*Herrmann*, a. a. O.).

Drückend stechender Schmerz am Ellbogenbeine, in den Muskeln beider Vorderarme (*Herrmann*, a. a. O.)

Ziehend stechendes Reifsen in den innern Muskeln des linken Vorderarms (n. 1¼ St.) (*Hartmann*, a. a. O.).

Reifsende Stiche über dem linken Handgelenke, aufwärts (*Hartmann*, a. a. O.)

(80) Reifsender Schmerz an der obern Seite über dem linken Handgelenke herüber, der mit ziehend reifsenden Stichen nach dem vierten Finger zu geht (n. 2 St.) (*Hartmann*, a. a. O.).

Beobachtungen Andrer.

Kalte Hände, kälter nach den Fingerspitzen zu (acht Tage lang) (*Teuthorn*, a. a. O.).

Schmerz im rechten Handgelenke, wie wenn die Hand verrenkt wäre, der sich nach dem vierten Finger zu ziehen schien (*Hartmann*, a. a. O.).

(Schmerz in der linken Hand, ohne Geschwulst.) (*Brunner*, a. a. O.).

Druckartiges Stechen in den Daumenmuskeln der linken Hand, in Ruhe und Bewegung (*Hartmann*, a. a. O.).

(85) Kleine Stiche im hintersten Gelenke des rechten kleinen Fingers (n. 2½ St.) (*Hartmann*, a. a. O.).

Ziehendes Reifsen im vierten Finger der rechten Hand, durch die Knochen hindurch, von Bewegung der Gelenke vermehrt (*Hartmann*, a. a. O.).

Absetzend drückend stechender Schmerz am Mittelhandknochen des Zeigefingers der rechten Hand (zwei Tage lang) (*Herrmann*, a. a. O.).

Drückend stechender Schmerz am rechten Gesäfsbeine, in jeder Lage (*Herrmann*, a. a. O.).

Drückende, obgleich schmerzlose Schwere im linken Oberschenkel, im Sitzen und Gehen (n. 2¼ St.) (*Herrmann*, a. a. O.).

(90) Dumpfer, drückender Schmerz am rechten Oberschenkel, etwas über der Kniekehle, im Sitzen (n. 3½ St.) (*Hartmann*, a. a. O.).

Stechend drückender Schmerz am linken Oberschenkel, unweit der Kniescheibe (n. 9 St.) (*Herrmann*, a. a. O.).

Drückender Schmerz an der innern Seite des linken Oberschenkels, in der Nähe des Kniegelenkes (*Herrmann*, a. a. O.).

Drückend reifsender Schmerz am Oberschenkel, in der Nähe des Kniegelenkes, nach oben und aufsen (n. 13 St.) (*Herrmann*, a. a. O.).

Einzelne, lebhafte, feine Stiche auf der innern Seite des linken Kniees (*Hartmann*, a. a. O.).

Sassaparille.

Beobachtungen Andrer.

(95) Drückend ziehend stechender Schmerz über dem rechten Kniee (n. ½ St.) (*Hartmann*, a. a. O.).

Dumpf ziehender Schmerz aufwärts über das Schienbein des rechten Fufses (n. 3 St.) (*Hartmann*, a. a. O.).

Reifsender Schmerz in den Muskeln des rechten Unterschenkels (n. 3½ St.) (*Hartmann*, a. a. O.).

Stecknadelstiche oberhalb des äufsern Knöchels des rechten Unterfufses, nach vorne (*Herrmann*, a. a. O.).

Ein schmerzhaftes, in Zucken übergehendes Ziehen auf dem Rücken des rechten Unterfufses (n. 7½ St.) (*Hartmann*, a. a. O.).

(100) (Schmerz an der rechten Fufswurzel, mit Geschwulst und Röthe, welcher sich Nachmittags (2 Uhr) verstärkte.) (*Brunner*, a. a. O.).

Ziehendes Reifsen in der grofsen Zehe des rechten Fufses (n. 4½ St.) (*Hartmann*, a. a. O.).

Schmerzhaftes, druckartiges Klopfen und klopfendes Stechen an der innern Seite der rechten Fufssohle, darauf aber an der ganzen Sohle, im Sitzen (n. 2, 6 St.) (*Hartmann*, a. a. O.)..

Rothe Blüthchen von der Gröfse eines Stecknadelkopfs, ohne Feuchtigkeit, auf dem Rücken und den Oberschenkeln; sie jücken (fressend) nur in der Wärme; durch Kratzen verging das Jücken, ohne andre Nachempfindung, doch nur auf kurze Zeit (n. 8 St.) (*Herrmann*, a. a. O.).

Nachts, Aufwachen, wie durch einen erschreckenden Schall (*Teuthorn*, a. a. O.).

(105) Ein Schauder, der sich von unten nach oben verbreitet, über den ganzen Körper (*Herrmann*, a. a. O.).

Frost am ganzen Körper, aufser dem Gesichte und der Brust, die ungewöhnlich warm waren; die andern Theile des Körpers sind kalt, selbst in der Nähe des Ofens (*Herrmann*, a. a. O.).

Beobachtungen Andrer.

Nachts im Bette, starker Frost, vorzüglich an den Füfsen, welche sehr kalt, während Gesicht und Brust heifs sind (*Herrmann*, a. a. O.).
Stille Verdriefslichkeit (*Herrmann*, a. a. O.).
Mürrisches Wesen und doch zu Arbeiten aufgelegt (*Teuthorn*, a. a. O.).

(110) Mürrisch und doch aufgelegt zu arbeiten (*Hartmann*, a. a. O.).
Jedes Wort kann ihn beleidigen (*Hartmann*, a. a. O.).

Schierling.

(Der aus dem ganzen Kraute des zu blühen anfangenden
Conium maculatum frisch ausgepreſste und mit gleichen
Theilen Weingeist gemischte Saft.)

Der Schierling gehört unter die am schwierigsten nach ihrer Erst- und Nachwirkung auszuforschenden und am schwierigsten zu beurtheilenden Arzneien. Man findet unter seinen Symptomen mehre, sich zum Theil entgegengesetzte, welche nur als Wechselwirkung (vielleicht als eine überhingehende, durch den wiederholten Angriff der Arznei nochmals auf einige Zeit unterdrückte Nachwirkung) anzusehen sind. Hingegen sind die bei langwieriger Anwendung des Schierlings in gesteigerten Gaben erfolgenden traurigen Zufälle, welche wir beim Ausgange von *Stoerck's*, *Lange's*, *Andree's*, *Ehrhardt's*, *Greding's*, *Baylie's*, *Reismann's*, *Collin's*, *Tartreux* unglücklichen Curen antreffen, wahre Nachwirkungen des von den öftern Angriffen so groſser Schierlingsgaben übermannten, sinkenden Lebens: eine Auflösung alles Zusammenhangs der Faser mit asthenischer Entzündung und der peinlichsten Empfindlichkeit verbunden — M. s. (200. bis 210.), (260. bis

263.), (265. 266.), (155.), (157.), (159,). Hievon scheint das Gegentheil in der Erstwirkung des Schierlings zu liegen, welche eine Straffheit, Verdichtung, Zusammenziehung der Faser (und Drüsengeschwulst) mit Gefühls-Unterdrückung vorauszusetzen scheint — M. vergleiche: 25. 32. 57. 60. 67. (18.), (44.), (107.), (108.), (131.), (132.), (162.), (163.), (171.), (183.), (193.). — Erstwirkungen, welche durch einige meiner homöopathischen Heilungen (von Quetschung entstandener Drüsenverhärtungen an der Lippe, den Brüsten, u. s. w. und des von einem äufsern Stofse entstandnen grauen Staares, in zwei Fällen) zu bestätigen scheinen. Diese angeführten Erstwirkungen des Schierlings (vorzüglich 32. 67.), zusammen gehalten mit den Symptomen: 3. 4. 88. 89. (223.), (252.), (272. bis 280.), deuten auf ein grofses Hülfsmittel jener schlimmen Art Hypochondrie, welche sich zuweilen bei ehelosen Mannspersonen mit streng züchtigen Grundsätzen einfindet, wenn sie nicht auf einem miasmatischen Ur-Uebel beruhet.

Was Schierling in krankhafter Langsichtigkeit (Presbyopie) bei bejahrten Personen, nach (27.) ausrichten könne, wird die Erfahrung aussprechen und diese Heilkraft vielleicht bestätigen.

So wird der homöopathische Arzt auch die in den übrigen Symptomen erster Wirkung des Schierlings liegenden Heil-Momente anzuwenden wissen.

Man hat den Kaffeetrank als Antidot des Schierlings befunden.

Schierling.

Schwindel im Kreise herum, wenn er vom Sitze aufsteht.
Mangel an Gedächtnifs.
Dummheit: der Kopf ist eingenommen; schweres Begreifen dessen, was man liest.
Betäubung: er versteht das Gelesene schwer.

5 Nach dem Trinken wird's ihm dummlich im Kopfe.
Beim Gehen in freier Luft, einfaches Kopfweh; es ist ihm dumm; auch früh bis zum Frühstück.
Empfindung in der rechten Gehirnhälfte, als wenn ein grofser fremder Körper darin wäre.
Allmälig erhöheter, einseitiger Kopfschmerz, wie ein Abwärtsdrücken, wie von etwas Schwerem darin und wie zerschlagen, durch Bewegung der Augen nach der kranken Kopfseite vermehrt (n. 2, 3 St.).
Scharfer Druck auf einer kleinen Stelle der Kopfbedeckungen.

10 Stiche in der Stirne.
(Mittags) stechender Schmerz zur Stirne heraus.
(Früh) Stechen im innern Winkel der Augen, deren Lider zusammengeklebt sind.
Hervorgetretne Augen.
Brennen auf der innern Fläche der Augenlider.

15 (Ziehender Schmerz in den Augen, mit Röthe der Augen.)

Drücken im Auge, wie von einem Sandkorne, vorzüglich Vormittags; das Weifse im Auge ist roth und entzündet; die ausdringenden Thränen beissen an den Augenlidern.
Geräusch im Ohre, als wenn das Blut durch das Gehirn rauschte.
Wenn sie schnaubt, fährt's ihr vor die Ohren, und sie sind dann wie zugestopft.
Empfindung, als wenn das innere Ohr auseinander gezwängt würde.

20 Stiche hinter beiden Ohren, besonders im sitzförmigen Fortsatze, und hierauf stumpfer Schmerz an dieser Stelle (n. 5 St.).
Im äufsern Ohre, theils ziehender, theils reifsender Schmerz.
Zucken in der Nase.
Oefteres Nasenbluten.
Bald nach dem Trinken zieht's ihm von den Kinnbacken nach dem Ohre und nach dem Kopfe hin, doch eben nicht schmerzhaft.

25 (Vermehrte Geschwulst des Kropfes.)
Sogleich verminderter Appetit an Speisen und Tabakrauchen.
Oefteres Aufstofsen.
Unvollständiges Aufstofsen, welches Magenschmerz erzeugt.
Nach dem Essen, Brecherlichkeit und Schlucksen darauf, doch hat er gehörigen Geschmack und guten Appetit.

30 Ein Druck in der Herzgrube, als wenn's drin herumzöge, und dann in der Brustseite einige Stiche, auch früh.
Aufser dem Essen, anhaltender Druck tief im Unterbauche, wie von etwas Schwerem.
Beklemmung im Unterleibe.
Drücken und Greifen im Unterleibe.
Früh, beim Sitzen, zieht's ihm im Unterbauche und drückt nach dem Oberbauche zu.

35 Nach dem Trinken, eine ziehende Empfindung im Unterleibe.

Beim Gehen thut's über den Hüften weh.
Beim Lachen thut's im Unterleibe weh.
Jedesmal nach dem Essen, Kneipen tief im Unterbauche, bei gutem Appetite.
Sogleich leichter Abgang der Blähungen.

40 Kneipendes Bauchweh, doch nicht unmittelbar vor, und nicht gleich nach dem Stuhlgange.
Schneidendes Bauchweh tief im Unterleibe, bei Appetit und Nachtschlaf.
Stechen im Oberbauche, früh beim Erwachen, ärger beim Bewegen.
Immer Reiz zu Stuhle; er kann aber täglich nur zweimal etwas verrichten, und es ist dünn.
(Brennen im Mastdarme beim Stuhlgange.)

45 (Es brennt ihn in der Harnröhre, früh, gleich nach dem Harnen; eine halbe Stunde lang.)
(Heftiger Stich in der Harnröhre her bis in ihre Mündung.)
(Ein scharfer Druck auf die Blase.)
Jücken an der Ruthe, am meisten an der Eichel.

* * *

Häufiger Ausfluss des Nasenschleims, mehre Tage, wie bei Schnupfen.

50 (Es kratzt und kriebelt in der Brust heran und nöthigt zum trocknen, fast beständigen Husten.)
Langsamer Athem.
Starke Stiche in der Seite, wie Messerstiche, mit lautem Jammern darüber.
Angenehmes, aber heftiges Jücken an den beiden Brustwarzen (n. 4 St.).
Schwere in den Ellbogengelenken, mit feinen Stichen.

55 (Stechender Verrenkungsschmerz in der Gelenkung des Mittelhandknochens des linken Daumens mit der Handwurzel, vorzüglich beim Einwärtsbiegen desselben.
Reifsender Schmerz um's Kniegelenk.
Betäubung und Unempfindlichkeit der Fülse.

Die (vor 12 Tagen durch Stofs) beschädigte und bisher unschmerzhafte Stelle am Unterschenkel wird blau und fleckig, und bekommt bei der mindesten Bewegung Schmerz, wie Messerstiche, beim Gehen aber und beim Befühlen schmerzt sie wie zerschlagen.

Die Nacht, ein Zucken und eine Unruhe in den Füfsen, und nach dem Zucken derselben jedesmal Schauder.

60 Spannender Steifheitsschmerz in den Waden.

Ein anfänglich feines, dann starkes Stechen an beiden Fufsknöcheln des rechten Fufses, welches zwei Tage anhielt und die Nacht aus dem Schlafe weckte, auch zuletzt bis an die Wade ging; beim Sitzen langsamere, beim Gehen häufigere und stärkere Stiche.

Beim Auftreten thut die Fufssohle kriebelnd weh; beim Gehen sticht sie mehr.

Reifsen in den Fufssohlen beim Gehen.

Empfindung wie von Zerschlagenheit in allen Gelenken in der Ruhe, aber wenig oder gar nicht bei Bewegung.

65 Hie und da am Körper, langsame, jückend beissende (brennende) Stiche.

Abends im Bette, ein fressendes, jedesmal mit einem Stiche anfangendes Jücken, blofs auf der rechten Körperhälfte, vorzüglich wenn er drauf liegt, welches eine Unruhe in allen Gliedern erregt, durch Kratzen leicht besänftigt wird, aber schnell auf einer andern Stelle wieder erscheint.

Eine Art Steifigkeit des Körpers; die Bewegung der Glieder des Nackens u. s. w. erregt ein widriges Gefühl.

Grofse Mattigkeit.

Abends und früh, eine auffallende Mattigkeit im ganzen Körper.

70 Früh beim Erwachen, Mattigkeit, die sich nach dem Aufstehen verliert.

Früh, wenn er aufsteht, ist er schläfrig.

Er schläft erst nach Mitternacht ein.

Betäubter, allzu tiefer Schlaf, nach welchem der
vorher kaum merkbare Kopfschmerz sich immer
mehr verstärkt (n. 2 St.).

Unterbrochner Schlaf.

75 Er wacht früh zeitiger auf.

Sie wird verdriefslich und schläft ein (n. ½ St.);
im Schlafe, Zuckungen in den Armen und Händen, die Augen öffnen sich stier und drehen
sich hin und her.

Träume von kläglichen Krankheiten.

Traum voll Beschämung.

Schauder (sogleich).

80 Frieren, mit Zittern in allen Gliedern, so dafs
sie sich immer in der Sonne aufhalten mufs.

Mehre Tage nach einander, früh (um 8 Uhr), an-
derthalbstündiger Schauder.

Grofser, langsamer Puls, zwischen denen, ohne
Ordnung, mehre kleine, schnelle erfolgen.

Empfindung innerer und äufserer Hitze (nach dem
Schlafe).

Immerwährende Hitze.

85 Er ward roth im Gesichte und am ganzen Körper,
ohne sonderliche Hitze, schwitzte aber über und
über, vorzüglich an der Stirne.

Nachtschweifs.

Starker Schweifs nach Mitternacht.

Immerwährender Mifsmuth und Aerger.

Gemüth ohne alle angenehme Gefühle.

Beobachtungen Andrer.

Schwindel. (*Baylies*, Essays on med. subjects, London, 1773. — *Andry*, quaest. med. an cancer ulceratus cicutam eludat, Paris, 1763. — *Andree*, Obs. upon a treatment by *Stoerck*, Lond. 1761. — *Watson*, Philos. transact. No. 473, 1744. — *Lange*, dubia cicutae vexata, Helmst. 1764. S. 12. 20. — Pharm. helv. S. 50. — *Schmucker*, Chir. Wahrnehm. II. S. 82. 84. — *Whytt*, on nervous disorders, S. 22. — *Gatacker*, Essays on med. subj. Introd. S. 8. — *Fothergill*, Med. obs. and et Inqu. III. S. 400 und Schriften. II. S. 58. — *Oberteuffer*, in *Hufel*. Journal IX. III. S. 85. — *Cullen*, Arzneimittellehre, II. S. 300.)

Schwindel, der den Kopf angreift (*Fothergill*, a. a. O.).

Schwindel, dafs ihm alles um den Ring zu gehen schien (*Boerhave*, Prael. ad Instit. VI. S. 255.).

Wanken (*Van Eems*, in *Boerhav*. Praelect. de m. n. I. S. 236.).

(5) Trunkenheit (*Bierchen*, Tal om Kraftskador).

Schwere des Kopfs (*Watson*, a. a. O.).

Gedächtnifsverlust (*W. Rowley*, seventy four cases, Lond. 1779.).

(Schlagflufs.) (*Lange*, a. a. O. S. 20.)

Wässeriger Schlagflufs (*Collin*, Annus med. III. Vindob. 1764. S. 104.).

(10) Heftiges Kopfweh, mit Schwindel, woran sie, traurig und ohne zu sprechen, auf einer Stelle sitzend, drei, vier Tage lang zubrachten (*Lange*, a. a. O. S. 12.).

Links im Hinterhaupte (beim Gehen), langsames Reifsen (n. ¼ St.) (*C. Franz*, in einem Aufsatze).

Früh, reifsender Schmerz durch die Schläfe (den vierten Tag) (*Franz*, a. a. O.).

Reifsendes Kopfweh in der Schläfegegend und

Schierling.

Beobachtungen Andrer.

Drücken in der Stirne, nach dem Essen (den dritten Tag) (*Franz*, a. a. O.).

Reifsender Schmerz in den Schläfen beim Essen (*Franz*, a. a. O.).

(15) Ziehender Schmerz in den Schläfen beim Berühren (*Franz*, a. a. O.).

Beim vorgebogenen Sitzen entsteht von Zeit zu Zeit ein Gefühl von Schwere im Hinterhaupte, das öfters vergeht und wiederkommt; durch Aufrichten verging es jedesmal (n. $2\frac{1}{2}$ St.) (*W. F. Wislicenus*, in einem Aufsatze).

Drückendes Kopfweh über den Augen, von innen heraus (n. 4 St.) (*Wislicenus*, a. a. O.).

Kopfschmerz (äufserlich), wie zusammengezogen, oben auf dem Stirnbeine, der beim Bücken und Auflegen der eignen Hand vergeht, mit Frostigkeit, Schwindel und verdriefslicher Unbesinnlichkeit (n. $1\frac{1}{2}$ St.) (*Franz*, a. a. O.).

Drückender Schmerz äufserlich an der Stirne (n. 3 St.) (*Chr. Fr. Langhammer*, in einem Aufsatze).

(20) Drückend betäubendes Kopfweh äufserlich an der Stirne (n. 11, 54 St.) (*Langhammer*, a. a. O.).

Oben auf dem Stirnbeine, Kopfschmerz, drückend wie von einem Steine (den dritten Tag (*Franz*, a. a. O.).

Ein Ausschlagsknötchen auf der Stirne, für sich spannenden Schmerzes, bei und nach dem Berühren in seinem Umfange umher reifsend schmerzend (den zweiten und dritten Tag) (*Franz*, a. a. O.).

Ausschlagsblüthe auf der Stirne, für sich spannend ziehenden Schmerzes (den vierten Tag) (*Franz*, a. a. O.).

Jückendes Fressen an der Stirne, das durch Reiben nur auf kurze Zeit vergeht (n. $\frac{1}{2}$ St.) (*Wislicenus*, a. a. O.).

(25) Erweiterte Pupillen (n. 1 St.) (*Franz*, a. a. O.).

Beobachtungen Andrer.

Verengerte Pupillen (Heil - Wirkung) (n. 8¼ St.) (*Langhammer*, a. a. O.).

Weitsichtigkeit (bei einem Kurzsichtigen): er konnte ziemlich entfernte Gegenstände deutlich erkennen (n. 8½ St.) (*Langhammer*, a. a. O.).

Gröfsere Kurzsichtigkeit, als in gewöhnlichen Zeiten: er konnte nur ganz nahe Gegenstände erkennen (Nachwirkung) (n. 29 St.) (*Langhammer*, a. a. O.).

(Gesichtstäuschung: die Gegenstände sehen roth aus.) (*Greding*, vermischte Schriften, S. 118.)

(30) Gesichtsschwäche (*Gatacker*, a. a. O.).

Verdunkelung der Augen (*Baylies*, — *Andree*, a. a. O.).

Blindheit, gleich nach dem Schlafe, in der Sonnenhitze (*Amatus Lusitanus*, Cent. V. Cur. 93.).

Rothe Augen (*Baylies*, a. a. O.).

Zittern der Augen (*Whytt*, — *Oberteuffer*, a. a. O.).

(35) Bewegung der Augen, als wenn sie herausgedrückt würden (*Fothergill*, a. a. O.).

Jückendes Stechen in den innern Augenwinkeln, durch Reiben nicht zu vertilgen (n. 1¼ St.) (*Wislicenus*, a. a. O.).

Beifsender Schmerz im innern Augenwinkel, als wäre etwas Aetzendes hineingekommen; das Auge thränt (n. 4½ St.) (*Wislicenus*, a. a. O.).

Lang anhaltendes, stechendes Jücken in der rechten Wange und an der linken Seite des Gesichts herab, was nur durch wiederholtes Kratzen vergeht (n. 2¼ St.) (*Franz*, a. a. O.).

Ein feiner Stich fährt durch die rechte Gesichtsseite neben dem Jochbeine (n. 2¼ St.) (*Wislicenus*, a. a. O.).

(40) Feine Stiche fahren durch den rechten Backen nach dem Mundwinkel zu (n. 56 St.) (*Wislicenus*, a. a. O.).

Gesichtsgeschwulst (*Landeutte*, Journal de Medecine XV.).

Schierling.

Beobachtungen Andrer.

Bläulichtes, geschwollenes Gesicht (*Stoerck*, lib. de Cicuta, Cap. 2.).

Bläue des Gesichts (*Sim. Paulli*, Quadrip. Botan. Cicuta major).

Hinter den Ohren und am Warzenfortsatze, schmerzhaftes Spannen der Haut, selbst ohne Bewegung (n. ½ St.) (*Wislicenus*, a. a. O.).

(45) Scharfe Stöfse zum innern Ohre heraus, vorzüglich und stärker beim Schlingen (n. ¼ St.) (*Wislicenus*, a. a. O.).

Heftiges Jücken im äufsern Ohre (n. 1 St.) (*Wislicenus*, a. a. O.).

Kriebeln auf dem Rücken der Nase (n. 1½ St.) (*Wislicenus*, a. a. O.).

Jückendes Kriebeln auf der Nasenspitze und in den Nasenlöchern (n. 3½ St.) (*Wislicenus*, a. a. O.).

Blutsturz aus der Nase (*Ehrhardt*, Diss. de Cicuta, Argent. 1763. — *Lange*, a. a. O. S. 15.).

(50) Jückendes Kriebeln in der Nase (n. 1½ St.) (*Wislicenus*, a. a. O.).

Zittern der Unterlippe (*Stoerck*, a. a. O.).

Jücken an der Oberlippe (n. ¼ St.). (*Wislicenus*, a. a. O.).

Lippengeschwüre nach Fieber (*Greding*, a. a. O.).

Am Kinne, feine Stiche, aufwärts durch die Kinnlade (n. ½ St.) (*Wislicenus*, a. a. O.).

(55) Ziehen an der rechten Seite des Halses herab, bis an das Achselgelenk, in der Ruhe (den dritten Tag) (*Franz*, a. a. O.).

Beim Gehen im Freien, Ziehen im Nacken (n. 1 St.) (*Franz*, a. a. O.).

Kinnbackenverschliefsung (trismus) (*Ehrhardt*, a. a. O.).

Zähneknirschen (Medic. Obs. and Inq. IV. Lond. 1771. S. 44.).

Bei Bewegung des Unterkiefers, bohrende Nadelstiche zwischen den linken Zahnfächern (n. 42 St.) (*Langhammer*, a. a. O.).

(60) **Beim Kaltessen (nicht beim Kalttrin-**

Beobachtungen Andrer.

ken) Ziehen im hohlen Zahne und durch
die Schläfe (n. 8 St.) (*Franz*, a. a. O.).
Verhindertes Schlingen (*Ehrhardt*, a. a. O.).
Krämpfe im Schlunde (*Ehrhardt*, a. a. O.).
Zungenschmerz (*Sim. Paulli*, a. a. O.).
Steife, geschwollene, schmerzhafte Zunge (*Stoerck*,
  a. a. O. Cap. I.).

(65) Schwere Sprache (*Andree*, a. a. O.).
Sprachlosigkeit (*Stoerck*, — *Ehrhardt*, a. a. O.).
Trockne Zunge (*Baylies*, a. a. O.).
Trockenheit des Mundes (*Stoerck*, a. a. O. Cap. II.).
Durst (*Baylies*, — *Fothergill*, a. a. O.).

(70) Heftiger Durst, ohne Hitze, den ganzen Tag
  (n. 74 St.) (*Langhammer*, a. a. O).
Speichelfluſs (*Bierchen*, a. a. O.).
Starker Speichelfluſs (*Valent.* in *Hufel.* Journal
  XXIX., III.
Appetitlosigkeit (*Andry*, — Pharm. helv. — *Lange*,
  a. a. O. S. 25, — *Landeutte*, a. a. O.).
Gänzliche Appetitlosigkeit und groſse Magenschwä-
  che (*Lange*, a. a. O. S. 9.).

(75) Fauliges Aufstoſsen (*Schmucker*, a. a. O.).
Aufstoſsen ued Brecherlichkeit (*Greding*, a. a. O.).
Brecherlichkeit und Aufstoſsen, mit Mattigkeit
  (*Greding*, a. a. O.).
Uebelkeit. Breckerlichkeit (*Stoerck*, — *Fothergill*,
  Schmucker, a. a. O.).
Oeftere Uebelkeit und gänzliche Appetitlosigkeit
  (*Lange*, a. a. O. S. 14, 37).

(80) Brecherlichkeit (*Cullen*, a. a. O.).
Heftiges Erbrechen (*Ehrhardt*, a. a. O.)
Oefteres Erbrechen mit gänzlicher Appetitlosigkeit
  (*Lange*, a. a. O. S. 33).
Zuweilen entsteht von freien Stücken ein bittrer
  Geschmack im Halse (n. 11 St.) (*Franz*, a. a.O.).
Nach dem Essen mindert sich das Ziehen im Kopfe
  und die Eingeschlafenheit des Gehirns (n. 4½ St.)
  (*Franz*, a. a. O.).

Schierling.

Beobachtungen Andrer.

(85) Nach dem Essen; Beklemmung und hartes Drücken äufserlich auf dem Brustbeine (n. 4¼ St.) (*Franz*, a. a. O.).

Nach dem Essen (Abends), Bauchschmerz in der Nabelgegend, als wären die Gedärme zerschlagen (n. 12 St.) (*Franz*, a. a. O.).

Eine halbe Stunde nach dem Essen, ziehender Schmerz im Unterleibe, in der Nabelgegend (*Franz*, a. a. O.)

Nach dem Mittagsessen ziehendes Leibweh im Unterbauche, im Sitzen (den dritten Tag) (*Franz*, a. a. O.).

Früh, nach dem Essen, Leibweh, und den ganzen Tag eine grofse Vollheit im Magen und auf der Brust (den vierten Tag) (*Franz*, a. a. O.).

(90) Kardialgie (Pharm. helv., a. a. O.).

Feine Stiche in der Herzgrube (n. ¾ St.) (*Wislicenus*, a. a. O.).

Krampfiges Kneipen im Magen (*Fothergill*, a. a. O.).

Leibweh (Zürcher Abhandlungen, Tom. II.).

Früh nach dem Aufstehen, ziehender Bauchschmerz in der Nabelgegend (den dritten Tag) (*Franz*, a. a. O.).

(95) Beim Gehen, ziehender Bauchschmerz (n. 3 St.) (*Franz*, a. a. O.).

Bauchschmerz: ziehender Zerschlagenheitsschmerz der Gedärme im Sitzen (n. 9½ St.) (*Franz*, a. a. O.).

Heftige Leibschmerzen mit Frost (*Stoerck*, a. a. O.).

Die heftigsten Kolikschmerzen (*Stoerck*, lib. de Colchico, S. 89.).

Ungeheure Bauchschmerzen (*Kaltschmidt*, Progr. de Cicuta, Jen. 1768. S. 5.).

(100) In den Bauchmuskeln, links unter dem Nabel, fahren in kurzen Absätzen scharfe Stiche herauf (n. 3 St.) (*Wislicenus*, a. a. O.).

Feines Kneipen in den Bauchmuskeln über dem Nabel, beim Vorbiegen des Körpers (n. 3 St.) (*Wislicenus*, a. a. O.).

Beobachtungen Andrer.

Reifsen im Schamberge, im Sitzen (*Franz*, a. a. O.).

Durchfall (*Landeutte*, — *Ehrhardt*, a. a. O.).

Schwächender Durchfall (*Stoerck*, de Cicuta, Cap II.).

(105) Leibesverstopfung (*Andree*, a. a. O.).

Geschwulst des Unterleibes (*Landeutte*, — *Ehrhardt*, a. a. O.).

Geschwollene Gekrösdrüsen*) (*Kaltschmidt*, a. a. O.).

Eine äufserst verengerte Stelle im Grimmdarme*) (*Kaltschmidt*, a. a. O.).

Rother Urin (*Baylies*, a. a. O.).

(110) Brennen in der Harnröhre (*Stoerck*, a. a. O.).

Harnunterdrückung, Ischurie (*Baylies*, a. a. O.).

Strangurie (*Lange*, a. a. O. S. 16. — *Ehrhardt*, a. a. O.).

Harnflufs (*Bierchen*, — (*Gatacker*, a. a. O.).

Klammartiges Drücken in der Gegend des Blasenhalses, von aufsen nach innen, mit scharfen Stichen, bald nach dem Harnlassen, welches viele Stunden anhält, im Gehen stärker, als im Sitzen (n. 48 St.) (*Wislicenus*, a. a. O.).

(115) Grofse Schmerzen in der Harnröhre während des Lassens eines Urins, der stets einen trüben, zähen Schleim bei sich führt (*Lange*, a. a. O. S. 28, 30.).

Harnflufs mit grofsen Schmerzen (*Lange*, a. a. O. S. 22.).

Nach dem Harnen, ein beifsiges Harndrängen (n. $\frac{1}{4}$ St.) (*Franz*, a. a. O.).

Blutharnen (*Haller*, in Götting. Anzeigen 1775. St. 62.).

Oefteres Blutharnen mit Engbrüstigkeit (*Lange*, a. a. O. S. 15.).

(120) Aufser dem Harnen, Reifsen durch die Ruthe (den vierten Tag) (*Franz*, a. a. O.).

---

*) Nach dem Tode beobachtet, auf kurzen Gebrauch des Schierlings in grofsen Gaben.

Schierling.

Beobachtungen Andrer.

Schmerz, als schnitte ein Messer mitten durch den Hodensack, zwischen den Hoden durch bis über die Wurzel der Ruthe herauf, oft auf kurze Zeit wiederkehrend (n. 50 St.) (*Wislicenus*, a. a. O.).

Unbändiger Geschlechtstrieb (*Limprecht*, Acta Nat. Cur. I. obs. 52.).

Scheidefluſs weiſsen, scharfen Schleims, welcher Brennen verursacht*) (*Baylies*, a. a. O.).

Unterdrückung der Monatreinigung (*Andry*, — *Andree*, — *Greding*, a. a. O.).

* * *

(125) Oefteres Nieſsen, ohne Schnupfen (n. 51 St.) (*Langhammer*, a. a. O.).

Schweräthmgkeit (*Landeutte*, a. a. O.).

Kurzer, keuchender Athem (*Stoerck*, a. a. O.).

Engbrüstigkeit (Medic. Obs. and Inquir. — *Lange*, a. a. O. S. 21.).

Oeftere Engbrüstigkeit (*Lange*, a. a. O. S. 21.).

(130) Schwieriges Athmen und heftige Brustschmerzen (nach drei- bis vierwöchentlichem Gebrauche) (*Lange*, a. a. O. S. 11.).

Das Athmen, besonders das Einathmen, wird ihm sehr schwer; es ist, als ob sich die Brust nicht gehörig ausdehnte (n. 4 St.) (*Franz*, a. a. O.).

Abends im Bette, äuſserst schwieriges Athmen, ein langsames, schwieriges Einathmen (n. 17 St.) (*Franz*, a. a. O.).

Abends, wenn er im Bette auf der Seite liegt, Athembeklemmung mit viel Brustschmerz, ein Ziehen und Reiſsen durch die ganze Brust, und harter Druck oben auf dem Brustbeine, welcher beim Einathmen den Athem benimmt (den dritten Tag) (*Franz*, a. a. O.).

Den ganzen Tag, Brustschmerz, Drücken auf dem Brustbeine und ein bald reiſsender, bald

---

*) Soll sehr kräftig für dergleichen helfen.

Beobachtungen Andrer.

stechender Schmerz um die Brustwarze und die Brüste, mit häufiger Beklemmung und Kürze des Athems (den vierten Tag) (*Franz*, a. a. O.).

(135) In der Gegend des Herzens, zuweilen Drücken, als wollte es ihm das Herz abdrücken, mit Athembeklemmung (den dritten Tag) (*Franz*, a. a. O.).

Drückendes Schneiden auf beiden Seiten der Brust, durch Einathmen verstärkt (n. 14 St.) (*Wislicenus*, a. a. O.).

Früh, drückender Schmerz auf dem Brustbeine, mit erschwertem Athem, im Stehen (den dritten Tag) (*Franz*, a. a. O.).

Klammartiges Reifsen an der rechten Brustseite (n. 37 St.) (*Langhammer*, a. a. O.).

Brennen in der Brustbeingegend (*Stoerck*, a. a. O.).

(140) Beim Gehen im Freien Nadelstiche an der rechten Brustseite (n. 12 St.) (*Langhammer*, a. a. O.).

Stechendes Jücken über die ganze Brust, was durch Kratzen stets nur auf kurze Zeit verging (n. 1 St) (*Wislicenus*, a. a. O.).

An beiden Seiten der Brust, feinstechendes Drücken, am stärksten, wenn er sich vorne auflegt (n. 9 St.) (*Wislicenus*, a. a. O.).

Seitenstich (*Stoerck*, a. a. O.).

Heftige Brustschmerzen (*Lange*, a. a. O. S. 34.).

(145) Heftiger Brustschmerz mit sehr starkem Husten*) (*Lange*, a. a. O. S. 16.).

Trocknes Hüsteln (*Stoerck*, a. a. O.).

Nächtlicher Husten (*Stoerck*, a. a. O.).

Gewaltsamer Husten (*Lange*, a. a. O.).

Keuchhusten und Engbrüstigkeit (*Lange*, a. a. O. S. 22.).

(150) Nächtlicher Keuchhusten (*Landeutte*, a. a. O.).

Keuchhusten mit blutigem Schleimauswurfe**) (*Lange*, a. a. O. S. 11.).

---

*) Wogegen Mohnsaft half.
**) Nach mehrwöchentlichem Gebrauche.

Schierling.

Beobachtungen Andrer.

Der heftigste Husten, wobei er das Bett hüten mufs (*Stoerck*, lib. de Stram., Hyosc. et Acon. S. 93.).

Husten, wie von einem Kitzel hinter der Mitte des Brustbeins, ohne Auswurf (n. 24 St.) (*Langhammer*, a. a. O.).

Stärkerer Husten, wie von Kitzel in der Mitte des Brusbeins, mit Auswurf (n. 24 St.) (*Langhammer*, a. a. O.).

(155) Eiterauswurf aus der Brust (*Stoerck*, lib. de Cicuta, Cap. II.).

Trockenheit der Brust (*Stoerck*, a. a. O.).

(Entzündung der Brustskirrhen.) (*Lange*, a. a. O. S. 33.)

Feine Stiche in der Brust, unter der linken Achselhöhle (n. ¼ St.) (*Wislicenus*, a. a. O.).

Knochenfrafs am Brustbeine (*Kaltschmidt*, a. a. O.).

(160) Stiche im Kreuze und Ziehen durch die Lendenwirbelbeine, im Stehen (n. 3½ St.) (*Franz*, a. a. O.).

Ziehen durch die Lendenwirbelbeine, im Stehen (n. ¼ St.) (*Franz*, a. a. O.).

Spannender Schmerz im Rücken (*Stoerck*, a. a. O.).

Unter beiden Schulterblättern, schmerzhaftes Spannen in den Muskeln, in der Ruhe, das durch Emporheben der Arme sehr verstärkt wird (n. 24 St.) (*Wislicenus*, a. a. O.).

Im Nacken, wo er in die rechte Schulter übergeht, klopfendes Ziehen (n. 8 St.) (*Franz*, a. a. O.).

(165) Im Oberarme, lähmig ziehender Schmerz in der Ruhe (n. 1½ St.) (*Franz*, a. a. O.).

Reifsen durch die Oberarme, Abends im Bette (den ersten Abend) (*Franz*, a. a. O.).

Abwechselnd Reifsen und Stechen im Oberarme, in der Ruhe, das durch Bewegung zwar vergeht, aber wiederkommt (n. 3 Tagen) (*Franz*, a. a. O.).

Schneidender Schmerz an der linken Ellbogenbeuge, von innen heraus, in der Ruhe (n. 50 St.) (*Wislicenus*, a. a. O.).

Beobachtungen Andrer.

Dumpfes Ziehen in den Vorderarmen, in der Ruhe stärker, als bei Bewegung (n. 72 St.) (*Wislicenus*, a. a. O.).

(170) An der Aufsenseite des linken Vorderarms, Zerschlagenheitsschmerz, am stärksten bei Berührung (n. 62 St.) (*Wislicenus*, a. a. O.).

In den Muskeln der Vorderarme, klammartiger Schmerz, vorzüglich beim Aufstützen der Arme (n. ½ St.) (*Wislicenus*, a. a. O.).

Jückendes Kriebeln am Vorderarme, das durch Reiben nur auf kurze Zeit vergeht (n. 1 St.) (*Wislicenus*, a. a. O.).

Im Handgelenke, lähmig ziehender Schmerz, in der Ruhe (n. 1½ St.) (*Franz*, a. a. O.).

Feine Stiche in den Handgelenken (n. 10 Minuten) (*Wislicenus*, a. a. O.).

(175) Scharfe Stiche in den Mittelgelenken der Finger (in der Ruhe) (n. 8 St.) (*Wislicenus*, a. a. O.).

Schneidende Stöfse im hintern Gelenk des Daumens (n. 48 St.) (*Wislicenus*, a. a. O.).

Lang anhaltender, tiefer Stich oben an der Einfügung des grofsen rechten Gesäfsmuskels (n. 3½ St.) (*Franz*, a. a. O).

Im Sitzen, einige stumpfe Stiche am obern Ende des linken Oberschenkels, nahe am Trochanter, die nicht im Gehen hindern (n. ¼ St.) (*Wislicenus*, a. a. O.).

Geschwollene Schenkel (*Landeutte*, a. a. O.).

(180) Beim Sitzen, Nadelstiche in den Muskeln des linken Oberschenkels (n. 26 St.) (*Langhammer*, a. a. O.).

Jückende Nadelstiche an der hintern Seite des Oberschenkels, im Sitzen am stärksten (n. 8 St.) (*Wislicenus*, a. a. O.).

Dumpfes Ziehen im rechten Oberschenkel, in der Ruhe, welches durch Bewegung erleichtert ward (n. 1¼ St.) (*Wislicenus*, a. a. O.).

Beim Gehen im Freien, klammartiger Schmerz in

Schierling.

Beobachtungen Andrer.

den vordern Muskeln des rechten Oberschenkels (n. 13 St.) (*Langhammer*, a. a. O.).

Feines Einkrallen an der hintern Seite des Oberschenkels (n. 12 St.) (*Wislicenus*, a. a. O.).

(185) Reifsen um die Kniescheibe herum, im Sitzen (n. 2¼ St.) (*Franz*, a. a. O.).

Beim Gehen und selbst beim Stehen im Freien, ungeheurer Schmerz zum Lautschreien, um das ganze linke Knie, als wenn die Kniescheibe zerschlagen und zerbrochen wäre, worauf ihm beim Anstrengen im Gehen über und über heifs ward, wie Angsthitze (n. 10 St.) (*Langhammer*, a. a. O.).

Beim Gehen im Freien, Stiche auf die äufsere Senne des Beugemuskels in der rechten Kniekehle (n. 1 St.) (*Franz*, a. a. O.).

Reifsen auf dem Schienbeine, Abends im Bette (den ersten Abend) (*Franz*, a. a. O.).

Klammartiges Reifsen bald am rechten, bald am linken Schienbeine, beim Gehen im Freien (n. 37 St.) (*Langhammer*, a. a. O.).

(190) Schienbein schmerzt wie zerschlagen (den vierten Tag) *Franz*, a. a. O.).

Beim Ausstrecken des Unterschenkels, im Sitzen, ein glucksender Druck auf dem Schienbeine (n. 3½ St.) (*Franz*, a. a. O.).

Ziehen an der innern Seite der linken Wade und auf dem rechten Fufsrücken (n. 8 St.) (*Franz*, a. a. O.).

Betäubung und Unempfindlichkeit der Füfse (*Halle*, in Samml. f. pr. Aerzte XV. III.).

Erregt das Podagra (*Clarck*, in Essays and Obs. phys. and liter. III. Edinb. 1771.).

(195) Reifsen auf dem Fufsrücken, Abends im Bette (den ersten Abend) (*Franz*, a. a. O.).

Früh, Reifsen im Ballen der grofsen Zehe, im Stehen und Sitzen (den dritten Tag) (*Franz*, a. a. O.).

Schierling.

Beobachtungen Andrer.

Jücken an den Gliedmafsen (*Stoerck*, a. a. O.).
Kriebeln und unangenehmes Jücken in den Drüsen (*Stoerck*, a. a. O.).
Kriebeln in dem leidenden Theile (*Collin*, a. a. O.).

(200) Abends werden die Drüsen schmerzhaft (*Stoerck*, a. a. O.).
Vermehrte, unerträgliche Schmerzen im leidenden Theile (*Lange*, a. a. O. S. 9. 25. 33.).
Stinkende Jauche des Geschwürs (*Stoerck*, a. a. O.).
Die Ränder des Geschwürs werden schwärzlich und geben eine stinkende Jauche von sich (*Stoerck*, a. a. O.).
Bluten des Geschwürs (*Greding*, a. a. O.).

(205) Vermehrter Schmerz im Geschwüre (*Stoerck*, a. a. O.).
Spannender Schmerz im Geschwüre (*Stoerck*, a. a. O.).
In das Geschwür fährt Schmerz vom Husten (*Stoerck*, a. a. O.).
Kalter Brand eines Theils des Geschwürs (*Greding*, a. a. O.).
In den Knochen, vorzüglich in der Mitte der Knochenröhren, verborgener Beinfrafs mit brennend nagendem Schmerze (*Stoerck*, a. a. O.).

(210) Entzündung der ganzen Körperhaut; sie schmerzt brennend (*Baylies*, a. a. O.).
Reifsen durch verschiedne Theile des Körpers (den vierten Tag) (*Franz*, a. a. O.).
Bläue des ganzen Körpers (*Ehrhardt*, a. a. O.).
Wassersucht (*Tartreux*, Epist. apol. S. 51.).
Petechien (*Sim. Paulli*, a. a. O.).

(215) Faulige Auflösung der Säfte (*Reismann*, a. a. O.).
Schwindsucht (*Reismann*, — *Collin*, a. a. O.).
Die Schmerzen vom Schierling entstehen meistens in der Ruhe und, nur in seltner Wechselwirkung, beim Bewegen (*Franz*, a. a. O.).
Nervenschwäche (*Schmucker*, a. a. O.).
Gefühlstäuschung: beim Gehen ist's ihm, als hemmte etwas seine Schritte, uud dennoch ging er sehr schnell (n. 8 St.) (*Franz*, a. a. O.).

Schierling.

Beobachtungen Andrer.

(220) Schwäche des ganzen Körpers (*Whytt*, a. a. O.).
Sinken aller Kräfte*) (*Stoerck*, a. a. O.).
Lähmung (*Andry*, — *Andree*, a. a. O.).
Nach einem kleinen Spaziergange fühlt er sich sehr erschöpft und ermattet, und ist wie gelähmt, wobei die verdriefsliche, hypochondrische Gemüthsstimmung wieder eintritt (n. 10 St.) (*Franz*, a. a. O.).
Ohnmachten (*Lange*, a. a. O. S. 9. — Pharm. helv. a. a. O.).

(225) Pulslosigkeit (*Sim. Paulli*, a. a. O.)
Die kräftigsten und muntersten Personen verloren beim anhaltenden Gebrauche des Schierlings alle Kräfte und mufsten das Bett hüten (*Lange*, a. a. O. S. 9.).
Verlust aller Kräfte (bis zum Tode) (*Lange*, a. a. O.).
Trägheit mit Unempfindlichkeit gepaart (torpor) (*Sim. Paulli*, a. a. O.).
Stumpfheit aller Sinne (*Sim. Paulli*, a. a. O.).

(230) Oefteres Gähnen, als wenn er nicht ausgeschlafen hätte (n. 72 St.) (*Langhammer*, a. a. O.).
Tagesschläfrigkeit: er kann sich beim Lesen nicht munter erhalten (n. 3, 8 St.) (*Wislicenus*, a. a. O.).
Schlummersucht (*Watson*, — *Sim. Paulli*, a. a. O.).
Schlafsucht (Nachmittags): **er konnte sich mit aller Mühe des Schlafs nicht enthalten, er mufste sich legen und schlafen** (n. 54 St.) (*Langhammer*, a. a. O.).
Abends, grofse Schläfrigkeit und Unaufgelegtheit zu Allem (den dritten Abend) (*Franz*, a. a. O.).

(235) Abends im Bette, Reifsen bald in diesem, bald in jenem Gliede (den ersten Abend) (*Franz*, a. a. O.).
Im Schlafe, lebhafte, wohllüstige Traumbilder (die erste Nacht) (*Langhammer*, a. a. O.).

---
*) Gegen welche *Stoerck* die Chinarinde hülfreich fand.

Beobachtungen Andrer.

Lebhafte, angstvolle Träume (die zweite Nacht) (*Langhammer*, a. a. O.).

Nachtschlaf voll furchtsamer Träume (die dritte Nacht) (*Franz*, a. a. O.).

Schlaf gegen Morgen voll furchtsamer Träume (die erste Nacht) (*Franz*, a. a. O.).

(240) Schlaf (*Cullen*, a. a. O. — (sogleich) *Amatus Lusitanus*, a. a. O.).

Schlaf ruhig, vorzüglich früh sehr fest und länger, als gewöhnlich*) (die zweite Nacht) (*Franz*, a. a. O.).

Schlaflosigkeit (*Reismann*, — *Lange*, a. a. O. S. 9.).

Zittern (*Baylies*, — *Cullen*, — *Ehrhardt*, a. a. O.).

Zittern aller Glieder (*Fothergill*, — *Schmucker***), a. a. O.).

(245) Immerwährendes Zittern (*Andry*, a. a. O.).

Sennenhüpfen (*Ehrhardt*, a. a. O.).

Convulsionen (*Andry*, — *Watson*, — *Cullen*, a. a. O.).

Convulsionen des leidenden Theiles und des ganzen Körpers, mit Gefahr zu ersticken (*Lange*, a. a. O. S. 14.).

Schauder (*Stoerck*, a. a. O.).

(250) Frostschauder über den ganzen Körper, ohne weder gegenwärtige, noch nachfolgende Hitze (n. 15 St.) (*Langhammer*, a. a. O.).

Frostschauder über den ganzen Körper, ohne Hitze und ohne Durst (n. 50 St.) (*Langhammer*, a. a. O.).

Früh, Kälte und Frostigkeit des Körpers, mit schwindlichter Zusammengeschnürtheit des Gehirns, und gleichgültiger, niedergeschlagener Gemüthsstimmung (n. 2, 3 St.) (*Franz*, a. a. O.).

Von Zeit zu Zeit, Schauder über den ganzen Körper, hierauf schneller Puls mit Hitze und Durst (*Stoerck*, a. a. O.).

Fieber (*Andree*, — *Collin*, a. a. O.).

---

*) Heil-Nachwirkung?

**) Zuweilen Lebens lang.

Schierling.

Beobachtungen Andrer.

(255) Eintägiges Fieber (*Landeutte*, a. a. O.).
Langsamer, schwacher Puls (*Sim. Paulli*, a. a. O.).
An Stärke und Geschwindigkeit ungleicher Puls (*Stoerck*, a. a. O.).
Geschwinder Puls (*Ehrhardt*, a. a. O.).
Verschiedne Fieberanfälle (*Tartreux*, a. a. O.).

(260) Schleichendes Fieber mit gänzlichem Appetitverluste (*Lange*, a. a. O. S. 25.).
Hitziges (tödtliches) Fieber (*Lange*, a. a. O. S. 32.).
Fieber: starke Hitze mit grofsem Schweifse und Durste, bei Appetitlosigkeit, Durchfall und Erbrechen (*Greding*, a. a. O.).
Nachmittags, Ueberlaufen von Wärmegefühl über den ganzen Körper, ohne Durst (*Franz*, a. a. O.).
Hitze (*Baylies*, — *Fothergill*, a. a. O.).

(265) Grofse Hitze (*Stoerck*, a. a. O.).
Innere Hitze, vorzüglich im Gesichte, und Röthe desselben, ohne Durst (n. $\frac{1}{4}$ St.) (*Wislicenus*, a. a. O.).
Ungeheure Hitze (*Baylies*, a. a. O.).
Nachmittags (5, 6 Stunden nach Frostschauder und Kälte) überläuft ihn Empfindung glühender Hitze in allen Gliedern, wobei die Benommenheit des Kopfs und die gleichgültig traurige Gemüthsstimmung verschwindet, und die lebhafteste Theilnahme an allem, was ihn umgiebt, an die Stelle tritt (n. 7, 8 St.) (*Franz*, a. a. O.).
Ausdünstung (*Gatacker*, a. a. O.).

(270) Beim Erwachen aus dem Schlafe fühlt er sich in gelindem Schweifse über dem ganzen Körper (die dritte Nacht) (*Langhammer*, a. a. O.).
Oertlicher, stinkender, beifsender Schweifs mit einem Ausschlage von weifsen, durchsichtigen Blüthchen, welche, mit einer scharfen Feuchtigkeit angefüllt, zu einem Schorfe werden, der Krätze ähnlich (*Stoerck*, a. a. O.).
Aengstlichkeit (*Schmucker*, a. a. O.).
Hysterische Aengstlickeit (Medic. Obs. and Inqu., a. a. O.).

Beobachtungen Andrer.

Anfall von Hysterie, mit Frost und einer Art krampfhafter Bewegungen *(Greding,* a. a. O.).

(275) Aengstlichkeit in der Gegend der Herzgrube *(Stoerck,* a. a. O.).

Aeufserst verdriefsliche und ängstliche Gedanken nach dem Essen, früh, mit Eingenommenheit des Kopfs in der Stirne (n. 29 St.) *(Franz,* a. a. O.).

Beim Gehen im Freien, hypochondrische Gleichgültigkeit und Niedergeschlagenheit (n. 1 St.) *(Franz,* a. a. O.).

In tiefes Nachdenken versunken, dachte er befürchtend über Gegenwart und Zukunft nach, und suchte die Einsamkeit *(Langhammer,* a. a. O.).

Mürrisches Wesen: alles, was ihn umgab, machte einen widrigen Eindruck auf ihn *(Langhammer,* a. a. O.).

(280) Verdriefsliche Gemüthsstimmung: er weifs nicht, womit er sich beschäftigen soll; die Zeit vergeht ihm zu langsam (n. 8 St.) *(Wislicenus,* a. a. O.).

Heiteres Gemüth: er hatte Lust zu sprechen*) (n. 10 St.) *(Langhammer,* a. a. O.).

Früh, wohl, heiter und kräftig**) (n. 24 St.) *(Franz,* a. a. O.).

Gemüth heiter und frei***) (den dritten, vierten Tag) *(Franz,* a. a. O.).

Verwirrte Gedanken *(Van Eems,* a. a. O.).

(285) Delirium *(Andry,* a. a. O.).

Wahnsinn, Delirium *(Cullen,* a. a. O.).

---

*) Die vorgängige, entgegengesetzte Gemüthsstimmung verschwand durch Heil-Gegenwirkung des Organism's.

**) Wechselnde Heil-Gegenwirkung des Organism's.

***) Heil-Gegenwirkung des Lebens.

Schöllkraut.

(Der aus der frischen Wurzel des Chelidonium majus
ausgepreſste und mit gleichen Theilen Weingeist
gemischte Saft.)

Die Alten wähnten, die Gelbheit des Saftes dieser
Pflanze sey ein Zeichen (Signatur) ihrer Dienlichkeit
in Gallenkrankheiten. Die Neuern dehnten daher ihren Gebrauch auf Leberkrankheiten aus, und ob es
gleich Fälle gab, wo der Nutzen dieses Gewächses
bei Beschwerden in dieser Gegend des Unterleibes
sichtbar ward, so sind doch die Krankheiten dieses
Theils, ihr Ursprung und das dabei gegenwärtige
Uebelbefinden des übrigen Lebens unter sich so verschieden, die Fälle auch, wo es geholfen haben
soll, von den Aerzten so wenig genau beschrieben
worden, daſs sich Krankheitsfälle, worin diese
Arznei fortan mit Gewiſsheit dienlich seyn müſste,
unmöglich aus ihren Angaben im voraus bestimmen
lassen — wie doch so unumgänglich bei Behandlung
der so wichtigen Menschenkrankheiten geschehen
sollte. Eine solche Lobpreisung (ab usu in morbis)
bleibt also nur allgemein, unbestimmt und zweideutig, zumal da dieses Kraut von den Aerzten so

selten einfach, sondern fast immer in Vermischung mit andersartigen, wirksamen Dingen (Löwenzahn, Erdrauch, Brunnkresse) und unter Beigebrauche von den sogenannten (höchst abweichend wirkenden) bittern Dingen angewendet worden ist.

Die Wichtigkeit der menschlichen Gesundheit verstattet keine so ungewisse Bestimmung der Arzneien. Nur der leichtsinnige Frevler kann sich mit solcher Vermuthlichkeit am Krankenbette begnügen. Es kann also nur das, was die Arzneien von ihrer eigenthümlichen Wirkungsfähigkeit unzweideutig bei ihrer Einwirkung auf gesunde Körper selbst offenbaren, das ist, nur ihre reinen Symptome können uns laut und deutlich lehren, wo sie mit Gewifsheit heilbringend seyn müssen, wenn sie in sehr ähnlichen Krankheitszuständen eingegeben werden, als sie selbst eigenthümlich im gesunden Körper erzeugen können.

Man wird aus folgenden Symptomen des Schöllkrauts, deren Vervollständigung noch von andern redlichen, genauen Beobachtern zu erwarten ist, eine viel mehr erweiterte Aussicht auf bestimmte Hülfskräfte dieses Gewächses bekommen, als man bisher geahnet hatte; aber blofs der in die homöopathische Lehre eingeweihete Arzt wird diesen gesegneten Gebrauch von ihm zu machen verstehen. Der Schlendrianist mag sich mit den ungewissen Nutzanwendungen des Schöllkrautes begnügen, wozu ihn seine, im Finstern tappende Materia medica anleitet.

Schöllkraut.

(Die Sinne vergingen ihm.)
Stechend drückender Kopfschmerz im Scheitel, anfallsweise, vorzüglich beim Schnellgehen.
Zusammenziehendes Kopfweh.
(In den Augäpfeln ein kitzelndes Jücken.)

5 Ein blendender Fleck deuchtete ihm vor dem Auge zu seyn, und wenn er hinein sah, so thränte es.
In der Nasenspitze, ein Zittern und Fippern.
Ein wühlendes Reifsen in der Oberkieferhöhle (n. 8 St.).
Verminderung des Durstes.
Brecherliche Uebelkeit (vom äufsern Gebrauche).

10 Ein Spannen über die Oberbauchsgegend.
Leibweh.
Ein Schmerz über der linken Hüfte, als wenn da etwas dick wäre und sich da etwas sackte.
Blähungen gehen in grofser Menge ab.
Alle Nächte, dreimal Durchfallstuhl.

15 Schleimiger Durchfall.
Röthlicher Harn (vom äufsern Gebrauche).
Er mufste den Tag über 10 bis 12 Mal, und die Nacht zwei, drei Mal harnen, und jedesmal sehr viel (n. 24 St.).

Brennen in der Harnröhre, gleich vorher, wenn
der Urin beim Wasserlassen kommen will.
Ein Stechen und Schneiden in der Harnröhre beim
Uriniren und bei Körperbewegung.

* * *

20 Engbrüstigkeit.
Ein Ziehen im linken Vorderarme und von da in
die flache Hand, in welcher eine fippernde Bewegung war.
Das linke Handgelenk war wie steif, Abends.
Im rechten Handgelenke, eine Hemmung und Steifheit, blofs bei Bewegung fühlbar.
Einige rothe Blüthchen mit weifsen Spitzen an beiden Oberschenkeln, mit beifsend fressendem Jükken.

25 Eingeschlafenheit der vordern Fläche des Oberschenkels, mit feinen Stichen und schründendem
Schmerze (vom äufsern Gebrauche).
Eine Steifheit im Unterfufsgelenke, wie vertreten.
(Schlagartige Unempfindlichkeit und Taubheits-Empfindung des ganzen Körpers, mit Zittern, bei
unverändertem Pulse.)
Wärmeverminderung.

Schöllkraut.

Beobachtungen Andrer.

Benebelung (n. 10 Minuten) (*W. Grofs*, in einem Aufsatze).

Dumpfer Kopfschmerz, mit Schlägen im Takte des Pulses, an der rechten Schläfe, als wenn die Gefäfse zu sehr mit Blut angefüllt wären (n. 2 St.) (*Chr. Teuthorn*, in einem Aufsatze).

Von innen heraus drückend pressender Kopfschmerz, vorzüglich nach der Stirne zu, der durch freie Luft, Husten, Schnauben der Nase und durch Bücken sehr vermehrt wird, während des Essens aber nicht zugegen ist, den ganzen Tag anhaltend (*Fr. Hartmann*, in einem Aufsatze).

Ein Drängen im grofsen Gehirn, als wenn es im Schädel nicht Raum hätte und sich durch's Ohr drängen wollte, worin ein Geräusch, wie von einem entfernten Wasserwehre, gespürt wird. (*F. Walther*, in einem Aufsatze).

(5) Widriges Gefühl in der linken Schläfe, als stockte das Blut daselbst auf einmal, worauf ein stumpf stechender Schmerz in dieser Stelle erfolgte (n. ½ St.) (*Walther*, a. a. O.).

Drückender Schmerz in der rechten Schläfegegend, wobei das rechte Nasenloch verstopft war (n. 6 St.) (*Fr. Meyer*, in einem Aufsatze).

Drückend reifsender Kopfschmerz zwischen den Augenbrauen, der die Augenlider zudrücken wollte, sich nach dem Essen verlor und nach dreiviertel Stunden wiederkam (n. ½ St.) (*H. Becher*, in einem Aufsatze).

Reifsender Schmerz in der rechten Seite des Hinterhauptes, mit langen, starken Stichen nach vorne hin (n. 15½ St.) (*Hartmann*, a. a. O.).

Heftig reifsende Stiche im linken Stirnhügel (n. 3½ St.) (*Hartmann*, a. a. O.).

(10) Quer herüber ziehendes, stumpfes Stechen in der ganzen Stirne (*Chr. Fr. Langhammer*, a. a. O.).

Beobachtungen Andrer.

Gefühl von flüchtigem Ziehen unter dem Stirnbeine (n. ¼ St.) (*Grofs*, a. a. O.).

Kriebeln in den Stirnhügeln, in abgesetzten, kurzen Zwischenzeiten (*Grofs*, a. a. O.).

Langsam ziehender, druckartiger Stich von der linken Seite des Hinterhauptes nach der Stirne zu (n. ⅔ St.) (*Hartmann*, a. a. O.).

Kneipende Stiche in der rechten Seite des Hinterhauptes (n. 1½ St.) (*Hartmann*, a. a. O.).

(15) Kneipende Stiche auf der linken Seite des Hinterhauptes, gleichsam äufserlich, doch durch Draufdrücken weder zu mehren, noch zu mindern (n. 7 St.) (*Hartmann*, a. a. O.).

Betäubender Druck auf die rechte Augenhöhle, gleichsam von aufsen hinein (*Grofs*, a. a. O.).

Verkleinerung der Pupillen (sogleich) (*Becher*, a. a. O.).

Verengerung der Pupillen gleich nach dem Einnehmen, sie erweiterten sich aber nach einer Stunde bis zu ihrer gewöhnlichen Gröfse (*Teuthorn*, a. a. O.).

Drückender Schmerz über dem linken Auge, der das obere Augenlid herabzudrücken schien (n. ¾ St.) (*Hartmann*, a. a. O.).

(20) Druck am rechten obern Augenlide (*C. Th. Herrmann*, in einem Aufsatze).

Eine Ausschlagsblüthe am linken obern Augenlid-Knorpel mit Eiter, mit drückendem Schmerze darin bei Berührung und Verschliefsung der Augen (*Herrmann*, a. a. O.).

Spannen und Ziehen im linken Jochbeine, blofs beim Liegen (n. 9 St.) (*Grofs*, a. a. O.).

Blasses Gesicht (*Teuthorn*, a. a. O.).

Schmerz, wie von Quetschung, im linken Ohrläppchen, und gleich drauf Brennen im rechten Ohrläppchen, wie von einer glühenden Kohle (n. 13 St.) (*Meyer*, a. a. O.).

(25) **Ein lang anhaltender Stich im äufsern**

Schöllkraut.

Beobachtungen Andrer.

rechten Ohre, der allmälig verschwindet (n. 3 St.) (*Hartmann*, a. a. O.).

Beim Gehen, Klingen im linken Ohre (n. 9 St.) (*Langhammer*, a. a. O.).

Klingen vor den Ohren, wie Pfeifen (n. ½ St.) (*Meyer*, a. a. O.)

Sausen vor den Ohren, wie starker Wind (n. 1½ St.) (*Meyer*, a. a. O.).

Unleidliches Gefühl in beiden Ohren, als strömte aus ihnen Wind aus, so dafs er den Finger oft einbringen mufste, um diefs Gefühl zu tilgen (n. ½, 3, 4 St.) (*Walther*, a. a. O.).

(30) In beiden Ohren, Getön, wie sehr weit entfernter Kanonendonner (*Walther*, a. a. O.).

Absetzend reifsender Druck im rechten innern Gehörgange (n. 2 St.) (*Herrmann*, a. a. O.).

Reifsender Schmerz im rechten innern Gehörgange (n. ¼ St.) (*Herrmann*, a. a. O.).

Reifsen im innern Ohre: durch Einbohren mit dem Finger, um es zu erleichtern, entstand Klingen dazu (*Meyer*, a. a. O.).

Zahnweh in dem linken Oberkiefer (*Langhammer*, a. a. O.).

(35) Die Zähne des linken Unterkiefers schmerzen dumpf beim Berühren und sind lockerer (n. 3 bis 21 St.) (*Becher*, a. a. O.).

Starke Spannung an und in dem Halse, über der Kehlkopfgegend, als wenn er zugeschnürt wäre, wodurch jedoch nur der Schlund verengert ward (n. ½ St.) (*Grofs*, a. a. O.).

Empfindung, als würde der Kehlkopf von aufsen auf die Speiseröhre gedrückt, wodurch nicht das Athmen, sondern das Schlingen erschwert wird (n. 5 Minuten) (*Grofs*, a. a. O.).

Ein Würgen im Halse, als wenn man ei-

Beobachtungen Andrer.

nen zu grofsen Bissen allzuschnell hinter schlingt (*Grofs*, a. a. O.).
Weifsbelegte Zunge (*Walther*, a. a. O.).

(40) Schleimige Zunge (*Grofs*, a. a. O.)
Ekelig fader Geschmack im Munde, wie nach Hollunderblüthenthee; doch schmecken die Speisen ganz natürlich (*Grofs*, a. a. O.).
Bittrer Geschmack im Munde, während Essen und Trinken richtig schmeckten (n. 2 St.) (*Meyer*, a. a. O.).
Verminderung des Appetits (*Becher*, a. a. O.).
Viel Durst nach Milch, und darauf Wohlbehagen durch den ganzen Körper; so viel er auch davon zu sich nahm, so fühlte er doch keine Beschwerde, da sie ihm sonst viel Blähungen erzeugte (n. 36½ St.) (*Becher*, a. a. O.).

(45) Oefteres Aufstofsen von Luft (*Teuthorn*, a. a. O.).
Leeres Aufstofsen (*Grofs*, a. a. O.).
Brecherlichkeit (*Horn's* Archiv, B. XI. II.).
Starke Uebelkeit bei erhöheter Wärme des Körpers (n. ¼ St.) (*Walther*, a. a. O.).
Schlucksen (n. 1½ St. und öfter) (*Langhammer*, a. a. O.).

(50) Kneipend drückender Schmerz in und unter der Herzgrube, vermehrt durch Berührung (n. 3 St.) *Becher*, a. a. O.).
Klammartiges Klopfen in der Herzgrube, was ein angstvolles Athmen verursachte (n. 5 St.) (*Hartmann*, a. a. O.).
Brennen auf der linken Seite unter den Ribben, wagerecht mit der Herzgrube (*Grofs*, a. a. O.).
Magenschmerz (*Horn's* Archiv, a. a. O.).
Beständiges Gluckern und Gurlen im Unterleibe (*Grofs*, a. a. O.).

(55) Leibweh (*Horn's* Archiv, a. a. O.).
Schmerzhafter Druck gleich über dem Nabel (*Grofs*, a. a. O.).
Dumpfes Kneipen in der Nabelgegend, worauf ei-

Schöllkraut.

Beobachtungen Andrer.

nige Blähungen erfolgten (n. 1 St.) (*Hartmann,* a. a. O.).

Krampfartiges Einwärtsziehen des Nabels, mit vorübergehender Uebelkeit begleitet (n. 6½ St.) (*Becher,* a. a. O.).

Brennender Schmerz im Unterleibe, gleich unter den kurzen Ribben der linken Seite (n. 14 St.) (*Grofs,* a. a. O.).

(60) Anhaltendes Schneiden in den Gedärmen, unmittelbar nach dem Essen, welches doch gut geschmeckt hatte (*Grofs,* a. a. O.).

Kneipender Schmerz in der linken Schoofsgegend (n. 9 St.) (*Hartmann,* a. a. O.).

Hartleibigkeit: der Stuhl geht in kleinen, harten Knoten, wie Schafkoth, ab (zwei Tage nach einander) (*Teuthorn,* a. a. O.).

Durchfall (*Horn's* Archiv, a. a. O.).

Harndrang, den ganzen Tag über, mit wenig Urinabgang (n. 2 St.) (*Langhammer,* a. a. O.).

(65) Gleich vor Abgang des Harnes, ein Brennen (*Meyer,* a. a. O.).

Harnröhrtripper (*Wendt,* in *Hufel.* Journ. XVI. III.).

* * *

Stockschnupfen (n. 2 St.) (*Langhammer,* a. a. O.).

Brustschmerz (*Horn's* Archiv, a. a. O.).

Beklemmung der Brust und des Athems (*Grofs,* a. a. O.).

(70) Beklemmung der Brusthöhle beim Ausathmen (*Grofs,* a. a. O.).

Reifsender Druck in der linken Achselhöhle und weiter vor nach der Brustwarze zu (n. 30 St.) (*Herrmann,* a. a. O.).

Scharfes Stechen neben den Wirbeln in der Mitte des Rückens (*Grofs,* a. a. O.).

Stumpfe Stiche, schnell hinter einander, in der linken Lende, mehr nach dem Rücken zu (n. 10 Minuten) (*Grofs,* a. a. O.).

Beobachtungen Andrer.

Reifsender Druck an den untersten Lendenwirbeln bis vor in die Nähe der Schaufelbeine; es ist, als ob die Wirbelbeine von einander gebrochen würden, blofs beim Vorwärtsbiegen und wenn er sich dann wieder zurückbeugt, mehre Tage lang, auch im Gehen fühlbar (n. 86 St.) (*Herrmann*, a. a. O.).

(75) Kneipend krampfartiger Schmerz am innern Rande des rechten Schulterblattes, der ihn abhielt, den Arm zu bewegen (n. 1 St.) (*Hartmann*, a. a. O.).

(Im Sitzen) Stechen in der linken Achselhöhle (n. 2 St.) (*Langhammer*, a. a. O.).

Reifsen in den Muskeln des rechten Oberarms (n. 28 St.) (*Herrmann*, a. a. O.).

Lähmiger Druck am linken Oberarme (n. 2 Tagen) (*Herrmann*, a. a. O.).

Eine Art Lähmung in den Muskeln des Oberarms bei Bewegung desselben (*Grofs*, a. a. O.).

(80) Klammartiger Schmerz im linken Ellbogengelenke, den eine gebogene Richtung des Arms noch schmerzhafter machte (n. 4½ St.) (*Hartmann*, a. a. O.).

Abgespanntheit der Muskeln des rechten Vorderarmes, so dafs sie nur schwierig zur Bewegung gebracht werden konnten und bei jeder Bewegung und beim Zugreifen schmerzten (n. 26 St.) (*Hartmann*, a. a. O.).

Klemmend reifsender Schmerz im Rücken der rechten Hand (n. 1¼ St.) (*Hartmann*, a. a. O.).

Reifsend stechender Schmerz in den rechten Mittelhandknochen, der durch Aufdrücken sehr erhöhet wird (n. 26 St.) (*Hartmann*, a. a. O.).

Feines Reifsen an dem Mittelhandknochen und Handwurzelknochen des rechten Daumens (n. 7 St.) (*Herrmann*, a. a. O.).

(85) Lähmiges Reifsen in den Mittelhandknochen und dem hintersten Gelenke des Daumens und Zeigefingers der linken Hand (*Herrmann*, a. a. O.).

Schöllkraut.

Beobachtungen Andrer.

Die vordern Glieder der Finger der rechten Hand wurden gelb, kalt und wie abgestorben, die Nägel blau (n. 1 St.) (*Meyer*, a. a. O.).

Feines Reifsen in den Fingerspitzen an der rechten Hand (*Herrmann*, a. a. O.).

Oefters zurückkehrendes Reifsen im vordersten Gliede des kleinen Fingers der rechten Hand, ohne Bezug auf Bewegung oder Betasten (n. 3¼ St.) (*Hartmann*, a. a. O.).

Brennendes Jücken im linken Hüftgelenke an der vordern Seite (n. 10 Minuten) (*Grofs*, a. a. O.).

(90) Von dem Hüftknochen an bis zu den Zehen des rechten Fufses, ein lähmig ziehender Schmerz, der im Gehen, Sitzen und Liegen sich gleich blieb und plötzlich verschwand (n. 39¼ St.) (*Becher*, a. a. O.).

Eine Art Lähmung und Unvermögen im linken Oberschenkel und Knie beim Auftreten (*Grofs*, a. a. O.).

Zusammenknicken der Kniee im Stehen und Gehen (n. 12 St.) (*Hartmann*, a. a. O.).

Harter Druck, zwei Finger breit, unter der rechten Kniescheibe (*Herrmann*, a. a. O.).

Harter Druck, zwei Finger breit, unter der linken Kniescheibe, mehr nach innen (*Herrmann*, a. a. O.).

(95) Stechen in der rechten Kniekehle (im Sitzen) (n. 2 St.) (*Langhammer*, a. a. O.).

Herabziehender Schmerz in der linken Wade (*Langhammer*, a. a. O.).

Einige brennend schmerzende Flecke, mit Stichen in der Mitte, oberhalb der Achillessenne; durch Kratzen wurde der Schmerz vermehrt (*Teuthorn*, a. a. O.).

Drückender Schmerz im rechten Fufsgelenke, im Sitzen (n. 1½ St.) (*Meyer*, a. a. O.).

Glucksender Schmerz im linken Fufsrücken (n. 9 St.) (*Meyer*, a. a. O.).

Beobachtungen Andrer.

(100) Klamm an der Fufssohle des rechten Fufses, welche nebst den Zehen unterwärts gekrümmt ward; die Zehen waren wie abgestorben und ohne Gefühl; durch Zusammendrücken der Waden mit der Hand liefs der Klamm nach, vermehrte sich aber beim Versuche, aufzutreten (n. 12 St.) (*Becher*, a. a. O.).

Einzelne flüchtige Nadelstiche abwechselnd an verschiednen Stellen, bald an einer Hand oder einem Arme, bald an einem Fufse, am Knie, am Bauche u. s. w. (*Grofs*, a. a. O.).

Müdigkeit und Trägheit der Glieder; es ist ihm unmöglich, ein Glied schnell zu bewegen, die Bewegung wird ihm sauer und er scheut sie; dabei Gähnen und Schläfrigkeit (n. 15 St.) (*Hartmann*, a. a. O.).

Nach Tische sehr grofse Trägheit und Unlust zur Arbeit, mit Schläfrigkeit (*Hartmann*, a. a. O.).

Früh beim Erwachen, so grofse Müdigkeit, dafs er sich schwer zum Aufstehen entschliefsen konnte (*Walther*, a. a. O.).

(105) Grofse Trägheit und Schläfrigkeit, ohne Gähnen (n. 6 St.) (*Grofs*, a. a. O.).

Grofse Unbehaglichkeit: es ist ihm gar nicht wohl, ohne dafs er weifs, was ihm eigentlich fehlt; er mufs sich legen, ohne schlafen zu können, und es war ihm alles unleidlich (*Grofs*, a. a. O.).

Trieb, sich nieder zu legen, ohne schläfrig zu seyn, und ohne schlafen zu können (*Grofs*, a. a. O.).

Nach Tische, Trieb, sich niederzulegen, ohne eben wirklich schlafen zu können; er schreckte mehrmals in diesem Schlummer auf, und als er davon aufstand, war der Kopfschmerz noch schlimmer (*Hartmann*, a. a. O.).

Schlaf mit Träumen von Gegenständen der täglichen Beschäftigung (*Langhammer*, a. a. O.).

(110) Unruhiger Schlaf voll Träume (*Meyer*, a. a. O.).

Schöllkraut.

Beobachtungen Andrer.

Unruhiger Schlaf, ohne besondre Träume (*Becher*, a. a. O.).

Sehr unruhiger Schlaf mit schnellem Aufwachen und mit einem übermäfsigen Schweifse, der im Schlafe entstanden war und bis früh, auch im Wachen fortdauerte (*Hartmann*, a. a. O.).

Frühschweifs (*Meyer*, a. a. O.).

Schweifs im Frühschlafe (*Walther*, a. a. O.).

(115) Beim in's Bett Legen, Abends, überfällt ihn ein starker Schüttelfrost, der fast eine Stunde anhielt, bei äufserer Wärme am ganzen Körper, und doch mit Gänsehaut, worauf ein Schweifs erfolgte, welcher die ganze Nacht hindurch dauerte (n. 38 St.) (*Hartmann*, a. a. O.).

Jedesmal beim Ausgehen in die freie Luft Schüttelfrost, ohne Kälte (im Sommer), welcher nicht eher nachliefs, als bis er wieder in die Stube kam (zwei Tage lang) (*Hartmann*, a. a. O.).

Bald hatte er ein Gefühl von Wärme zugleich im ganzen Körper, bald ein Gefühl von Kälte; oft wechselte es auf diese Art in einzelnen Gliedern ab (n. 18 St.) (*Becher*, a. a. O.).

Schauder durch den ganzen Körper, bei ungeänderter Wärme desselben, ohne Durst (n. 3 St.) (*Langhammer*, a. a. O.).

Schauder am ganzen Körper, bei ungeänderter Wärme desselben (*Grofs*, a. a. O.).

(120) Starker, nicht schneller Pulsschlag (im Sitzen) (n. ¾ St.) (*Langhammer*, a. a. O.).

Kalte Hände (n. 2¾ St.) (*Langhammer*, a. a. O.).

Schüttelfrost (bei kalten Händen) über den ganzen Körper (*Meyer*, a. a. O.).

Schüttelfrost mit Uebelkeit, ohne Aufstofsen (n. ¼ St.) (*Meyer*, a. a. O.).

Schauder an den Händen, welche wärmer, als gewöhnlich sind (n. ¼ St.) (*Grofs*, a. a. O).

(125) Der rechte Fufs, bis an's Knie, ist eiskalt, mit Kälteempfindung daran, während der andre Fufs und der ganze übrige Körper ihre gehörige

Beobachtungen Andrer.

Wärme haben und die Adern auf der Hand und den Armen angeschwollen sind (n. $3\frac{1}{2}$ St.) (*Hartmann*, a. a. O.).

Aufserordentlich niedergeschlagen, voll trüber Gedanken über Gegenwart und Zukunft, bis zum Weinen; er hatte keine Ruhe an irgend einem Orte (*Meyer*, a. a. O.).

Traurig bis zum Weinen, und niedergeschlagen über Gegenwart und Zukunft (*Walther*, a. a. O.).

Heitere Gemüthsstimmung*) (*Langhammer*, a. a. O.).

---

*) Heil-Nachwirkung.

Schwefel.

(Aus einem Kolben in den Helm in fein spiesichter Gestalt
aufgetriebene Schwefelblumen, flores sulphuris —
durch Schütteln mit Weingeist abgewaschen, zur
Wegnahme der etwa anhängenden Säure.)

So viele Jahrhunderte auch schon der Schwefel in
der Krätze der Wollarbeiter von Aerzten und Nicht-
Aerzten angewendet ward, so hat doch keiner unter
ihnen gemerkt, daſs, was sie Hülfreiches davon im
Krätzausschlage sahen, vom Schwefel durch Aehn-
lichkeitswirkung und Homöopathie ausgerichtet werde.

Die genauen Unterscheidungszeichen der Aeus-
serung der Krätze habe ich in der Anmerkung zum
Symptome 621. angegeben.

So heilten auch die Aerzte einige Hämorrhoidal-
beschwerden mit Schwefel plumperweise, ohne
zu ahnen, daſs sie (in Unwissenheit) homöopathisch
geheilt hatten; während sie andre Beschwerden des
Mastdarms und Afters damit verschlimmerten, indem
ihnen theils die Symptome, mittels deren der
Schwefel (m. s. 313. 317. 318. 331. (36.) — 315.
316. 446 bis 450.) und die Schwefelleber (m.
s. 103. 104. — 120. 121. 171. 172. 173. 174. 176.)
nur ähnliche natürliche Leiden homöopathisch besei-

tigen kann, unbekannt waren, theils auch, weil sie allzu starke Gaben reichten, 5, 10, 20, 30 Gran auf einmal, während sie kaum $\frac{1}{10000}$ eines Grans hätten geben sollen.

Gesetzt, dafs *Schmitjan* auch nicht auf den Einfall gekommen wäre, bei einer Herbstruhr Schwefel zu verordnen, so würden doch jeden ächten Arzt die Symptome des Schwefels und der kalkartigen Schwefelleber auffordern, ihn wenigstens zur Bestreitung des lästigen, vorzüglich nächtlichen Stuhlzwangs bei solchen Curen zu Hülfe zu nehmen, da diese Substanzen dergleichen in Aehnlichkeit selbst erregen. Hiezu bedarf es auf die Gabe weniger als eines $\frac{1}{10000}$ Grans — (ein Gran Schwefelblumen mit 100 Gran Milchzucker eine Stunde lang zusammen gerieben, und von dieser Mischung ein Gran wiederum eine Stunde lang mit 100 Granen Milchzucker gerieben).

Und so wird der homöopathische (der einzig naturgemäfse) Arzt noch gar viele, wichtige Krankheitszustände antreffen, für welche er in den Schwefel- und Schwefelleber - Symptomen viel Hülfe entdecken und erwarten kann.

Er scheint in den kleinsten Gaben 16 bis 20 Tage zu wirken und findet im Campher sein Beschränkungsmittel (Antidot).

Schwefel.

Schwindel, früh, mit wenigem Nasenbluten.
Schwindel beim Bücken.
Beim Gehen im Freien (nach dem Abendessen) Schwindel; sie durfte nicht niedersehen, auch sich nicht im mindesten bücken; sie musste sich anhalten, um nicht zu fallen.
Beim Gehen im Freien auf eine Anhöhe, ein acht Minuten langer Schwindel; er konnte nicht sicher auftreten, unter Benebelung der Sinne (n. 4 Tagen).

5 Beim Stehen, Schwindel (Abends) mit Drange des Blutes nach dem Herzen.
Schwindel, wenn sie die Nacht auf dem Rücken liegt.
Abends, nachdem er eine Viertelstunde im Bette gelegen hatte, drehender Schwindel, als wollte er in Ohnmacht fallen, als ginge ihm alles im Kopfe herum; zwei Abende nach einander.
(Schwindel im Sitzen; beim Aufstehen Wanken.)
Taumel im Kopfe.

10 Befangenheit im Kopfe, wie wenn man nicht ausgeschlafen hat.
Früh ist der Kopf eingenommen und gepresst in der Stirne, bis Mittag.
Abends, Eingenommenheit des Kopfs.
Nach Gehen in freier Luft, Eingenommenheit des Kopfs.

Beim Gehen im Freien, Schwäche im Kopfe, wie
Betäubung, mit dunkeln, unangenehmen Ideen,
mehre Minuten lang, bald schwächer, bald stärker.

15 So vergefslich, dafs selbst das kurz vorher Ge-
schehene ihm entweder gar nicht, oder nur dunkel erinnerlich war.

(Vergefslich.)

Grofse Dummheit und Düsterheit.

Düseligkeit und Stechen im Kopfe.

Schwere im Kopfe, die sich nicht blofs beim
Bewegen und Bücken, sondern auch im Sitzen
und Liegen fühlt.

20 Alle Morgen, Kopfschmerz über den Augen, wie
von Stockschnupfen; er mufs immer niefsen.

(Kopfschmerz, wie von versetzten Blähungen.)

Kopfschmerz mit Uebelkeit.

Druck vorn im Kopfe, wie nach Nachtschwärmerei, der nach einigen Tagen in glühendes Reis-
sen übergeht, in der rechten Seite des Kopfs
und der Zähne (durch Berührung mit kaltem
Wasser verschlimmert).

Drückender Kopfschmerz über'm linken Auge (Nachmittags, $\frac{1}{2}$ St. lang).

25 Drückender Kopfschmerz in der Stirne, bei Bewegung heftiger.

Oefterer, minutenlanger Kopfschmerz: ein Zusammenkneipen des Gehirns von einer Schläfe bis
zur andern.

Gleich nach dem Abendessen, einseitiger, scharf-
drückender Kopfschmerz unter'm linken Seitenbeine.

Im ganzen Kopfe, Schmerz, als wäre der Kopf
von aufsen gedrückt worden, z. B. von einem
engen Hute.

Bei einer beengenden Kopfbedeckung, in der Stube, drückendes Kopfweh, welches durch Ent-
blöfsung des Kopfs vergeht.

30 Spannen in der Stirne.

Kopfschmerz, vorzüglich Abends spät und die
Nacht im Bette: von Zeit zu Zeit ein sehr

Schwefel.

schmerzlicher Eindruck oben vom Scheitel bis tief in's Gehirn, welcher nöthigt, die Stirne zu runzeln und die Augen zusammenzuziehen.

Kopfweh, wobei es ihr die Augen gleichsam zuzieht.

Kopfweh, vorzüglich Vormittags, als zöge es den Kopf herunter und vorwärts.

Reifsen (?) im Kopfe, mehr Nachmittags, als Vormittags, mit Mattigkeit und Hitze, ohne Durst; er mufste sich mit dem Kopfe auf den Tisch legen, um sich zu erleichtern.

35 Nächtlicher Kopfschmerz, als wollte es die Hirnschale herausreifsen.

Reifsen in der Stirne.

Nach dem Erwachen aus dem Mittagsschlafe, beim Oeffnen der Augen, ein schnell entstehender, arger, meist halbseitiger Kopfschmerz, als wäre das Gehirn zerrissen oder wundweh (n. 36 St.).

Reifsen im Kopfe, wie mit einer Säge.

Zuckender Kopfschmerz.

40 Zuckende Schmerzen über dem rechten Auge.

Ein einzelner Stich im Kopfe.

Stiche im Kopfe und zu den Augen heraus.

Kopfweh in den Schläfen, wie ein Wirbeln und Kriebeln.

Starker Kopfschmerz im Wirbel des Hauptes, zwölf Stunden lang (n. 1½ St.), fieberartig, mehre Morgen.

45 Beim Kauen, Husten und Schnauben, Schmerz oben auf dem Wirbel.

Von Husten und Niefsen, starker Schmerz mitten im Kopfe.

Viel Kopfschmerz, besonders beim Bücken.

Klingendes Brausen durch den Kopf, was gleichsam zu den Ohren herausgeht.

Klopfen im Kopfe, früh.

50 Klopfen im Kopfe (Schläfe), am Halse und um's Herz; alles pochte und zitterte an ihm.

Bei lebhaftem Sprechen, hämmernder Kopfschmerz.

Blutdrang nach dem Kopfe: es drückte drin, wie

zu den Augen heraus; sie war wie taub vor den Ohren.

Früh, Hitze im Kopfe.

Früh, beim Erwachen, starke, trockne Hitze im Kopfe; das Gesicht glühend.

55 Abends, Hitze im Kopfe, mit kalten Füfsen.

Am Kopfe, äufserlich fühlbares, pulsirendes Klopfen.

Ein Drücken äufserlich auf dem Scheitel, nach der Stirne zu.

Drücken äufserlich am Scheitel, nach der Stirne zu; auch schmerzt eine Stelle bei Berührung links am Kopfe.

Bohrender Kopfschmerz oben unter'm Scheitel; auch schmerzt die Stelle äufserlich bei Berührung.

60 Der Kopf thut zuweilen beim Draufliegen, auf einer kleinen Stelle unten am Nacken, brennend weh, vorzüglich wenn er daselbst gekratzt hat.

Jücken auf dem Hinterkopfe.

Starkes Ausgehen der Kopfhaare.

Haarausfallen.

Jückende Blüthen an der Stirne; beim Reiben stach's drin.

65 Stechen an der Stirne, wie auf dem Knochen.

Viel Jücken in den Augenbrauen und an der Nasenspitze.

Tägliches Fippern des untern Augenlides.

In den Augenlidern, Zucken.

Augenzittern.

70 Jücken an den Augenlidern, als wollten sie sich entzünden.

Gerstenkorn im obern Augenlide, im innern Winkel.

Das obere Augenlid geschwollen, und am Rande trockner Eiter in den Wimpern.

Schründender Trockenheitsschmerz in den Augenlidrändern.

Schründender Wundheitsschmerz auf der Inseite der Augenlider, nach Mitternacht; drauf Empfindung von reibender Trockenheit an der innern Fläche derselben.

Schwefel.

75 Schmerz in den Augäpfeln, wie von Trockenheit, und als rieben sie sich an den Augenlidern.
Früh Augenthränen, drauf Augentrockenheit.
Die Augen sind mit eiterartigem Schleime (Augenbutter) angefüllt (n. 3 Tagen).
Brennen in den Augenlidern, welche entzündet und roth sind und bei der Bewegung spannen.
Geschwulst und Röthe der Augen, mit Blüthchen auf den Augendeckeln.

80 Aeufserlich auf den Augenlidern, Brennen.
Vom Schwefeldunste gleich Empfindung, wie von vielen brennenden Fünkchen auf den Augenlidern, die gleich davon zugezogen wurden.
Im rechten Augenlide ein brennender Ruck.
Brennen in den Augen.
Empfindung, wie Hitze, im Auge.

85 Stechen im rechten Auge, wie mit Messern.
Das Auge wie zerschlagen schmerzend, beim Zudrücken und Drauffassen.
Alle Abende Drücken in den Augen, wie zum Schlafen, und doch nicht schläfrig dabei.
Drücken in beiden Augäpfeln, beim Gehen in freier Luft.
Schwere in den Augen.

90 Im Augenweifse, dicht an der Hornhaut, ein weifses Bläschen.
Unleidlichkeit des Sonnenlichts.
Flimmern vor den Augen (n. 48 St.).
Beim Sehen in die Luft ein weifser Fleck vor den Augen.
Vor dem Gesichte schwebende, dunkle Punkte und Flecke.

95 (Wie Flor vor den Augen, und trübsichtig für nahe und entfernte Gegenstände.)
Tiefliegende Augen mit blauen Rändern drum herum.
Blaue Ränder um die Augen.
Hitze und dunkle Röthe im Gesichte, besonders beim Gehen in freier Luft.

Vormittags und Nachmittags fliegende Hitze in der linken Backe, 1 Stunde lang.

100 Brennende Empfindung und Hitze. im Gesichte, mit einigen, vorzüglich rothen, Flecken zwischen Auge und Ohr.

Brennend schmerzende Gesichtshitze und Hitze am Halse; im Gesichte fleckenweise roth.

Brennende Empfindung im Gesichte und Hitze und Röthe desselben; das Brennen war vorzüglich um den Mund herum stark.

Brennen im Gesichte und am Halse, ohne Röthe.

Zuweilen ein Fippern auf dem Backen, am Jochbeine, zuweilen am Kinne.

105 Ziehender Schmerz auf der linken Gesichtsseite, wie in der Haut, über dem linken Auge, an der linken Schläfe und auf dem Jochbeine bis an's Ohrläppchen (früh am meisten).

Reifsen in der rechten Gesichtshälfte.

Reifsen im linken Ohre.

(Ohrenzwang im linken Ohre.)

Abends im Bette Brausen vor den Ohren und Andrang des Blutes nach dem Kopfe.

110 Ohrenklingen und wie Sausen vom Winde, besonders nach Niederlegen.

Viel Ohrenklingen, auf beiden Ohren, im Sitzen.

Brummen in den Ohren, mehre Tage lang.

Schwappern im Ohre, wie wenn Wasser drin wäre, mit Ueberempfindlichkeit des Gehörs (bei Peitschenknall).

(Schnell vorübergehende) Taubheit beider Ohren (n. 9 Tagen).

115 Bohren über der Nasenwurzel.

Entzündung in der Nase (n. 9 Tagen).

Schwarze Schweifslöcher auf der Nase, auf der Oberlippe und am Kinne (n. 9 Tagen).

Nasenbluten (n. 14 Tagen), sieben Tage lang.

Nasenbluten, Nachmittags (um 5 Uhr), zwei Nachmittage nach einander; hinterdrein thut die Nase beim Befühlen weh.

Schwefel.

120 Früh, beim Schnauben, starkes Nasenbluten.
Blutschnauben.
Bei jedem Schnauben der Nase Abgang einiger Stücke geronnenen Blutes.
In der Nase Geruch, wie von verbranntem Horne.
Geruch in der Nase, wie von altem, stinkenden Schnupfen.

125 Geschwulst der Oberlippe.
Am Rande des Rothen der Unterlippe, ein Schorfgeschwür brennenden Schmerzes.
Eine Ausschlagsblase an der Mitte der Unterlippe.
Zittern der Lippen.
Zuckungen im Unterkiefer beim Einschlafen.

130 Krampfhaftes Ziehen in den Kinnladen.
Im Unterkiefer Stechen, zum Ohre heraus.
Unterkieferdrüsen geschwollen.
Zahnfleischgeschwulst an den alten Zahnstummeln.
Das Zahnfleisch blutet beim Ausspucken.

135 Lockerheit der Zähne und Bluten des Zahnfleisches, drei Wochen lang.
Stumpfheit der Zähne.
Die Zähne sind so stumpf, sie thun aber blofs beim Aufbeifsen weh; er konnte, weil es schmerzte, schwarzes Brod nicht kauen (n. 5 Tagen).
Zahnweh in der freien Luft.
Der Zahn schmerzt einfach für sich, selbst ohne Berührung und ohne Draufbeifsen, und ist höher.

140 Zahnschmerz, wie Bohren mit einem heissen Eisen.
Ziehender Zahnschmerz.
Ein ziehender Schmerz in den Backzähnen, durch Einziehen der Luft in den Mund verschlimmert.
Zahnweh, Mucken und Ziehen.
Zahnschmerz in Anfällen von 1, 2 Stunden, worauf Wühlen folgt; eher Kaltes, als Warmes kann sie dran vertragen.

145 Zahnweh, wie Rucke und etliche Stiche, periodisch, auch nach Mitternacht und früh, er mag

essen oder nicht; beim Einziehen der freien
Luft fährt's in das Zahnfleisch, welches für sich
weh thut, als wenn es locker und los wäre.

Die Zähne sind beim Essen wie gelähmt und wie
etwas locker beim Aufbeifsen.

Zahnschmerz: Stechen in allen Zähnen Tag und
Nacht; vom Beifsen beim Essen ward's schlimmer.

Zahnweh: Tag und Nacht Stechen in allen Zähnen.

Zahnschmerz: Stechen, Pochen und Brennen,
was auch in die Augenhöhlen und das Ohr geht.

150 (Ein Beifsen auf der Zunge, als wenn Bläschen
drauf wären.)

Zunge roth, mit sehr weifsen Tüpfelchen besetzt,
wie Mundschwämmchen von Ansehen.

Weifse Zunge.

Zunge früh sehr weifs, Nachmittags roth und rein.

Zunge belegt.

155 Früh sehr trockne Zunge.

Früh sehr schleimiger Mund.

Alle Morgen ein salziger Schleim, welcher auf der
Zunge klebt.

Früh sehr trocken im Halse, und drauf ein sehr
salziger Geschmack im Munde (der sich nach dem
Essen verliert).

Nachts Trockenheit im Halse, und beim Erwachen
viel Schleim auf der Zunge.

160 Trockenheit im Halse: die Zunge klebt am Gaumen, und ist gleichwohl feucht, doch schäumig schleimig (n. 6 Tagen).

Nach dem Essen so trocken im Munde.

Eine Trockenheit im Munde und ein Kratzen im
Halse, als wollte die Speise nicht hinunter.

Dürre im Halse.

Eine arge Trockenheit im Gaumen, mit Durst; sie
mufs viel trinken.

165 Trockenheit im Schlunde.

Abends ein Brennen im Schlunde und heifs auf der
Zunge.

Früh Brennen im Munde, ohne Durst.

Schwefel.

Nachts viel Hitze im Munde und viel Durst.
Das Zäpfchen ist ihm gefallen.
170 Halsweh, wie von Verlängerung des Zäpfchens, mit Gefühl beim Schlingen, als schlucke sie einen Bissen Fleisch hinunter.
Halsweh: beim leeren Schlingen ist's, als schlucke sie einen Bissen Fleisch hinunter.
Im Halse Gefühl, wie inwendig verschwollen, und Stechen darin, wenn sie ißt; auch äufserlich an den Winkeln des Unterkiefers fühlt sie Halsgeschwulst.
In der Mitte des Schlundes Gefühl von krampfhafter Verengerung; die Speisen finden beim Hinterschlingen Widerstand.
Drückender Schmerz im Halse beim Schlingen, wie von Geschwulst des Gaumens.
175 Drückender Schmerz im Halse, wie von einem Pflocke, aufser und beim Schlingen.
Absatzweise ein Drücken hinten im Schlunde (gleich als wäre es im Genicke), selbst beim Athemholen fühlbar, die Nacht hindurch bis gegen Morgen.
Blut unter dem Speichel.
Schleimauswurf ohne Husten.
Wasserzusammenlaufen im Munde (sauer und bitter).
180 Früh beim Erwachen grofse Süfsigkeit im Munde, mit vielem Schleime.
Früh, pappiger Geschmack im Munde.
Lätschigkeit im Munde.
Lätschigkeit im Munde, mit Appetitlosigkeit (n. 2 St.).
Uebler Geruch aus dem Munde nach Tische.
185 Früh beim Aufstehn übler Mundgeruch.
Zusammenziehende Empfindung im Munde.
Bittrer Geschmack im Munde, Mifsmuth und Eingenommenheit des Kopfs.
Bittrer Geschmack im Munde, früh beim Erwachen.
190 Geschmack im Munde ist bitter, obgleich das Essen schmeckt.
(Bald nach dem Essen bekommt sie bittern Geschmack.)

Jede Speise; z. B. Brod, schmeckt bitter.
Zunge sehr belegt; es schmeckt alles bitter.
Geschmack aller Speisen allzu salzig.

195 Was er ifst, schmeckt wie nichts, wie faules Holz.
Die Speise roch ihn wie Kalk an, schmeckte aber gut.
Das Essen riecht ihn faulig an, Mittags, schmeckte aber gut.
Gänzliche Appetitlosigkeit; blofs zu Saurem hat er Neigung.
Gänzliche Appetitlosigkeit, als wenn es in der Herzgrube ganz zugeschnürt wäre.

200 Widerwille gegen Fleisch: es wird ihr brecherlich darauf.
Er hat einige Efslust, aber sobald er das Essen sieht, vergeht ihm der Appetit und er fühlt sich im Unterleibe wie voll; wenn er anfängt zu essen, wird's ihm zuwider.
Von wenigem Essen gleich so voll im Leibe, wie überladen und Athem beengend.
Nach dem Essen ist's, als wenn der Schlund oben fest verschlossen wäre.
Nach dem Essen Magendrücken.

205 Nach dem Essen lautes, unschmerzhaftes Knurren im Bauche.
Besonders nach dem Essen lästiger, den Kopf verdüsternder Stockschnupfen.
Nach dem Essen Brennen in den Händen.
Nach Essen Schauder und Kältegefühl.
Nach Tische (und früh) Frostigkeit.

210 Nach dem Essen Frostigkeit im Unterleibe.
Beständig arger Durst auf Bier, am schlimmsten eine Stunde nach dem Essen.
Grofser Durst, ohne Hitze; das Getränk schmeckt gut, stillt aber den Durst nicht, scheint auch den Magen zu beschweren (n. 2 St.).
Ganz ohne Efslust, aber beständiger Durst.
Auch wenig Bier macht ihm leicht Blutwallung.

215 Von Milchtrinken gleich essigsaurer Geschmack im Munde.

Milch bekommt nicht, macht heftiges Aufstofsen bis zum Schleim-Erbrechen.

Milchtrinken stöfst bitterlich kratzend auf.

Essen stiefs bitter und kratzig auf im Halse.

Kratziges Aufstofsen nach Weifsbiertrinken.

220 Aufstofsen, wie faule Eier, mit Uebelkeit.

Saures Aufstofsen, mehrmal des Tages, und Drücken in der Herzgrube.

Früh süfsliches Aufstofsen.

Aufstofsen nach dem Geschmacke der Speisen.

Alle Morgen leeres Aufstofsen.

225 Versagendes Aufstofsen, bei Schlafengehen.

Aufschwulken eines Theils der genossenen Speise (des Frühstücks) (n. $3\frac{1}{2}$ St.).

Unverdaute Speisen schwulken wieder aus dem Magen zum Munde heraus.

Den ganzen Tag Soodbrennen.

Früh Empfindung von Soodbrennen vorne in der Brust; es brennt und kriebelt.

230 Abends lief ihm das Wasser im Munde zusammen; er mufste viel Wasser aus dem Munde laufen lassen (Würmerbeseigen), und konnte dabei nicht sprechen; dann Erbrechen der vor 7 Stunden genossenen Speisen.

Würmerbeseigen, täglich zwei Mal; es wickelt in der Herzgrube, es wird ihr übel und würgt, und es läuft ihr viel Wasser aus dem Munde, was unten herauf kommt.

Zwei Stunden nach dem Essen stöfst es ihm auf, das Wasser läuft ihm aus dem Munde; er mufs das Essen wegbrechen, mit voller Uebelkeit, wobei er Schauder empfindet.

Die Nacht ein Uebelseyn und Wickeln in der Herzgrube (wie zum Würmerbeseigen).

Uebelkeit im Munde mit Speichelzusammenflufs, nach dem Frühstück.

235 Alle Morgen Uebelkeit.

Es ward ihm übel und stiefs ihm erst wie Schleim, dann bitter kratzig auf.

Nachmittags Uebelkeit und bitteres Erbrechen.

Kurzdauernde, aber öftere Brecherlichkeit den Tag über.

Früh Brecherlichkeit, Würgen, Schleimerbrechen.

240 (Er bricht das Frühstück weg, mit Zittern an Händen und Füfsen.)

Er erbricht Saures.

Mittags, vor dem Essen, ein klammartiges Zusammenziehen in der Herzgrube, was den Athem benimmt.

Abends ein Spannen in Brust und Magen bis zum Rücken hin; es war ihm, als hätte er sich zu satt gegessen; in der Herzgrube schmerzte es beim Anfühlen und Aufdrücken.

Beim Starkathmen Stechen in der Herzgrube.

245 Beim Stehen (früh) Stechen in der Herzgrube.

(Unerträgliches Drücken in der Herzgrube und dem Oberbauche, in Anfällen, meist früh, durch Aufdrücken der Hand etwas erleichtert, mehre Tage.) (n. 6 Tagen.)

Druck unter'm Magen, sehr heftig beim Liegen.

(Krallendes Gefühl im Magen bis in den Hals herauf.)

Vollheitsgefühl des Magens, als wäre er aufgeblasen und er ist doch nicht dick.

250 Gefühl im Magen, als wäre er ganz (schwammig) voll.

Nachts, mehre Stunden, heftiger Magenkrampf.

Früh beim Erwachen rafft es im Magen, kurze Zeit.

Empfindung wie von Hitze in der Magengegend, auch wie ein Hacken, beim Ruhigsitzen.

Brennen im Magen und dann auch im Unterleibe, am meisten beim Gehen und Stehen.

255 Brennen im Magen, Tags etliche Mal.

Kühles Gefühl im Magen.

Die Magengegend ist von aufsen kalt anzufühlen.

Schwefel.

Beim Befühlen schmerzt die Magen- und Lebergegend.

Schmerz im Oberbauche, gleich unter der Brust, als wenn alles darin wollte losgehen und wie mit Blut unterlaufen wäre, blofs beim Bewegen und Athmen.

260 Die Nacht Schmerz im Unterleibe, wie innerlich gequetscht und mit Blut unterlaufen.

Eine Schmerzhaftigkeit und Ueberempfindlichkeit im Unterleibe, als wenn alles roh darin wäre, oder als wenn sie eben geboren hätte, wobei sich etwas darin zu bewegen schien (auch als wenn es plötzlich mitunter darin stäche und von da in den ganzen Kopf führe).

Schneiden im Oberbauche, gleichsam als wenn es in der Brust wäre.

Heftiges Schneiden im Unterleibe auf Augenblicke.

Abends Schneiden im Unterleibe, und so eine Müdigkeit beim Treppensteigen, als wenn das Monatliche kommen wollte.

265 Früh im Bette Leibschneiden (n. 3 Tagen).

Im Unterbauche Schmerz, wie ein Schneiden, wenn sie sich beim Stuhlgange anstrengt, oder sich auf den Unterleib drückt, oder sich zurückbiegt; beim gewöhnlichen Sitzen nicht.

Stechen in der linken Bauchseite beim Tiefathmen und Gehen im Freien.

Brennend stechender Schmerz auf einer kleinen Stelle neben dem Nabel, eine Viertelstunde lang.

Stiche und heftiges Brennen tief im Unterbauche (mit einem krampfhaften Schmerze im rechten Beine).

270 Eine Hitze in der linken Seite des Unterleibes.

Erst Angst im Unterleibe, und wie diese verging, ein Gefühl von Schwäche in den Unterfüfsen bis über die Knöchel, wie ein innerliches Zittern.

Spannendes, geprefstes Gefühl im ganzen Unterleibe, besonders unter den kurzen Ribben, mit ängstlicher, hypochondrischer Gemüthsstimmung, einige Stunden nach dem Mittagsessen (n. 4 Tagen).

Schwefel.

Spannender und brennender Schmerz in der Lebergegend.

In der Lebergegend flüchtige Stiche von innen heraus.

275 Druck unter den rechten Ribben, wie in der Leber.

Druck in der Leber weckt ihn die Nacht auf, bei Gelbheit des Augenweifses.

Nach dem Essen voll und schwerfällig im Unterleibe, wie mit Essen überladen.

Unterleib voll, nach wenigem Essen.

Leib-Auftreiben, öfters.

280 Auftreibung und Härte des Unterleibes, besonders Abends.

Spannung im Unterleibe.

Spannung im Unterleibe, wie von versetzten Blähungen.

Früh beim Erwachen in beiden Seiten des Unterleibes Schmerz, wie von versetzten Blähungen, die nur kurz abgebrochen abgingen, ohne Erleichterung.

Blähungen stauchen sich im linken Hypochonder, mit Aengstlichkeit.

285 Von Mittag bis Abend Spannung und heftiges Kneipen im Unterleibe.

Stechend kneipender Schmerz gleich über den Hüften und an der letzten falschen Ribbe.

Nach dem Mittagsessen Jücken um den Unterleib, und da sie sich rieb, entstand davon innerlich wie ein Zusammenkneipen der Gedärme, es zwängte zusammen, vorzüglich im Schoofse, wie nach der Mitte zu; beim Bücken und Tiefathmen war's am schlimmsten, im Gehen besser.

Nach erfolgtem Stuhlgange Bauchkneipen.

Nach Mitternacht Kolik, schmerzhaft in der Seite des Unterleibes.

290 Viermal Stuhlgang täglich mit Bauchkneipen, vorher und dabei.

Viel Blähungen.

Schwefel.

Knurren im Unterbauche, wie wenn man gehungert hat.
Ein Poltern, Kollern und Knurren im Unterleibe (sogleich).
Die Bauchmuskeln schmerzen wie zerschlagen bei Berührung.

295 Drücken im Schoofse über die ganze Schamgegend weg, als sey sie da fest zusammengebunden, anhaltend.
Reifsen (?) in beiden Leistendrüsen.
Drängen in der Gegend des Bauchrings, als wollte ein Darmbruch da entstehen.
Vor dem Stuhlgange wie weh in den Gedärmen.
Nach dem Stuhlgange Zerschlagenheitsgefühl in den Gedärmen.

300 Nach dem Stuhlgange grofse Ermattung.
Beim Stuhlgange (Abends) Uebelkeit, so stark, als müfste sie sich erbrechen.
Zwei dünne Stühle und drauf Magendrücken, Vormittags.
Unter der Empfindung des Abgangs einer Blähung geht unwillkürlich und schnell dünnbreiiger Stuhl ab, galligen Ansehns.
Durchfall (n. 48 St.), vier Tage lang.

305 Sechsmaliger Durchfall bis zur Ohnmacht, erst mit Hitze und warmen Schweifse, dann mit kaltem Schweifse an Stirne und Füfsen und weisser Zunge.
Weicher, halbflüssiger Stuhlgang, öfters.
Dreimal täglich Stuhlgang mit Schleim.
Stuhl sehr schleimig.
Knotiger, mit Schleim gemischter Stuhl.

310 Stuhl in Knoten, obgleich nicht hart.
Hartleibigkeit zuweilen.
Stuhl ungnüglich und zu wenig.
Oefteres vergebliches Nöthigen zum Stuhle.
Es treibt ihn mit grofser Schnelligkeit zum Stuhle, und doch mufs er sich anstrengen, ehe er etwas los wird, obgleich der Stuhl weich und natürlich ist.

315 Harter Stuhl mit Brennschmerze im Mastdarme und am After (n. 24 St.).

Nach weichem Stuhlgange drückender Schmerz im Mastdarme, wie nach hartem Stuhlgange.

Stuhlgang und hinterdrein viel Pressen (Stuhlzwang), eine Stunde lang; dann konnte sie nicht sitzen vor Schmerz am After.

Die Nacht immerwährendes Pressen zum Stuhle; sie mufste zehnmal aus dem Bette; sie konnte nicht liegen und nicht sitzen wegen Stechen und einer Art Wundheitsschmerz am After; es war, als wenn sie alles herausgeprefst hätte, und vorzüglich, wenn sie den After einzog, schmerzte es da wie wund und wie Stecknadelstiche.

Nach einem schwierigen, nicht harten Stuhle so heftiges Nadelstechen vom After den Mastdarm hinauf, dafs er vor Schmerz fast die Besinnung verlor; drauf Frost und Mattigkeit.

320 Arges Stechen im Mastdarme, auch aufser dem Stuhlgange (was den Athem versetzt).

Guter Stuhlgang, mit Schneiden im Mastdarme verbunden.

Klopfender Schmerz nach dem Stuhlgange im Mastdarme, den ganzen Tag.

Mastdarmvorfall beim Stuhlgange.

Nach gutem Stuhlgange Afterblutknoten, welche nässen.

325 Eine drängende Fülle im Mastdarme.

Knurren im Mastdarme.

Abends, beim Sitzen, ein Kriebeln und Beifsen im Mastdarme, wie von Würmern.

Jücken im Mastdarme.

Beim Liegen wurgender Wundheitsschmerz im Mastdarme.

330 Wundheitsschmerz zwischen den Hinterbacken.

Nach dem Stuhlgange zusammenziehender Schmerz im After.

Zusammenziehende Empfindung im Mittelfleische.

Dunkelbrauner Urin.

Urin wird nach einigen Stunden trübe.

Schwefel.

335 Röthlicher Urinsatz.
Sehr stinkender Urin.
Urin ganz wasserfarbig (n. 2 St.), und sehr oftes Harnen.
Er muſs nach Mitternacht zum Uriniren aufstehen und läſst sehr viel Urin.
Er muſs die Nacht zweimal zum Harnen aus dem Bette aufstehen.

340 Nachts starker Drang zum Harnen.
Häufiger Drang zum Harnen, dem er fast keinen Augenblick widerstehen kann.
Oeftrer, schneller Harndrang: sie muſste oft hintereinander Urin lassen.
Oft schnelles Treiben zum Harnen.
Gefühl in der Harnröhre, als sollte er immer pissen.

345 Heftiger Drang zum Harnlassen: sobald es ihm ankommt, muſs er fort, ihn zu lassen, sonst würde der Urin unwillkürlich fortgehen.
Der Harn geht, wenn er ihn läſst, mit groſser Gewalt fort.
Häufiger Urinabgang (n. 6 Tagen).
Beständige Neigung zum Harnen, doch jedesmal wenig Abgang.
(Absetzender Urinstrahl.)

350 Weit dünnerer Urinstrahl.
Es trieb sie öfters auf den Harn und schnitt jedesmal vorher im Unterbauche.
Vor dem Urinlassen Schneiden im Unterleibe.
Harter Druck auf die Harnblase.
Zu Ende des Harnens und nachher ein Schneiden in der Harnröhre, als wenn der Urin scharf und wie ätzende Lauge wäre.

355 Während der Urin abgeht, Brennen vorne in der Harnröhre.
Brennen vorne in und an der Harnröhre auſser dem Harnen.
Brennen in der Harnröhre.
Jücken in der Mitte der Harnröhre.
Stiche vorne in der Harnröhre.

360 Schmerzen in der Harnröhre, wie beim Anfange eines Trippers.
Röthe und Entzündung der Mündung der Harnröhre.
Stiche in der Ruthe.
Vorhaut dick und roth.
Jücken an der Eichel.

365 (Eichel und Vorhaut eiskalt.)
(Reifsen im linken Hodensacke.)
Drücken und Spannen in den Hoden- und Samensträngen.
In den Hoden- und Zeugungstheilen ein Dröhnen.
(Ein Widerstreben der Geschlechtstheile gegen eine völlige Ausleerung des Samens.)

370 Männliches Unvermögen, selbst bei verliebten Phantasiebildern (die ersten 16 St.).
Erhöhetes Begattungsvermögen (n. 56 St.).
Früh nach dem Erwachen der höchste Wollustreiz in den innern Geschlechtsorganen, anfangs mit starker, zuletzt mit schwacher Erection, welche anderthalb Stunden dauerte und zugleich mehr in einen Brennschmerz überging, der erst nach Entleerung des Samens allmälig sich legte (n. 24 St.).
Pollution mit einem brennenden Schmerze in der Harnröhre.
Beim Mittagsschlafe, im Sitzen, Samenergufs bei einem 70jährigen Manne, der seit 20 Jahren dergleichen nicht hatte (n. 5 St.).

375 Mehre Pollutionen die ersten Nächte.
Schwächegefühl in den Geburtstheilen.
Heftiges Jücken an der Klitoris.
Stärkerer Abgang des monatlichen Blutes, welches säuerlich roch.
Das Monatliche blieb, in vollem Gange, sogleich weg (nachdem es nur dritthalben Tag gedauert hatte).

380 Hält das Monatliche drei Tage über die gehörige Zeit zurück.
(Weifsflufs sehr arg.)

* * *

Schwefel.

Häufiges Niefsen.
Starkes Niefsen, mehre Tage.
Schnupfen (n. 14 Tagen).
385 Arger Schupfen (n. 5, 17 Tagen).
Fliefsschnupfen, und beim Schnauben auch blütiger Schleim.
Starke Verstopfung der Nase, mehre Tage, woraus beim Schnauben zuweilen Blutklümpchen kommen.
Schnupfen und Katarrh und Husten, mit Frostigkeit.
Arger Schnupfen mit Rohheit auf der Brust, und Husten, mit vielem Auswurfe.
390 Rauhigkeit im Halse.
Sehr rauher Hals (n. 16 Tagen).
Kälte im Halse beim Einathmen.
Auf der Brust (in der Luftröhre) liegt immer Schleim; er mufs hüsteln (kotzen).
Bei jedem Athemholen reizt es ihn zum Husten von 2, 3 Stöfsen, Nachmittags schlimmer.
395 Beim Schlafengehen viel Husten, mit Kopf- und Gesichtshitze und kalten Händen.
Trockner Husten, Abends lange im Bette, ehe sie einschläft, und stärker, als am Tage.
Trockner Husten weckt ihn die Nacht aus dem Schlafe.
Husten die Nacht, am Tage nicht.
Husten macht Kopfschmerz, wie zerschlagen und zerrissen.
400 (Brustauswurf, von Geschmacke wie alter Schnupfen.)
Engbrüstigkeit.
Nach Spazierengehen engbrüstig, daher mufs er oft tief athmen bis Abends (n. 28 St.).
Kurzäthmig beim Gehen im Freien.
Eine pressende Empfindung auf der Brust, die das Athmen hindert.
405 Nachmittags und Abends drückende Beklemmung und Beengung im ganzen Körper, aber mehr um die Brust, wie äufserlich, mit Aengstlich-

keit; nach dem Niederlegen schwitzte er, und
es ward ihm ganz frei.

Am Tage oft Stecken und Athemversetzung bis zum
Ersticken (n. 14 Tagen).

Beim Umwenden, Nachts im Bette, auf die linke
Seite, plötzlich Athemmangel, was beim Aufsitzen vergeht.

Es versetzte ihr im Schlafe oft den Athem, so
daſs die Umstehenden sie wecken muſsten, damit sie nicht erstickte.

Es will ihn (um 1 Uhr) die Nacht im Schlafe ersticken, und doch fühlt er keinen Schmerz (n. einigen St.).

410 Kaum eingeschlafen, die Nacht, war der Athem
weg; sie wollte ersticken, fuhr mit einem lauten Schrei auf und konnte nicht wieder zu Athem
kommen; gegen Morgen starkes Herzklopfen, mit
einem matten Schweiſse darauf (n. 13 Tagen).

Wie matt in der Brust; sie konnte nur schwer
Athem holen.

Auf der Brust enge, als wenn da etwas angewachsen wäre.

Die ganze Brust wie gespannt.

Aengstlichkeit auf der Brust.

415 Beim Vorbücken Athem beklommen.

So schwer auf der Brust.

Zuweilen heftiger Krampf in der Brust.

Ein Drücken quer über die Mitte der Brust, wie
wenn man einen allzu groſsen Bissen verschluckt
hat.

Früh im Bette ein sich immer mehrendes Brustdrücken; er muſste aufstehen, und da verlor es
sich.

420 Spannung in der rechten Brust und Schulter.

Nachts, auf der linken Seite liegend, bei der geringsten Bewegung, Stich in der Herzgegend
oder in der rechten Brustseite.

Heftige Stiche, die in der rechten Brust anfingen
und durch die Herzgrube und den Magen gingen.

Einige Stiche in der Brust bis in den Rücken (n. 16 St.).

Schwefel.

Stiche im Rücken bei jedem Athemzuge (n. 24 S.).

425 Stechen in den Rückenmuskeln und in der Brust.

Früh beim Erwachen die Brust wie erhitzt.

Früh beim Erwachen Brennen im Halse und heifser Athem.

Brennen in der Brust und starke Wärme im Gesichte.

Kältegefühl in der Brust, eine Art frostiger Spannung.

430 In der Gegend des Herzens, eine fremdartige Bewegung.

Knasterndes Pochen in der linken Brustseite, im Sitzen und Liegen, was bei angehaltenem Athem schweigt.

Abends beim Einschlafen schnelles und starkes Herzklopfen.

Herzklopfen ohne Angst, fast ohne Veranlassung, z. B. beim Niederlegen zur Mittagsruhe.

Aengstliches Klopfen des Herzens.

435 Viel Blutdrang am Herzen.

Erwacht früh mit Andrang des Blutes nach der Brust.

Ein starkes Blutwallen nach der Brust zu.

Heftige Blutwallung in der Brust, wie ein Kochen, wobei ihm zugleich so weichlich ward bis zur Ohnmacht, mit einem Zittern im rechten Arme.

Schmerz in der Brust, wie verrenkt, mit Beklemmung.

440 Oft Schmerz am obern Theile der Brust, als wenn er drauf gefallen wäre.

Die Brust ist bei Bewegung der Arme schmerzhaft.

Die rechten Ribben schmerzen, vorzüglich beim Betasten.

Stechen im Brustbeine für sich und noch mehr beim Betasten.

Schmerz im Brustbeine.

445 (Zucken in einer der Brüste, welche anschwoll, als wenn Milch eintreten wollte.)

(Schreckliche Kreuzschmerzen beim Bücken (beim Liegen nicht), wie eine Spannung, als wenn alles zu kurz wäre; die Schmerzen gingen über den Unterleib in die Herzgrube und bis in's Knie.)

Ein harter Druck im Kreuze, beim Gehen vermindert.

Drücken im Kreuze, was beim Gehen verging und beim Sitzen wiederkam.

Schmerz über dem Kreuze.

450 Schmerz über dem Kreuze beim Gehen, aber im Sitzen nicht.

Plötzlicher Schmerz im Kreuze und den untern Rückenmuskeln, wie verrenkt.

Bei einem Fehltritt Schmerz im Rücken, wie verstaucht.

In der Gegend des linken Beckens und zwischen den Schulterblättern in der Ruhe wie verrenkt, bei der mindesten Bewegung aber unerträglich schmerzhafte Rucke.

Rücken- und Kreuzschmerzen, wie zerprügelt.

455 Im Rücken ein Fleck, schmerzend wie zerschlagen.

Rückenschmerz beim Bücken.

Beim Bücken ein Ziehen im Rückgrate herauf.

Früh Schwere im Rücken, als hätte er schlecht gelegen, und Müdigkeit, als hätte er nicht ausgeschlafen.

Im Rücken und in den Seiten so steif, wie wenn man sich verkältet hat.

460 Steifheit bald im Rücken, bald in der Hüfte, schmerzhaft beim Umwenden im Bette; er mufste dabei den Athem an sich halten.

Steifigkeit im Rücken, nach Sitzen.

Bei längerm Sitzen steif im Rücken, was durch Gehen nachläfst.

Am Rücken ein heifses Herabrieseln.

Brennen und Beifsen auf dem Rücken.

465 Brennschmerz zwischen den Schulterblättern.

Brennen zwischen den Schulterblättern.

Zwischen den Schulterblättern Weh; beim Liegen und Bewegen spannt's.

Spannung zwischen den Schulterblättern und an der einen Halsseite.

Schwefel.

Das rechte Schulterblatt schmerzt wie verrenkt, bei Bewegung des Arms.

470 Im Nacken, dicht an den Kopfhaaren, eine Drüse geschwollen und entzündet, mit jückender Empfindung.

Reifsen, was aus dem Schultergelenk entspringt und in den Oberarmknochen herabzieht.

Rheumatischer Schmerz in der linken Schulter.

Flufsartiger Schmerz in der Schulter.

(Drücken auf der Achsel, wie Last, beim Gehen im Freien.)

475 Schultergelenk schmerzt wie ausgefallen, vorzüglich beim Liegen die Nacht.

Achseldrüsengeschwulst.

Eine Achseldrüsengeschwulst, welche in Eiterung übergeht.

Achselgrubenschweifs.

Stiche vom Schultergelenke bis in den Arm vor, beim Draufliegen und zugleich Ein- und Ausathmen.

480 (Zerschlagenheitsschmerz der Arme.)

An den Ober- und Unterarmen, nach Waschen mit Seifenwasser, rothe Flecke, welche Brennen verursachten.

Unter der Ellbogenbeuge Brennschmerz; beim Befühlen aber wie boll und taub.

Reifsen in den Muskeln des Arms, was die Bewegung nicht hindert.

Ein inneres Drücken und Ziehen im Arme, weniger in der Ruhe, als bei Bewegung, besonders wenn er ihn ausstreckte, oder aufhob.

485 Klamm in den Armen nach Mitternacht (n. 16 St.).

Ein Ziehen und Reifsen in den Armen und Händen.

Zuckend ziehender Schmerz (die Nacht im Bette) von einem Gelenke des Arms bis zum andern, doch mehr in den Gelenken.

Langsame, fast reifsende Rucke aus dem Achsel- oder dem Ellbogengelenke heraus durch das jedesmalige Glied herab; ein Schmerz, den man den gichtischen nennt, im Gelenke selbst am empfindlichsten, so dafs er nöthigt, die Stirne zu runzeln und die Augen zusammenzuziehen.

Langsames, sehr schmerzliches Ziehen, wie in den Nerven, vom Ellbogen bis in die Handwurzel und wieder zurück.

490 Reifsen vom Ellbogengelenke aus, den Oberarm herauf und den Vorderarm hinunter, auch in der Ruhe.

Ein Drücken im Ellbogengelenke beim Bewegen.

In der Ellbogenbeuge die Flechsen wie gespannt.

Eiterblasen in der Ellbogenbeuge mit vielem Jücken.

Jücken, vorzüglich an den Händen, in den Handgelenken und in den Ellbogengelenken, besonders Abends; es entstehen hie und da kleine Bläschen, welche ein gilbliches Wasser enthalten.

495 Schmerz im Handgelenke, wie verrenkt.

In den Handgelenken Steifheit, vorzüglich früh, die sich am Tage verliert.

Schmerz in den Handgelenken, wie Reifsen.

Sehr schmerzhafte Stiche durch das Handgelenk durch und durch, herauswärts.

In den Handflächen Jücken.

500 Brennen in den Händen.

Schweifsige Hände.

Angeschwollene Adern auf den Händen.

Oeftere Händegeschwulst.

Aufgesprungene Haut der Hände.

505 Die Haut an der Hand berstet auf, wie Ritze und Schnitte, besonders auf den Gelenken; die Ritze schmerzen wie wund.

Kriebeln in der linken Hand.

Nach Eintauchen der Hände in kaltes oder warmes Wasser gleich Eingeschlafenheit in der ganzen Hand, mit Kriebeln.

Früh Zittern in der rechten Hand.

Reifsen in den Knöcheln der Hand.

510 Auf der Hand Ziehen mit abwechselnden Stichen.

Auf dem Handrücken jähling ein brennender Stich.

In den Finger-Ballen ein Brennen (Vormittags).

Schwefel.

Auf dem Rücken des Mittelfingers ein anhaltend brennend reifsender Stich.

Im linken Mittelfinger ein brennender Ruck.

515 Reifsen in den Fingern.

Am Ballen des linken kleinen Fingers, alle fünf Minuten, ein Schmerz aus Kneipen und Drücken zusammengesetzt, welcher bis in den Arm heraufstrahlt, wenn er den Ellbogen aufstützt, mit Frost; am Tage verwandelt sich dieser Schmerz in starke Stiche, ebenfalls mit Frost, wobei es ihm, wie nach einer ermüdenden Strapaze, in allen Gliedern lag.

Verrenkungsschmerz im hintersten Gelenke des Daumens (n. 10 St.).

Der kleine Finger ist einige Zeit lang taub.

Fingergelenke, dick, steif, roth, wie erfroren; es kriebelt drin.

520 Frostbeulen an den Fingern.

Starker Schweifs zwischen den Fingern.

Viel Neidnägel an den Fingern.

Fingernägelgeschwür (Panaritium), zweimal nach einander.

Geschwür am Fingernagel (Panaritium).

525 Wenn er lange sitzt, thun ihm das ganze Gesäfs und die Sitzknochen weh.

(Eine Art Lähmung im Oberschenkel, wie in der Hüfte über dem Hinterbacken.)

Im Hüftgelenke spannender Schmerz beim Gehen.

Jählinge, klammartige, äufserst schmerzhafte Rucke um das Hüftgelenk.

Ziehschmerz in der linken Hüfte.

530 Die Beine sumsen, wie von Müdigkeit.

Unruhe in den Beinen, Abends, dafs sie in der Stube nicht bleiben konnte, bis zum Schlafengehen, zwei Abende.

Trockne Hitze in den Beinen (n. 11 Tagen).

Eingeschlafenheit des linken Beins, eine Stunde lang, zwei Abende nach einander.

Schwere in den Beinen und Spannen in den Knieen und Oberschenkeln, mehr die Nacht, als am Tage.

535 Im Bette, früh und Abends, Ziehschmerz in den Beinen.

Früh im Bette Schwere und Müdigkeit der Beine, die nach dem Aufstehen gleich verging.

Beine wie abgeschlagen.

Nach kleinen Spaziergängen Mattigkeit und Schwere der Beine.

Wundheit zwischen den Oberschenkeln, besonders beim Gehen im Freien.

540 Schmerz, wie verwundet, am innern rechten Oberschenkel, Abends.

In der Nacht heftiger Schmerz im Oberschenkel, wie nach einem Schlage.

In der Aussenseite der Oberschenkel Zerschlagenheitsschmerz, auch bei Berühren.

Die hintern Oberschenkelmuskeln sind beim Sitzen schmerzhaft.

(Oberschenkel wie mit einem Bande zusammengeschnürt.)

545 Im Ober- und Unterschenkel Zucken.

Im Oberschenkel ziehender Schmerz.

Reifsen in den Knieen bis in die Zehen (Vormittags); die Füfse sind so schwer, dafs sie sie kaum erschleppen kann.

Vorzüglich Vormittags Mattigkeit in den Knieen; nach Steigen einer Treppe brennt's in den Kniegelenken.

Lähmung im Knie, beim Treppenabsteigen wie verstaucht.

550 Verstarren der Kniee.

Knieschmerz, wie von Steifheit, beim Aufstehen vom Sitze.

Steifheit in den Kniekehlen.

In den Kniekehlen Schmerz, wie zu kurz, beim Auftreten.

Die Flechsen der Beine deuchten zu kurz beim Stehen.

555 Ein heftiges, klammartiges Drücken von der Kniekehle an bis an die Fufsknöchel, meist im Sitzen, Nachmittags, täglich zweimal eine Stunde

Schwefel.

lang, bei grofser Müdigkeit und strammenden Schmerze im Kopfe.

Auf der linken Kniescheibe ein Drücken, selbst im Sitzen, doch auch im Gehen.

Ein Drücken im Kniegelenke beim Bewegen desselben.

Stumpf spitziger Druck in der äufsersten Kniespitze auf einem sehr kleinen Punkte.

In den beiden Unterschenkeln Zittern, Stechen und Reifsen und Müdigkeit von den Knieen bis in die Unterfüfse; beim Sitzen mehr Reifsen, beim Gehen Stechen und Spannen, während die Zehen eiskalt sind.

560 Von den Waden bis in die Zehen Reifsen mit Stechen hin und her (Abends); beim Stehen und wenn sie sich setzte, zuckten die Füfse inwendig; dabei zitteriges Gefühl durch den ganzen Körper, eine Schwere, mit Reifsen vermischt, im ganzen Rücken, Frost, ohne Durst, mit rothen Backen, ohne Hitze daran; dann kam's in die Herzgrube, spannte und zog zusammen unter den Ribben, mit beklemmten Athem und vielen Stichen in der ganzen Brust und im Oberbauche.

Wadenklamm, selbst im Gehen, wo die Wade schmerzt, als wäre sie zu kurz.

Strammender, spannender, zusammenziehender Schmerz in den Waden, als wären sie zusammengenäht.

Beim Treppensteigen schmerzen die Waden sehr.

(Am innern Theile der Unterschenkel, bei den Schienbeinen (Abends), beim Befühlen, Schmerz wie zerschlagen, oder als wenn das Fleisch von den Knochen los wäre.)

565 Kälte und Kältegefühl der Unterschenkel, Abends (n. 24 St.).

Immer kalte Füfse; sie kann sie Abends im Bette nicht erwärmen.

Beim Ausstrecken des Unterfufses Neigung zu Klamm im Unterschenkel.

An den Beinen geschwollene Adern.

Krampfadern und blaue Flecke um die Fufsknöchel.
570 Fufsgeschwulst in der Bettwärme, welche ausser dem Bette vergeht.
Am Fufsknöchel Geschwulst, mit Verrenkungsschmerz beim Bewegen.
Schmerz, wie Strammen, um die Fufsknöchel beim Gehen.
Im linken Unterfufsgelenke, beim Stehen und Gehen, Schmerz wie vertreten.
Beim Auftreten knickte das Gelenk, wie ausgerenkt.
575 In den Unterfufsgelenken leichtes Umknicken, vorzüglich beim Treppenabsteigen.
Im Gelenke des Unterfufses ein brennendes Zwicken; nach dem Reiben vermehrte sich das Brennen.
Nachts Reifsen und Stechen im bösen Fufse.
Stechen im rechten Fufse.
An der Achillssenne starke Stiche, fast alle fünf Minuten.
580 Unter dem linken Fufsknöchel Stechen, selbst in Ruhe, doch weit mehr beim Ausstrecken des Fufses und auch sonst bei der mindesten Bewegung, wodurch er am Gehen gehindert ward.
Ein klemmendes Stechen im Fufsrücken, bei Bewegung heftiger.
Auf dem Fufsrücken jähling ein brennender Stich.
Stechen in der rechten Ferse, als sey ein Splitter drin.
Reifsen in der rechten Ferse, eine halbe Stunde lang.
585 In den Fufssohlen, früh im Bette, Ziehschmerz; auch früh beim Auftreten arger Schmerz drin.
Fufssohlen schmerzen beim Auftreten und Gehen wie unterschworen.
Brennen in den Fufssohlen beim Auftreten nach längerm Sitzen.
Abends Pochen in der hohlen Fufssohle, mit starkem Brennen, eine Stunde lang.
Schweifs in den Fufssohlen.
590 Kalter Schweifs auf der linken Fufssohle.
(Geschwürbläschen auf den Fufssohlen.)

Schwefel.

ın der Höhlung der Fufssohle eine Spannung.
In der Fufssohle Klamm beim Auftreten, bei jedem Tritte.
In den Fufssohlen Schmerz wie zu kurz beim Auftreten.

595 Stiche in den Fufsohlen.
In den mittlern Zehen und in beiden grofsen Zehen feine Stiche.
Oft in den Hühneraugen heftiges Stechen.
Stechendes Brennen im Hühnerauge in weiten Schuhen.
Hühneraugen schmerzen wie gedrückt von engen Schuhen.

600 (Geschwulst und Entzündung und Schmerz der linken grofsen Zehe.)
Stumpfer Schmerz im linken Zehballen.
Beim Ausstrecken der Füfse Klamm in den Zehen.
Beim Liegen schlafen die Glieder gleich ein.
Leichtes Einschlafen der Glieder beim Liegen, der Arme, Halsmuskeln u. s. w.

605 Ein Drücken in den Armen und Beinen, als wollten sie einschlafen.
Knacken in den Knieen und Ellbogen.
Ein Drängen in den Gliedern, fast wie Ziehen.
Ziehschmerz in allen Gliedern.
Ziehschmerz in den Gliedern, Abends.

610 Ziehen im Knie, Arm und Schulter auf Augenblicke.
Abends im Bette reifsender Schmerz im Rücken, in den Knieen und Unterschenkeln.
Früh, gleich nach dem Aufstehen, Zerschlagenheit der Glieder.
Ein Kneipen im Fleische hie und da am Körper.
Abends, nach Warmwerden im Bette, ein stichlichtes Brickeln in der Haut des ganzen Körpers.

615 Ein Sticheln auf der Haut der Backen, der Achsel und der Oberschenkel.
Stechendes Jücken, vorzüglich beim Gehen im Freien.

Brennende Empfindung in der Haut des ganzen Körpers.

Eine kleine geschnittene Wunde fängt an, erst schründend, dann brennend zu schmerzen; sie entzündet sich und verursacht klopfenden Schmerz.

Bei geringem Reiben der Haut am Ellbogen schmerzt es sehr und lange, wie hautlos und wund gerieben.

620 Leberflecke auf Rücken und Brust, welche Abends jücken.

Hautausschlag brennenden Jückens *).

*) 621. bis 626. In diesen Symptomen — vergl. (51.) und bei der kalkerdigen Schwefelleber 188. 232. offenbart sich das Eigenthümliche des jückenden Ausschlags, welchen Schwefel erzeugen kann, woraus zwar ein der Krätze ähnliches (homöopathisches) Uebel, aber **nicht dasselbe**, zum Vorschein kömmt. Und nur ähnliche Uebel erregende Arzneien befiehlt die Homöopathie zur Heilung anzuwenden. Denn da sie sich der Arzneien zur Hülfe bedient, und nicht der Erregungsursachen der Krankheit, also nicht so thöricht ist, Schankergift zur Heilung der venerischen, oder Krätzmiasma zur Kur der Krätzkrankheit zu brauchen, so kann es ja auch der Homöopathie nicht einfallen, etwas anders von ihren Arzneien zu erwarten, als blofs die Kraft, ein nur ähnliches Uebelbefinden zu erzeugen. Doch der stupide Widersprechungsgeist will doch etwas haben, was er den Nichtärzten gegen die Homöopathie weifsmachen und einreden könnte, und da er keinen gerechten Einwurf hat, so bedient er sich eines ungerechten, einer Lüge. Nie aber, und nie hat diese Lehre eine gleiche und dieselbe Krankheit mit den Arzneien hervorbringen wollen, sondern **stets** nur eine, **ähnliches** Uebel erregende Arznei zur Kur zu wählen gelehrt. Und dennoch wiederholt man diesen lügenhaften Vorwurf — ob aus Dummheit und Unkenntnifs der Lehre, oder aus Boskeit? überlasse ich Andern zur Beurtheilung. So ähnlich auch *Canova's* Bildsäule dem Gefangenen auf *St. Helena* gewesen seyn mag, so ist sie doch kein *Napoleon!* Begreift der dumme Widersacher das nicht? Begreift er denn gar nicht den Unterschied, welcher zwischen **identisch** (**gleich**) und **ähnlich** statt findet? oder will er ihn nicht begreifen?

Der Krätze der Wollarbeiter von Ansehn sehr ähnliche Blüthen und Bläschen bringt der Schwefel hervor und auch am meisten an den Gelenken und in der Nacht, aber die Empfindung zeigt mehr Verschiedenheit, indem die

Schwefel.

Ein widrig kriebelndes Jücken; nach dem Kratzen wird die Stelle schmerzhaft.

Die jückende Stelle thut nach dem Kratzen blofs weh (brennt nicht).

Jückendes Brennen an verschiednen Theilen; nach dem Kratzen that's wie eine Wunde weh, brannte aber nicht.

625 Wenn er die jückende Stelle gekratzt hat, so blutet's und beifst, brennt aber nicht.

Jücken, am schlimmsten die Nacht und früh im Bette nach dem Erwachen.

(Nach dem Kratzen wird die Stelle wie heifs.)

Hautausschlag, dergleichen nach den Kuhpocken zu entstehen pflegt.

Nachmittags, bei vollem Wachen, schreckt er hoch auf, und zugleich fährt ihm ein Schauder durch den ganzen Körper.

630 Starkes Erschrecken selbst vom Geruftwerden beim Namen.

Einzelnes Zucken einer Hand und eines Fufses am Tage.

(Nach Erschrecken oder starkem Laufen, Fallsucht.)

Das Kind hängt (nach Waschen mit lauem Wasser) den Kopf seitwärts, und nach Aufrichten desselben auf die andre Seite; das Gesicht und die Lippen werden blafs, die Augen etwa zwei Minuten lang starr, dann Niefsen, und darauf schliefst sie Mund und Augen fest zu, doch nur auf einen Augenblick, und es läuft ihr etwas Schleim aus dem Munde; nachgehends sanfter Schlaf (n. 3 Tagen).

Sprechen strengt sie sehr an und erregt ihre Schmerzen.

Krätze eine Art unerträglich angenehm, kriebelnd jückenden Fressens, wie von Läusen, erzeugt, was auch mit dem Ausdrucke eines unleidlich wohllüstigen, kitzelnden Jückens bezeichnet wird, welches sogleich, wenn man den Finger zum Kratzen ansetzt, zu jücken aufhört und zu brennen anfängt und nach dem Kratzen auf der Stelle zu brennen fortfährt.

635 Bebendes Gefühl in Armen und Beinen.
Grofse Unruhe: es läfst ihn nicht lange sitzen; beim Liegen mufs er immer die Füfse rühren*).
Starke Blutwallung, starkes Brennen in den Händen.
Unruhe im Blute, mit geschwollenen Adern auf den Händen.
Nachmittags unsicher im Gehen und zitterig in den Händen.

640 Zittern der Glieder, vorzüglich der Hände.
Beim Gehen im Freien viel Schweifsverlust.
Früh im Bette Gesichts- und Nackenschweifs, und beim Aufstehn die Glieder wie zerschlagen.
Von früh bis Abends sehr schwer und matt in allen Gliedern.
Lafsheit den ganzen Tag.

645 Es liegt in allen Gliedern.
Immer müde und matt.
Müdigkeit, wie nach einer Krankheit.
Müdigkeit in den Füfsen.
Müdigkeit, die sich beim Gehen verliert.

650 Beim Gehen im Freien Anfangs schwere Füfse, die beim Fortgehen leichter werden.
Das Gehen wird ihr sauer, die Füfse wollen sie nicht tragen; es ist, als wenn sie eine Last an den Füfsen hätte (es spannt im Gehen über die Brust).
Nachmittags matt und niedergeschlagen (n. 8 Tagen).
Nachmittags sehr matt: er mufste sich immer setzen und hat keine Kräfte zu gehen.
Abends vor Schlafengehen krampfhaftes, unablässiges Gähnen.

655 **Grofse, unüberwindliche Schläfrigkeit am Tage; sie kann sich im Sitzen, am Tage bei der Arbeit des Schlafs nicht erwehren.**
Arge Tagesschläfrigkeit: sobald er sich setzt, schläft er ein.

---

*) S. auch 531.

Schwefel.

Nachmittags-Schläfrigkeit.
Alle Nachmittage von 2 bis 3 Uhr sehr matt und schläfrig (dann wieder munter).
Abends sehr schläfrig: so wie das Licht auf den Tisch kam, mufste sie schlafen.

660 Langer Schlaf: er mufs sich zwingen, früh aufzustehen.
Ganz ohne Neigung, früh aus dem Bette aufzustehen.
Das Frühaufstehen nach dem Erwachen wird ihm schwer.
Schwere im Rücken und in den Beinen früh beim Aufstehen.
Sie ist die Nächte sehr schläfrig und die Augen fallen ihr zu, wie schwer; sie kann aber durchaus nicht einschlafen, ob ihr gleich nichts fehlt.

665 Sie kann Abends im Bette unter einer Stunde nicht einschlafen, ohne jedoch Beschwerden zu fühlen.
Er wacht die Nacht alle Stunden auf, und kann blofs gegen Morgen ein Paar Stunden schlafen.
Schlaflosigkeit und Munterkeit die ganze Nacht (n. 36 St.).
Schlaflosigkeit wie von Ueberreiztheit und Unruhe.
Unruhiges Hin- und Herwerfen die Nacht im Bette.

670 Abends allzu grofse Munterkeit, das Blut stieg ihm nach dem Kopfe und die Nacht war schlaflos.
Sie schläft die Nächte unruhig, doch ohne wach zu werden.
Aufschrecken zweimal Abends im Bette beim Einschlafen.
Abends beim Einschlafen wird er durch eingebildetes Geräusch hoch aufgeschreckt, ein Schreck, der ihm durch den ganzen Körper fuhr.
Starkes Zusammenfahren beim Einschlafen.

675 Aufschrecken im Mittagsschlafe.
Früh-Erwachen mit schwindliger Eingenommenheit des Kopfs.

Erwacht die Nacht oft auf über Pochen des Blutes
im Kopfe, dann auch in der Brust.

Nachts Brennen im Munde, mit Durst.

Nachts Magendrücken, eine Stunde lang, durch
Aufstofsen erleichtert.

680 Nachmitternachts Magendrücken und klopfendes
Kopfweh.

Er schnarcht alle Nächte.

Abends gleich nach dem Niederlegen Hüsteln, eine
ganze Stunde; es ward ihr davon heifs; um
3 Uhr wachte sie wieder auf zum Hüsteln.

Er erwacht früh mit Rohheit auf der Brust.

Nachts viel Dehnen und Recken.

685 Abends im Bette, zwei Stunden lang, im linken
Beine und Arme, kitzelndes Kriebeln, was ihn
zu öfterm Anziehn derselben nöthigt.

Er mufs die Nacht die Beine aus dem Bette legen
vor Reifsen.

Herumwerfen die Nacht im Bette, mit heifsen
Füfsen.

Sie wachte die Nacht in grofser Angst auf, mit
Hitze über und über, und fühlte ihren Körper
in einem krampfhaften Zustande.

(Nach Mitternacht unruhiger Schlaf: träumt, sie
bekomme das Fieber, und erwacht in vollem
Schweifse mit grofser Hitze, vorzüglich im Gesichte, dafs sie das Bett nicht über sich leiden
konnte, mit grofsem Durste und Frostschauder,
welcher beim Bewegen ärger ward, bis zum
Zähneklappen.)

690 Aengstliche Träume die Nacht: Träume,
als komme Feuer vom Himmel.

Aengstlicher Traum, als wenn ihn etwas erdrücken
wollte (Alb).

Nachmitternachts ängstliche Träume, alle Nächte.

Schreckliche und angstvolle Träume, alle Nächte.

Schreckhafte Träume: er fällt von oben herab.

695 Aergerliche, ängstliche Träume.

Träume voll Ekel, die Nacht, und beim Erwachen
Uebelkeit.

S c h w e f e l.

Viele und lebhafte Träume die Nacht, worüber
sie öfters aufwachte.
Ehe sie einschlief lächerliche Phantasieen in halbem Traume: sie lachte laut (viele Abende).
Beim Schliefsen der Augen gleich Traumbilder.

700 Furcht, er möchte sich in freier Luft verkälten;
ein Gefühl, von dem er nicht bestimmen kann,
ob's aus dem Körper oder aus der Phantasie entspringt (doch war er sonst nie geneigt, sich zu
verkälten und schente die Veranlassung dazu nie).
Kriebelnder Schauder über die Haut, ohne Frost.
Vorübergehender Frost an Brust, Armen und
Rücken.
Kälte der Nase, Hände und Füfse.
Kältegefühl durch alle Glieder; ohne Hitze darauf,
Vormittags.

705 Abends eine Stunde Frost im Rücken herauf,
ohne Hitze nachher.
Innerlicher Frost.
Oft innerer Frost, ohne Durst.
Abends Schüttelfrost und grofse Gesichtsblässe.
Oft Abends schüttelnder Fieberfrost.

710 Abends (von 7 bis 8 Uhr) Schüttelfrost mit kalten
Händen, ohne Durst, und starkem Magendrükken, wie ein Druck von Schwere; nachgehends
wieder gewöhnliche Wärme mit Durst.
Abends erst Schauder, dann Hitze in den Händen
und im Gesichte mit Durst.
Wacht in der Nacht mit Fieberschauder auf und
ist doch warm anzufühlen; drauf etwas Hitze.
Viel Kältegefühl Nachmittags; sie war dann wohl
wärmer, aber die Füfse blieben doch kalt.
Vormittags frostig, Nachmittags Hitzgefühl, ob
sie gleich kalt anzufühlen war.

715 Früh um zehn Uhr einstündiges Frösteln, dann
Ruhe bis Nachmittags 3 Uhr, wo eine zweistündige Hitze im Kopfe und in den Händen erfolgt, mit Durst auf Bier; einige Tage wiederholt.

Abends (5¼ Uhr) Frost; dann Hitze; dann wieder Frost mit etwas Durst bis 8 Uhr.

Fliegende Hitze im Gesichte; drauf Kälte und Kältegefühl am ganzen Körper; drauf Mattigkeit der Knochen der Untergliedmafsen, vorzüglich im Sitzen fühlbar, als wenn das Mark in den Knochen fehlte.

Fliegende Hitze im Gesichte und Fieberschauder am Leibe.

Nachmittags Fieberhitze mit Frost untermischt und mit anhaltendem Herzklopfen.

720 Fieber: erst Hitze im Gesichte und Gefühl, als habe sie eine schwere Krankheit überstanden; nach der Hitze etwas Frost mit vielem Durste (n. 4 Tagen).

Fieber: alle Vormittage innerer Frost, täglich stärker, mit Schwindel, als wollte der Kopf niedersinken, ohne Durst, und drauf so grofse Mattigkeit, dafs er nicht mehr die Treppe steigen konnte, mit Schweifs Tag und Nacht blofs am Kopfe, welcher aufgedunsen war.

Alle Abende (um 8 Uhr) zweistündiger Frost, ohne Hitze; die Nacht drauf aber, wenn sie aufwacht, hat sie Hitze, ohne Durst.

Früh sehr durstig.

Viel Durst am Tage.

725 Hitze den ganzen Tag mit viel Durst, aber die Nacht nicht.

Trockne Hitze früh im Bette.

Hitze früh beim Erwachen, die bald vergeht.

Früh im Bette ängstliche, widrige Hitze, mit Schweifs und Trockenheit im Halse (n. 3 Tagen).

Gegen Morgen Hitze, als wenn Schweifs ausbrechen wollte.

730 Früh im Schlafe Schweifs, der beim Erwachen verging.

Früh Schweifs an Händen und Füfsen.

Abends vor dem Niederlegen Schweifs, vorzüglich in den Händen, und nach dem Niederlegen sogleich Hitze und schwieriges Einschlafen.

Schwefel.

Abends etwas Schweifs im Bette.

Abends ängstlicher Schweifs mit Zittern, drauf Erbrechen; Drängen zum Stuhle bei der Aengstlichkeit; drauf Schwere im Kopfe und Schwäche in den Armen.

735 Unruhe und Hast (am Tage); er konnte sich nicht halten.

Grofse Zerstreutheit; er kann seine Aufmerksamkeit nicht auf den gegenwärtigen Gegenstand richten und verrichtet sein Geschäft ungeschickt.

Trödelig, unentschlüssig.

(Er bildet sich ein, er werde mager.)

Bald zum Weinen, bald zum Lachen aufgelegt.

740 Früh sehr mifsmüthig, verdriefslich und **weinerlich**, besonders Abends.

Höchst ärgerlich, mifsmüthig: es ist ihr nichts recht (n. $\frac{1}{2}$ St.).

Er ärgert sich über alles, nimmt jedes Wort hoch auf und nimmt alles übel; glaubt, sich verantworten zu müssen und erboset sich.

Verdriefslich, finster im Kopfe und düster, wie beim Ausbruch von Schnupfen.

Mifslaunig: sie ärgerte sich über sich selbst.

745 Uebellaunig und krittelig gestimmt.

Tags über eine träge Stimmung des Geistes und Körpers und zu keiner Beschäftigung und keiner Bewegung aufgelegt (n. 7 Tagen).

Er hat keine Freude an nichts.

Abends sehr unaufgelegt zu Allem, zur Arbeit, zum Frohseyn, zum Sprechen und sich zu bewegen; höchst unbehaglich ist's ihm, und er weifs nicht, wo es ihm fehlt.

Mit sich selbst unzufrieden: vor innerm Unmuth weifs sie sich nicht zu lassen, kann sich selbst nichts zu Danke machen, hartnäckig und unbiegsam, ohne selbst zu wissen, warum?

750 Gemüth erbittert, als wäre er beleidigt worden.

Laune zänkisch und ärgerlich über alles.

Beim Gehen im Freien wird sie jähling traurig;

es fallen ihr lauter ärgerliche, ängstliche, niederschlagende Gedanken ein, von denen sie sich nicht losmachen kann, was sie bedenklich und ärgerlich weinerlich macht.

Sehr verstimmt, mit grofser Beängstigung.

Niedergeschlagenheit.

755 Traurig, ohne Muth.

Schwefel.

Beobachtungen Andrer.

Früh viel Schwindel, mit wenig Nasenbluten (*Fr. Hahnemann*).

Eine solche Kopfbetäubung, dafs sie glaubte, den Verstand verloren zu haben (*Morgagni*, de sedib. et caus. morb. LV. 9.).

Kopfschmerz in der Stirne, als wenn's da herausdrücken wollte (*Fr. Hahnemann*).

Beim Kauen ziehender Schmerz im Hinterhaupte, beim Halsgelenk so stark, dafs er zu essen aufhören mufs (*Fr. Hahnemann*).

(5) Brennender Schmerz über und unter den Augenbrauen, jedesmal Nachmittags (*Fr. Hahnemann*).

Zucken in den Augenlidern, am meisten Nachmittags (*Fr. Hahnemann*).

Drücken in den Augen, vorzüglich wenn er im Sonnenschein arbeitet (*Fr. Hahnemann*).

Beide Augen geben fettig anzufühlende Thränen von sich (*Fr. Hahnemann*).

Beim Ausschnauben etwas Blut aus der Nase (*Fr. Hahnemann*).

(10) Nasenbluten von Zeit zu Zeit, mehre Tage (*Fr. Hahnemann*).

Ein Brennen den Schlund herauf, mit sauerm Aufstofsen (*Fr. Walther*, in einem Aufsatze).

Schmerzhafte Geschwulst des äufsern vordern Halses (*Fr. Hahnemann*).

Bitterer Geschmack früh, welcher durch Essen vergeht (*Fr. Hahnemann*).

Gar kein Geschmack an Speisen: es schmeckt alles wie Stroh (*Fr. Hahnemann*).

(15) Gänzliche Appetitlosigkeit, blofs zu Sauerm Verlangen (*Fr. Hahnemann*).

Uebermäfsiger Hunger (*Fr. Hahnemann*).

Uebermäfsige Efslust (*Fr. Hahnemann*).

Durst (sogleich), mehre Stunden (*Fr. Walther*, a. a. O.).

Schwefel.

Beobachtungen Andrer.

Ungemeiner Durst auf Bier (*Fr. Hahnemann.*).

(20) Sehr viel Durst am Tage (*Fr. Hahnemann*).

Saures Aufstofsen, mehrmal des Tags (*Fr. Hahnemann*).

Erbrechen (*Aug. Fr. Walther*, Progr. de Sulph. et Marte, Lips. 1743. S. 5.).

Erbrechen mit heftigem Schweifse (n. 24 St.) (*Fr. Hahnemann*).

Drücken unter der Herzgrube (*Fr. Hahnemann*).

(25) Ein drückender Schmerz im Magen mit einiger Aengstlichkeit (n. 3 St.) (*Fr. Walther*, a. a. O.).

Brennen im Magen, Schneiden und Winden (*Ardoynus*, de venen. lib. II. Cap. 15.).

Plötzliches Stechen im Unterleibe, was ihr durch den ganzen Körper fährt (*Fr. Hahnemann*).

Nadelstechen in den dünnen Därmen, im Oberbauche, dreiviertel Stunden lang (*Fr. Walther*, a. a. O.).

Geschwüre in den Gedärmen (*Ardoynus*, a. a. O.).

(30) Schmerz im Unterleibe, als wenn ihr alles roh darin wäre und so überempfindlich, als wenn sie eben jetzt erst geboren hätte (*Fr. Hahnemann*).

Es scheint ihr sich etwas im Unterleibe zu bewegen (*Fr. Hahnemann*).

Kollern im Bauche, wie von heftigem Biere, drauf schnelles Noththun, und während Leibschneidens Stuhlgang, dessen erster Theil hart, der folgende flüssig war, ohne Schleim, früh und Abends spät (n. 3 St.) (*Fr. Walther*, a. a. O.).

Oeftrer breiartiger Stuhl, mit Schneiden im Bauche (*Fr. Walther*, a. a. O.).

Der Stuhl entgeht ihm schnell und fast unwillkürlich; er kann nicht geschwind genug aus dem Bette kommen (*Fr. Hahnemann*).

(35) Zwei Tage verstopfter Leib, drauf einmaliger Stuhlgang, ohne Leibweh, der ihm unversehens entging (*Fr. Hahnemann*).

Schwefel.

Beobachtungen Andrer.

Stuhlzwang (*Walther*, Progr. a. a. O.).

Schneiden in der Harnröhre vor und während des Stuhlgangs (*Fr. Walther*, a. a. O.).

Früh, beim Harnen, Stechen in der Ruthe, besonders in der Eichel, als wenn die Harnröhre durchbohrt würde; der Harn tröpfelte dabei blofs Anfangs, nachgehends aber ward er gänzlich zurückgehalten (*Fr. Hahnemann*).

Unordnung des monatlichen Blutflusses (*Lange*, domest. Brunsv. S. 291.).

* * *

(40) Früh Heiserkeit (*Fr. Hahnemann*).

Husten (*Hufel.* Journal d. pr. A. III. S. 773.).

Die gröfste Engbrüstigkeit, Zuckungen und Tod binnen 4 Tagen (*Morgagni*, a. a. O. §. 10.).

Kreuzschmerz (*Fr. Hahnemann*).

In der rechten Achsel Schmerz beim Athemholen (*Fr. Hahnemann*, a. a. O.).

(45) Ein zuckendes Drücken im dreieckigen Muskel des Oberarms (n. 2, 3 St. (*Fr. Walther*, a. a. O.)

Fast schmerzloses Aufspringen der Haut an den Händen, vorzüglich wo die Finger an die Mittelhand gränzen (*Fr. Hahnemann*).

Unwillkürliches Zugreifen mit den Händen, am meisten Nachmittags (*Fr. Hahnemann*).

Unwillkürliches Zucken der Finger (*Fr. Hahnemann*).

Starke Geschwulst der drei Mittelfinger beider Hände (*Fr. Hahnemann*).

(50) Kälte der Finger (*Fr. Hahnemann*).

Kriebelndes Iücken am innern Oberschenkel (*Fr. Hahnemann*).

Die Kniee werden (im Bette) mehrmals krampfhaft gebogen und wieder unwillkürlich jähling ausgestreckt (*Fr. Hahnemann*).

Zucken und Rücken aller Glieder, wobei er die Zähne zusammenbeifst und leise wimmert, acht Minuten anhaltend; dann ein viertelstündiger Schlummer; darauf wieder das Rücken und

Beobachtungen Andrer.

krampfhafte Ziehen in den Gliedern, wonach er sehr matt wird (*Fr. Hahnemann*).

Der Körper wird hoch in die Höhe geworfen, wie bei starken Zuckungen (*Fr. Hahnemann*).

(55) Hautausschlag (*Hufel.* Journal, a. a. O.).

Die Haut springt hie und da auf, besonders in freier Luft (*Fr. Hahnemann*).

Unruhige Nächte: er erwacht jedesmal mit einem Schrecke, wie aus einem fürchterlichen Traume, und war nach dem Erwachen noch mit ängstlichen Phantasien, wie von Gespenstern, beschäftigt, wovon er sich nicht sogleich losmachen konnte (*Fr. Walther*, a. a. O.).

Frost mit Durchfall, einige Stunden lang (*Fr. Hahnemann*, a. a. O.).

Häufiger Frühschweifs, blofs an den dem Jücken unterworfnen Theilen (*Fr. Walther*, a. a. O.).

(60) Aengstlichkeit, fieberhaftes Delirium, mit grosser Engbrüstigkeit; er klagte, es brenne ihn im Magen, Erbrechen, Zuckungen des ganzen Körpers — Tod (*Morgagni*, a. a. O. §. 11.).

Dunst des brennenden Schwefels.

(Antidot: Elektrischer Schlag.)

Steifigkeit (schmerzhafte) des Rückgrats zwischen den Schulterblättern, bei und nach Bewegung mit Schmerz, als wäre es zerbrochen.

Schmerzhafte Steifigkeit in der Zusammenfügung des Kreuzbeins mit den Beckenknochen; bei Bewegung entstanden dann sehr schmerzhafte Rucke.

Schwefelleber, kalkerdige.

(Ein Gemisch von gleichen Theilen feingepülverter Austerschalen und ganz reiner Schwefelblumen, zehn Minuten in Weifsglühhitze erhalten, und in wohlverstopften Gläsern aufbewahrt. — Ich habe einen sehr kleinen Theil eines Grans millionfacher Verdünnung (mittels dreimaligen, ständigen Reibens mit jedesmal 100 Gran frischem Milchzucker) zur Gabe völlig hinreichend, oft noch zu grofs, befunden.)

So starker Schwindel beim Fahren im Wagen, dafs sie beim Aussteigen nicht allein stehen konnte.

Ohnmachtschwindel und eine Starrheit der Augen, als wenn er in Gedanken säfse, oder wenn einem, wie man sagt, die Augen vergehen.

Beim Kopfschütteln Schwindel und Kopfschmerz.

Früh beim Erwachen drückender Kopfschmerz.

5 Ziehen und Drücken in den Schläfen, am Tage.

In der rechten Gehirnhälfte ein scharfer Druck, von Zeit zu Zeit schärfer und schwächer.

Spannender Kopfschmerz über der Nase.

In der einen Gehirnhälfte ein anhaltender Schmerz, wie von einem in das Gehirn eingeschlagenen Pflocke oder stumpfen Nagel.

Beim Wiederaufrichten nach Bücken und bei jeder Bewegung Stiche im Kopfe, besonders nach Gehen in freier Luft.

10 Ein bohrender Schmerz auf einer kleinen Stelle in der Seite des Kopfs.

Bohrender Schmerz in der rechten Schläfe bis oben in den Kopf hinein.

Die Haare gehn stark aus (n. 5 Tagen).

Es gehen die Haare auf dem Kopfe an einzelnen Stellen aus, und es werden kahle Flecke.

Ausschlagsblüthen, wie Quaddeln, auf dem Haarkopfe und im Genicke, die blofs bei Berührung weh thun wie wund, für sich aber nicht.

15 Viele Ausschlagsblüthen an der Seite der Stirne, am schlimmsten in der Stube, die in der Luft schnell besser werden.

Zwei unschmerzhafte, geschwülstige Erhabenheiten an der Stirne.

Nachts heftiges Kopfweh, als wenn es die Stirne herausreifsen wollte, mit allgemeiner Hitze, ohne Durst.

Früh, schon beim Erwachen bis einige Zeit nach dem Aufstehn, Kopfschmerz in der Stirne, wie weh, fast wie zerschlagen, durch Bewegung der Augen vermehrt; zugleich ein ähnliches, stilles, aber sehr unangenehmes Weh im Unterleibe.

Innerer Kopfschmerz in der Stirne, wie Nadelstiche.

20 Von Mitternacht an (im Bette) bis Mittag Kopfweh, wie Blutschwär, in der Stirne, und beim Bücken und Husten wie Nadelstechen; äufserlich beim Befühlen that die Stirne auch weh wie Blutschwär und Nadelstechen, mehre Morgen.

Beim Niederlegen, Nachmittags, ein krampfhaftes Zucken in den Stirnmuskeln, was blofs durch Aufstehn verging.

Bohrender Schmerz in den Knochen des obern Theils der Augenhöhle.

(Im äufsern Augenwinkel ein schneidender Schmerz.)

Blüthenausschlag auf den obern Augenlidern und unter den Augen.

25 Entzündung, Röthe und Geschwulst des obern Augenlides, mit mehr drückendem, als stechendem Schmerze.

Beim Erwachen sind die Augenlider verschlossen, dafs sie sie lange Zeit nicht öffnen konnte.

Schwefelleber, kalkerdige.

Die Augen werden böse, sie schwären die Nacht zu; er kann Abends bei Lichte nicht gut sehen, die Augen werden trübe und es setzt sich gleich Eiterschleim drin ab, Augenbutter genannt.
Ein böses Auge, entzündet und geschwollen; Röthe des Weifsen.
Die Augen sind roth und thun drückend weh, besonders beim Bewegen.

30 Die Augäpfel thun drückend weh und bei Berührung wie zerschlagen.
Gelbheit des Gesichts, mit blauen Rändern um die Augen.
Gilbliche Haut und Gesichtsfarbe.
Den Tag über fühlbare und sichtbare Röthe der Backen, ohne Durst und ohne Schauder, mehre Tage lang.
Abends (7 Uhr) Hitze im Gesichte.

35 Hitze im Gesichte in der Nacht und früh beim Erwachen.
Früh rosenartige Backengeschwulst (n. 48 St.).
Hitze, Röthe und Jücken der änfsern Ohren, sechs Tage lang.
Beim Ausschnauben heftige Stiche im Ohre.
Abends bei Schlafengehen, bis zum Einschlafen, Sausen und Klopfen vor den Ohren.

40 Ziehender Schmerz in der Nase, welcher dann in die Augen übergeht und zu einem Beifsen wird (früh).
Schmerz auf dem Nasenrücken beim Befühlen, wie wund.
Zerschlagenheitsschmerz in der Nasenspitze.
Gefühl von geschwürigen Nasenlöchern.
Er schnaubt geronnenes Blut aus der Nase.

45 Alle Morgen gehn etliche Tropfen Blut aus der Nase.
Nasenbluten, zwei Tage wiederholt.
Verlust des Geruchs.
Sehr feiner Geruch*).

---

*) Scheint Heilwirkung zu seyn.

In der Mitte der Oberlippe ein spannender Schmerz.

50 Ein Geschwür am Lippenwinkel*).

Ausschlag im Lippenwinkel mit Hitzempfindung drin.

An der rechten Seite des Kinnes, nach der Unterlippe zu, Bläschen und Geschwüre von brennender Empfindung.

Ausschlagsblüthen am Kinne, über und unter den Lippen und am Halse, wie Quaddeln, die blofs bei Berührung weh thun, wie wund, für sich aber nicht.

Geschwulst des Zahnfleisches am hintern Backzahne, mit einem herausdrückenden Schmerze, als wenn ein junger Zahn da herauskommen wollte; am schlimmsten schmerzt es beim Drauffühlen und Draufbeifsen.

55 Zucken im Zahnfleische.

Abends ziehendes Zahnweh im hohlen Zahne, als wenn allzu viel Blut auf den Nerven drängte.

Zahnweh, vorzüglich beim Essen.

Zahnweh (Abends 6 Uhr): der Zahn fängt an zu wackeln und schmerzt ziehend, ein Schmerz, der in der warmen Stube schlimmer, an der freien Luft besser wird, durch kaltes Wasser sich weder verschlimmert, noch bessert, und eben so wenig durch eine aufgelegte warme Hand, sich auch beim Reden nicht verschlimmert, sondern blofs beim Zusammenbeifsen, und dann zuckt's drin.

Ein hohler Zahn wird wackelig und schmerzt beim Draufbeifsen (n. 3 St.).

60 Im Halse, beim Schlingen und Gähnen, stechender Schmerz, als wenn ein Splitter drin stäke; beim Gähnen geht der Stich selbst nach dem Ohre zu.

Beim Tiefathmen sticht's im Halse.

---

*) Welches Belladonna hebt, so wie viele andre von Schwefelleber entstandne Beschwerden, wo die Symptome einander in Aehnlichkeit entsprechen.

Schwefelleber, kalkerdige.

Beim Wenden des Kopfs sticht's im Halse bis in's Ohr.

Einzelne feine Stiche an den äufsern Theilen des Halses und hinter den Ohren, wie Flohstiche.

Zerschlagenheitsschmerz der äufsern Halsmuskeln mit innerm Halsweh; es schmerzt beim Schlingen wie von einer Geschwulst im Halse (n. 24 St.).

65 Früh Empfindung im Halse, wie von einem Schleimpflocke, der nicht los wolle — eine Art innerer Geschwulst im Anfange des Schlundes.

Gleich nach dem Abendessen ein Druck unter'm Kehlkopfe, als wäre ihm etwas im Halse stekken geblieben.

Beim Schlingen ist's ihm im Halse wie eine Geschwulst, worüber er wegschlucken müfste.

Rauh und kratzig im Schlunde, schon so für sich, am meisten aber schründet es beim Hinterschlingen fester Speisen.

So dämpfig und kratzig im Halse, wie von angebranntem Schweinefette, früh.

70 Kratzig im Halse: er ist ihr immer so voll Wasser, dafs sie immer ausspucken mufs.

Abends nach dem Essen mufs er aus dem Halse viel Schleim ausraksen.

Es war ihr immer, als wenn Wasser im Schlunde in die Höhe käme, wie wenn man Saures gegessen hat.

Ausflufs wässerigen Speichels aus dem Munde, wie Würmerbeseigen, welches den folgenden Tag um dieselbe Stunde wiederkommt.

Zusammenlaufen des Speichels aus dem Munde, mit Brecherlichkeit.

75 Früh bitter-schleimiger Geschmack im Munde.

Es schmeckt bitter im Munde; auch die Speisen scmecken bitter.

Bitter hinten im Halse, doch schmecken die Speisen richtig.

Es schmeckt ihr wie Erde im Halse, obwohl die Speisen ziemlich natürlich schmecken.

(Verlust des Geschmacksinns.)

80 (Es ekelt ihn alles an, vorzüglich Fett.)
(Er hat zuweilen Appetit nach etwas, bekommt er's aber, so mag er's nicht.)
Er hat nur zu sauern und stark schmeckenden (pikanten) Dingen Appetit.
Mehr Durst, als Hunger.
Aufstofsen.

85 Brennen im Halse beim Aufstofsen.
Uebelkeit, öfters des Tags.
Früh Uebelkeit und Brecherlichkeit, im Sitzen und Stehen, die beim Liegen aufhört.
Früh-Erbrechen.
Saures Erbrechen, Nachmittags.

90 Drücken im Magen, nach wenigem Essen.
Spannen über die Herzgrube: er mufs sich aufknöpfen und kann das Sitzen nicht vertragen.
Ein aus dem Unterleibe heraufsteigender harter Druck, welcher sich in der Herzgrube festsetzt und nur durch abgehende Blähungen erleichtert wird.
Es ist ihm im Leibe alles so fest, wie Stein, und es drückt unter der Herzgrube.
Aufgebläheter Unterleib, gespannter Bauch.

95 Aufgetriebener, dicker Bauch, ohne Blähungen.
Ziehender Schmerz im Oberbauche und zugleich über dem Kreuze (sogleich).
Leibweh, wie ziehender Schmerz.
Zusammenziehender Leibschmerz.
Raffen in der Gegend des Nabels, von beiden Seiten des Unterleibes her, nach der Mitte zu, welches zuweilen bis zur Herzgrube heraufsteigt, und Uebelkeit und ängstliche Hitze in den Bakken erregt, anfallsweise — fast wie von Verkältung oder von Bewegungen zum Monatlichen (n. 3 St.).

100 Wirbelnde Empfindung über dem Nabel.
Krämpfe im Unterleibe (n. 3 Tagen).
Bauchkneipen, wie von Verkältung.
Heftige Stiche in der linken Bauchseite, gleich unter den Ribben.

Schwefelleber, kalkerdige.

Ein sehr unangenehmes, obgleich stilles Weh im Unterleibe, fast wie von Zerschlagenheit, vom Früh - Aufwachen an bis einige Zeit nach dem Aufstehn, zugleich mit einem ähnlichen Kopfweh in der Stirne.

105 (Er fühlt viel Leerheit in den Gedärmen.)

Mehre Tage, gegen Abend, Schneiden im Leibe, ohne Durchfall.

Leibschneiden.

Jeden Morgen ein mit unangenehmer Empfindung begleitetes Herumgehen der Blähungen im Unterleibe, besonders in den Bauchseiten; eine Art Kolik.

Kollern im Unterleibe.

110 Blähungsabgang die Nacht.

Die Drüsen im Schoofse werden schmerzhaft für sich schon und noch mehr beim Befühlen; sie schmerzen, als wären sie geschwollen.

Bubonen, Eitergeschwüre der Schoofsdrüse.

Bei vielem Noththun doch sehr schwieriger Abgang zu wenigen, nicht harten Kothes.

Oeftere Stuhlgänge, auch die Nacht; es geht sehr wenig fort, und doch mit Pressen und Stuhlzwang und Mattigkeit.

115 Durchfall blutigen Schleims, mit Poltern wie hinten im Rücken (ohne Leibweh).

Dreimal durchfälliger Stuhlgang, und dabei eine weichliche Uebelkeitsempfindung im Unterleibe, mit Kollern darin.

Täglich ein Paar Mal gelindes Laxiren, vorher einiges Kneipen, dann kommt eine Blähung vor dem Laxirstuhle und etliche Blähungen hinterdrein.

Mehre Tage lehmfarbiger Stuhlgang.

Grünlicher Stuhlgang.

120 Ein Knötchen über dem After und Gefühl von Anschwellung daselbst.

(Brennen am After.)

Schon beim Lassen ist der Urin molkig trübe und
legt einen weifsen Satz zu Boden (n. 12 St.).

Urin beim Lassen ganz blafs und hell, beim Stehen trübe, dick, und setzt einen weifsen Satz ab.

Dunkelgelber Harn: er brennt beim Abgehen.

125 Beim Harnen kommen die letzten Tropfen Urin blutig.

Viel Harnabgang (n. 4 Tagen).

Er darf die Nacht nicht mehr harnen, wenigstens wacht er dazu auf*).

Verhinderter Harnabgang: er mufs eine Weile warten, ehe der Urin kommt, und dann fliefst er langsam heraus, viele Tage lang.

Der Urin brennt an den äufsern Theilen der Geschlechtstheile und frifst die innere Fläche der Vorhaut an und macht sie geschwürig.

130 Die Harnröhröffnung sieht roth und entzündet.

Jücken äufserlich an der männlichen Ruthe und am Fleischbändchen der Eichel.

Ein Stich in der Gegend des Fleischbändchens.

Stechender Schmerz in der Vorhaut.

Aeufserlich an der Vorhaut entstehen Geschwüre, die den Schankern ähnlich sehen.

* * *

135 Oefteres Niefsen (sogleich).

Ohne dafs das Kind einen Schnupfen hat, schnaubt es viel aus der Nase, was einen übeln Geruch hat.

Schnupfen und viel Speichelausspucken.

Schnupfen und Kratzen im Halse.

Wie Schnupfenfieber; innerlich frostig und verdriefslich.

140 Kitzel im Halse und dämpfig zum Husten.

Kratziger, scharriger Husten.

Wenn das geringste Glied kühl wird, kommt gleich

---

*) Heil-Gegenwirkung des Organism's.

Schwefelleber, kalkerdige.

Hustenanstofs, wie von Verkältung und Ueberempfindlichkeit des Nervensystems.

(Am meisten beim Gehen quält ihn der Husten.)

Tag und Nacht Husten.

145 Husten in Niefsen endigend.

Husten Abends und früh.

Trockner, tiefer Husten, von Athembeengung (Dämpfung) beim Athemholen; bei diesem tiefen Husten schmerzt's in der Brust herauf wie wund.

Dämpfiger Husten; Husten, dessen Anreizung nicht Kitzel, sondern Athembeengung ist.

Husten, und beim Tiefathmen der stärkste Husten, welcher ihn zum Brechen zwingt.

150 Trockner Husten bei Schlafengehen, Abends (n. 4 Tagen).

Abends Anstöfse von trocknem Husten.

Abends plagt sie der Husten sehr.

Trockner, fast ununterbrochner Husten von einem Reize oben in der linken Seite des Halses, welcher beim Reden und Bücken am schlimmsten ist, Abends spät immer mehr steigt und dann plötzlich aufhört (n. 2 St.).

Nach Zubettegehen, die Nacht von 11 bis 12 Uhr, heftiger Husten (mit Schleimauswurfe).

155 Husten weckt sie früh aus dem Schlafe öfters auf.

Von Zeit zu Zeit heftige Hustenanfälle, wie zum Ersticken oder zum Erbrechen.

Husten, welcher zum Brechen reizt.

Gewaltsamer, tiefer Husten von etlichen Stöfsen, welcher schmerzhaft an den Kehlkopf anstöfst und Brechwürgen hervorbringt.

Erst in der Herzgrube Gefühl, wie von einem harten Körper, dann Bluthusten, dann stinkender Schweifs — dann Schwäche im Kopfe (n 48 St.).

160 Blutiger Brustauswurf, bei ärgerlicher Laune und Mattigkeit.

Aller drei, vier Stunden ein starker Hustenanfall mit viel Auswurf; der Husten weckt aber die Nacht nicht aus dem Schlafe.

Husten mit Auswurf.
Zäher Schleim auf der Brust (n. 5 Tagen).
Kurzäthmigkeit.

165 Oefteres Tiefathmen.
Im Brustbeine Stechen beim Athmen und Gehen.
In der Brustseite, nach dem Rücken zu, stechender Schmerz.
Zwei Ausschlagsblüthen am Brustbeine, welche empfindlich weh thun, wie Wunden, und Eiter in der Spitze haben.
Ein Schwär an der letzten rechten Ribbe, welcher auch für sich schon Stiche giebt und bei Berührung sehr schmerzhaft ist.

170 Eitergeschwür der Achselhöhldrüse.
Oft wiederholter Kreuzschmerz.
Arger Kreuzschmerz, wie ein Durchschneiden; sie konnte nicht stehen, liegen, gehen, bei Bewegung wie in Ruhe (n. 14 Tagen).
Früh im Bette Ziehen im Kreuze und im ganzen Rücken herum; nach dem Aufstehen that der ganze Rücken bei Bewegung weh, sie konnte sich kaum rühren; dabei Mattigkeit in den Gliedern, Abneigung vor Essen und Arbeit, bei Schauder, Frost und Durstlosigkeit.
Ein aus Zerschlagenheit und scharfem Drucke zusammengesetzter Schmerz im Kreuze und den Lendenwirbeln, vorzüglich aber in der Zusammenfügung des heiligen Beins mit den Beckenknochen, welcher im Gehen eine Art Hinken verursacht, auch im Stehen, Sitzen und Liegen schmerzt und selbst in die Untergliedmafsen hinabstrahlt.

175 In der Lende und den Sitzbeinen Schmerz, wie verrenkt, beim Sitzen und beim Wenden des Körpers im Gehen.
Die Nacht spannender Rückenschmerz, am schlimmsten beim Wenden des Körpers.
Einige heftige Stiche im Rücken.
Schmerz zwischen den Schulterblättern.
Feines Reifsen in der linken Achsel.

180 Hie und da etwas Zucken im linken Arme.
(Nachts Eingeschlafenheit des Arms, auf welchem er gelegen hatte.)
Zerschlagenheitsschmerz in den Oberarmröhren.
In der Ellbogenspitze schmerzt es blofs bei Bewegung wie zerstofsen oder drückend, nach starkem Gehen; im Freien verging's.
Ziehender Schmerz in den Beugeflechsen der Vorderarme (nicht in den Gelenken).

185 Ziehend reifsender Schmerz in den Streckflechsen der Finger und den dazu gehörigen Muskeln des Vorderarms.
Nach Mitternacht Schmerz im Innern des Vorderarms und über dem Handrücken, drückend, bohrend und wie wund, beim Befühlen schmerzhafter, am Tage weniger.
Schmerz in der Handwurzel.
Auf der Hand und Handwurzel ein kleiner, grieseliger Ausschlag mit Jücken.
Geschwulst der rechten Hand.

190 Heifse Geschwulst und Röthe der einen Hand, welche bei Bewegung einen unerträglichen Verstauchungsschmerz verursacht, der sich bis in den Arm erstreckt.
Beim Anstemmen der ausgespreizten Finger überknicken sie; eine Art leichter Ausrenkbarkeit.
Die Gelenke der Finger sind geschwollen und schmerzen gichtisch.
Nadelstiche in dem einen Finger.
Zwei Blutschwäre auf der einen Hinterbacke.

195 Ein rother, jückender Knollen oben an der linken Hinterbacke.
Wundheit in der Falte zwischen dem Hodensacke und dem Oberschenkel.
Ein kriebelnder Schmerz im Beine, der es ganz krumm zog; der meiste Schmerz beim Gehen und Stehen.
Zerschlagenheitsschmerz in den vordern Muskeln der Dickbeine.
Die Nacht hindurch schmerzhafte Spannung in den

Ober- und Unterschenkeln, die nicht schlafen läfst.

200 Jählinger Mattigkeitsschmerz im Schenkel während des Gehens, so dafs es ihm unmöglich ist, weiter zu gehen.

Im rechten Schenkel reifsender Schmerz (sogleich).

An der äufsern Seite des Kniegelenks und in dem Ober und Unterschenkel reifsender Schmerz, auch in der Ruhe, wie von allzugrofser Ermüdung und Strapbaze.

Geschwulst des Kniees.

Es schmerzt in der Kniekehle drückend bei Bewegung.

205 Grofse Müdigkeit in den Füfsen, vorzüglich beim Steigen.

Steifigkeitsempfindung im Gelenke des Unterfufses, zugleich mit einem Gefühle von Taubheit und Bollheit daran.

Abends, nachdem er etwas unruhig geschlafen und sich im Bette gewendet hatte, bekam er auf der äufsern Seite des Fufses, auf der er, ohne Schmerzen zu empfinden, gelegen hatte, einen halbstündigen Schmerz zum Schreien, wie von einem heftigen Stofse oder Schlage; blofs Draufgreifen und Hinstreichen mit den Fingern linderte ihn, aber kein Bewegen (n. 36 St.).

Schmerz im Unterfufse, vorzüglich im Gelenke, wie unterköthig.

Ein reifsender Schmerz im Fufse, die Nacht.

210 Ziehend brennender Schmerz in den Füfsen bis an die Knöchel, Abends im Bette.

Brennender Schmerz in den Füfsen, besonders auf dem Fufsrücken, früh im Bette.

Fufsgeschwulst um die Knöchel mit Schweräthmigkeit.

Beim Gehen Stich in der Achillsenne, und beim Liegen im Bette Reifsen darin.

Einige Stiche auf dem Fufsspanne.

215 Kriebeln in der Fufssohle.

Schwefelleber, kalkardige.

Reifsen in der grofsen Zehe, schlimmer beim Gehen, als im Stehen.

Ein starker Stich an der grofsen Zehe hin.

Das bisher unschmerzhafte Hühnerauge fängt bei geringem äufsern Drucke an, brennend zu schmerzen, gemischt mit einer stichartigen Empfindung.

Der Nagel der rechten grofsen Zehe schmerzt heftig (einfach oder geschwürartig) bei geringem Drucke.

220 An den Zehen ein brennendes Jücken.

Kriebeln in den Zehen und Fingerspitzen (n. 24 St.).

In den Gelenken, bei Ruhe und Bewegung, Stiche.

Ziehender und lähmiger Schmerz in den Gliedmafsen, nämlich in den fleischigen Theilen der Arme, vorzüglich aber der Ober- und Unterschenkel.

Aufgesprungene Lineamente und Schrunden in den Händen und Füfsen.

225 Selbst kleine Wunden und geringe Beschädigungen am Körper fassen Eiter, schlagen zum Unheil und werden zu Geschwüren (unheilsame, süchtige Haut).

Das Geschwür blutet bei selbst gelindem Abwischen.

Der leidende Theil entzündet sich (n. 3 St.).

Das Geschwür verursacht Nachts Brennen und Klopfen.

Die Warze entzündet sich: es sticht darin, als wenn sie schwären wollte.

230 Im Geschwüre einzelne starke Stiche (beim Lachen). (n. 4 St.).

(Fein stichlichtes Jücken.)

Brennendes Jücken am Körper, vorzüglich früh beim Aufstehen; nach dem Kratzen entstehen weifse Blasen, welche weifse Tropfen von sich geben und bald darauf vergehen.

Ausschlagsblüthen hie und da am Körper, eine Erbse grofs.

Nesselblasen, z. B. am Handgelenke.

235 Fressender Schmerz im Geschwüre.
Ein jückendes Fressen im Geschwüre.

Beim Gehen in freier Luft ein Zittern in den Knieen, Aengstlichkeit und Hitze im ganzen Körper; die Fufssohlen brannten.

Nach Tische ward er beim Gehen in freier Luft matt; es lag ihm in allen Gliedern und dehnte ihn drin, als wenn er ein Wechselfieber bekommen sollte; bei weiterm Gehen befiel ihn ein kalter Schweifs; Abends drauf im Bette konnte er vor Hitzgefühl nicht einschlafen; erst um 2 Uhr kam er in Schlaf.

Aeufserste Erregbarkeit und Empfindlichkeit der Nerven, z. B. an der Nasenscheidewand.

240 Gegen Abend, bei geringem Schmerze, plötzlich starke Ohnmacht.

Gegen Abend grofse Schlafmüdigkeit mit häufigem, starkem, fast konvulsivem Gähnen; er kann sich kaum enthalten, sich niederzulegen.

Abends so müde, dafs er sitzend einschlief.

Früh so müde beim Aufstehn aus dem Bette, nach gutem Schlafe; es ist ihr alles so schwer.

Unruhiger Schlaf: er kann nicht einschlafen.

245 Schlaflosigkeit nach Mitternacht.

Eine Uebermenge von Gedanken läfst ihn nach Mitternacht (von 1 bis 3 Uhr) nicht schlafen.

Nach dem Essen, beim Einschlummern, heftiges Erschrecken.

Vor Mitternacht sprang er aus dem Schlafe auf, voll Aengstlichkeit, rief um Hülfe, und es war, als wenn er keinen Athem kriegen könnte.

Nachts sind die Schmerzen am schlimmsten.

250 Im nächtlichen Fieber, vorzüglich im Froste, sind die Schmerzen am schlimmsten.

Die Körperseite, worauf er die Nacht liegt, schmerzt ihn nach und nach unleidlich; er mufs sich umwenden.

Träume voll Zank.

Schwefelleber, kalkerdige.

Träume von Feuersbrunst; er wollte stürzen u. s. w.

Er träumte gleich beim Einschlafen, und träumte viel und ängstlich fort, ohne aufzuwachen.

255 Frostschauder.

Oeftere Schauder bis auf den Haarkopf, wo die Haare dann gleichsam wehthaten.

Schüttelfrost, eine Stunde lang (n. 10 Minuten).

Alle Abende (um 6, 7 Uhr) starkes Frieren, ohne Hitze drauf.

Abends (8 Uhr) starker Frost mit Zähneklappen, eine Viertelstunde lang, mit Kälte der Hände und Füfse, dann Hitze mit Schweifs, vorzüglich an Brust und Stirne, mit geringem Durste.

260 Früh sehr bitterer Geschmack im Munde, dann nach einigen Stunden Fieber von erst Frost mit Durste, und nach einer Stunde viel Hitze mit unterbrochnem Schlafe; diefs Fieber kehrte den Tag noch zweimal zurück.

Nächtliche, trockne Wärme (Hitze) des Körpers, blofs mit schweifsigen Händen, die die Entblössung nicht vertragen.

Schweifs im Bette von der Mitternacht an, dann fror sie im Bette, und auch nach dem Aufstehen Frost, alle Morgen.

Schweifs um Mitternacht, vorzüglich auf dem Rücken.

Nachtschweifs.

265 Schweifs, gleich vom Abende an, im Bette, vorzüglich am Kopfe, so dafs der Schweifs wie Perlen auf dem Gesichte stand.

Heftiger, sauerriechender Schweifs die Nacht.

Vor Mitternacht Schweifs im Bette.

Heftiger, klebriger Nachtschweifs.

Nachtschweifs am ganzen Körper, während des Wachens.

270 Früh starker Schweifs am ganzen Körper.

Früh starker, anhaltender Schweifs blofs am Kopfe.

Er schwitzt sehr leicht bei jeder, selbst geringen Bewegung.

Das Geringste brachte ihn auf, bis zur gröfsten
Heftigkeit; er hätte jemand ohne Bedenken mor-
den können.

Er war ärgerlich, und hatte eine solche Gedächtnifsschwäche, dafs er sich auf alles drei, vier
Minuten lang besinnen mufste, und während der
Arbeit waren ihm die Gedanken oft auf einmal
weg.

275 Sehr ärgerlich: es verdrofs sie jede Kleinigkeit
(nach etlichen Stunden).

Aergerlich über Kleinigkeiten.

Aeufserst verdriefslich und eigensinnig.

Gemüth traurig, viele Stunden lang; sie mufste
heftig weinen.

Traurig, niedergeschlagen, bänglich.

280 Abends eine zweistündige, fürchterliche Angst;
er glaubte, er müsse zu Grunde gehen, und
war traurig bis zur Selbstentleibung.

Sehr hypochondrisch.

Früh im Bette nach dem Erwachen, bei Bewufstseyn, hatte er eine phantastische Erscheinung
von einer Verstorbenen, worüber er erschrak,
und eben so deuchtete ihm auch, ein Nachbar-
Haus brennen zu sehen, und er erschrak darüber.

Beobachtungen Andrer.

Früh im Bette dumpfes Kopfweh, was sich nach dem Aufstehen minderte (*Ernst Stapf*, in einem Aufsatze).

Geschwulst der linken Backe, zwei Tage lang (*Fr. Hahnemann*).

Starke Geschwulst der Oberlippe, die beim Angreifen sehr schmerzt, aufserdem aber nur spannt, drei Tage lang (*Fr. Hahnemann*).

Viele kleine Blüthchen im Nacken und an beiden Seiten des Halses, aber nicht schmerzhaft (*Fr. Hahnemann*).

(5) Zahnweh (n. 1 St.) (*Fr. Hahnemann*).

Kratzig im Halse, drei Tage lang (*Fr. Hahnemann*).

Unerträglicher Durst auf Wein (den sie sonst stets verabscheute); dieser Durst ward mit gewässertem Weine nur auf kurze Zeit gestillt (n. 1 St.) (*Stapf*, a. a. O.).

Ungemein starker Durst von früh bis Abends (*Fr. Hahnemann*).

Weichlich, brecherlich (*Stapf*, a. a. O.).

(10) Husten mit Schleimauswurf, den ganzen Tag; ein scharriger Reiz in der Luftröhre, vorzüglich aber im Halse erregt ihn (*Fr. Hahnemann*).

Ein herüber und hinüber ziehender Kreuzschmerz, beim Gehen am ärgsten (*Fr. Hahnemann*).

Frostigkeit: sie sucht die Ofenwärme (*Stapf*, a. a. O.).

In der freien Luft drückt sie ein unangenehmes, schmerzhaftes Gefühl, wie ein Schauder, ganz nieder; sie mufs vor Frost krumm gehen (*Stapf*, a. a. O).

Fieber: brennende Hitze mit fast unauslöschlichem Durste, peinigenden Kopfschmerzen und leisem Irrereden, von Nachmittags 4 Uhr an, die Nacht durch, drei Abende nach einander (*A. H. Hinze*, in *Hufel.* Journ. d. pr. A. 1815. Sept. S. 77. 79.).

(15) Fieber mit starkem, öfters wiederholtem Er-

brechen eines grünen, höchst scharfen Wassers und zähen Schleims, unter fortwährenden Uebelkeiten (*Hinze*, a. a. O.)

Starker Schweifs Tag und Nacht (*Fr. Hahnemann*).

Schwefelleberluft in Mineralwassern.

Heftige Augenentzündung (*Hufel.* Iournal XVI. I. S. 34 — 80.*).

Schwarze, pechartige Stühle (*Hufel.* Journal, a. a. O.**).

Flüchtiger, reifsender Schmerz in den Füfsen (*Hufel.* Journal, a. a. O.***).

Anfangs langsamerer Puls (*Kortum*, in *Hufel.* Journal IV. S. 403. †).

(5) Anfangs ein um 8, 10 Schläge langsamerer Puls (*Waiz*, in *Hufel.* Journ. XVIII. I. S. 88. ††).

Hitziges Fieber (n. 1 St.) (*Kortum*, in *Hufel.* Journal, a. a. O. †††).

Fieber mit Augenentzündung (*Hufel.* Journal, a. a. O.).

Fieber mit rothlaufartigem Hautausschlage über dem ganzen Körper (*Hufel.* Journal XVI.).

---

*) **) ***) Vom Nenndorfer Bade.
†) Vom Aachner Mineralwasser.
††) Vom Nenndorfer Mineralwasser.
†††) Vom Aachner Mineralwasser.

Silber.

Dieses Metall ist in seiner gediegenen Gestalt, als Blattsilber (Argentum foliatum) aus der angeblichen, durch Theorie erträumten Unmöglichkeit, in unsern Säften aufgelöst werden zu können, für eben so kraftlos von den Arzneimittellehrern ausgegeben worden, als das Gold (w. s.).

Anfangs liefs ich mich ebenfalls durch diese dreisten Behauptungen von seinem arzneilichen Gebrauche abhalten, und wendete daher blofs die salpetersaure Silberauflösung (in einer quintillionfachen Verdünnung zu Einem Tropfen) an, wo ich denn auch Gelegenheit hatte, die wenigen voranstehenden Symptome davon zu beobachten.

Aber, trotz allem Widerspruche der erfahrungslosen Theoretiker, welche den Magen immer noch wie eine Koch- oder doch Digerir-Maschine ansehen, Magensaft enthaltend, der, nach ihren Proben in den Gefäfsen des Laboratoriums, weder metallisches Gold noch Silber auflösen könne, und keine Einwirkung der Arzneien auf uns für möglich halten, als wenn sie im Magen lege artis erst chemisch aufgelöset, dann aber methodice in unsre umlaufende Blutmasse eingesaugt und übergegangen sind, konnte ich doch nicht umhin, durch die beim Golde angeführten Gründe bewogen, auch das feine (sechszehnlöthige) Silber blofs in metallischer Gestalt anzuwenden, in Versuchen mit Blatt-Silber am gesunden menschlichen Körper, nachdem ich es mit hundert Theilen Milchzucker zum feinsten Pulver gerieben hatte, eine Stunde lang.

Schon die wenigen davon beobachteten, hier unten folgenden Symptome reichen dem homöopathischen Arzte am Silber, in dieser Gestalt, ein Werkzeug zur Hülfe in vielen ähnlichen Krankheitszuständen dar, welche durch kein andres Arzneimittel Heilung finden können, und bei welchen den gemeinen Arzt seine ganze Therapie und Klinik und das dickste Recepttaschenbuch im Stiche lassen.

Doch habe ich, nach der Hand, gefunden, dafs zum homöopathischen Gebrauche eine abermal hundertfache Verdünnung, das ist, ein Gran Pulver, was $\frac{1}{10000}$ Silber enthielt, eine noch allzu starke Gabe sey.

Unwahrscheinlich ist der empirische Ruhm des salpetersauern Silbers in der gewöhnlichen Art Fallsucht, und scheint nur daher entstanden zu seyn, dafs in einigen Abarten von Convulsionen, wo Kupfer angezeigt ist, kupferartiges Silbersalz angewendet worden war; denn dafs feines Silber, wie das Blatt-Silber ist, der schlimmsten und gewöhnlichsten Art Fallsucht Gnüge leisten sollte, davon besagen die bereits von ihm entdeckten Ur-Symptome noch nichts.

R. Boyle's sogenannte wasserabführende Pillen, welche salpetersaures Silber enthalten, und von *Boerhave* so sehr gerühmt wurden, sind ihrer Bestimmung ganz unangemessen, nicht nur der gefährlichen Gröfse ihrer Gaben wegen, sondern auch, weil das Silber, wie folgende Symptome von ihm bezeugen, nur in der Erstwirkung die Harnabsonderung

Silber.

vermehren (also das Gegentheil der verminderten Harnabsonderung in Geschwulstkrankheiten), worauf mittels der darauf erfolgenden Gegenwirkung des Lebens, als der dauerhaften Nachwirkung, das Gegentheil des zu erreichenden Zwecks, ein **desto mehr verminderter Harnabgang**, erfolgen muſs; ein wahres antipathisches, für diesen Fall verderbliches Verfahren.

So schädliche Fehltritte muſsten bisher die gewöhnlichen Aerzte thun, weil sie die Erstwirkungen der Arzneien nicht kannten und keinen Weg wuſsten, sie kennen zu lernen, auch diesen Weg zu finden, sich nicht bemühten; ja sie hatten seit drittehalb tausend Jahren nicht einmal eine Ahnung von Erstwirkung und Nackwirkung, und wuſsten nicht, daſs die menschliche Natur gerade das Gegentheil von der Erstwirkung der Arzneien, als Nachwirkung, als dauerhaft bleibenden Zustand hervorbringt, und daſs folglich alle dauerhafte Heilung so bewerkstelligt werden müsse, daſs die Arzneien, welche gewiſs heilen sollen, in der Erstwirkung das Aehnliche vom gegenwärtigen Krankheitszustande zu erregen im Stande seyn müssen, um von der Gegenwirkung des Organism's das Gegentheil der arzneilichen Erstwirkung (und der ihr ähnlichen Krankheit), das ist, Vertilgung und Umänderung der fehlerhaften Gefühle und Thätigkeiten in Gesundheit erwarten zu können.

In unserm Falle würden gerade im Gegentheile einige Arten Diabetes mit Silber homöopathisch, das ist, dauerhaft geheilt werden können, wenn die übrigen Symptome der Krankheit auch in den übrigen Erstwirkungen des Silbers ihr Aehnliches antreffen.

Silberauflösung, salpetersaure.

(Es nahm den Kopf ein, als wenn der Fallsucht-Anfall kommen wollte.)
(Vorgefühl des kommenden Anfalls.)
Gesicht-Verdunkelung mit Aengstlichkeit, Gesichtshitze und thränenden Augen.
Gefühl, als wenn der Gaumenvorhang geschwollen wäre, nicht für sich, sondern bei Bewegung der Zunge und beim Schlingen.
5 Gefühl in allen Gliedern, als wenn sie einschlafen und erstarren wollten.
Mattigkeit, Nachmittags.
Starker Nachtschweifs.
Aengstlichkeit, die zum Geschwindgehen zwingt.

Beobachtungen Andrer.

Schwindel mit gänzlicher, aber überhingehender Blindheit (*Thom. Hull*, im phys. med. Journale, 1800. Jul. S. 518., auch in *Duncan's* Annals of Med. V. 1801.).
Lockeres, leicht blutendes Zahnfleisch, was jedoch nicht schmerzhaft und nicht geschwollen war (*Moodie*, in med. and phys. Journal. 1804.).
Uebelseyn, Schwere und Druck im Magen (*Hull*, a. a. O.)
Brennende Hitze im Magen (*Kinglake*, in London medical and phys. Journal. 1801.).
(5) Brennen im Magen und auf der Brust (*Moodie*, a. a. O.).
Die Harnwerkzeuge werden Anfangs stark gereizt (a. a. O.).
Unangenehme Verstopfung im obern Theile der Nase, drei Tage lang (*Hull*, a. a. O.).
Ausleerung aus der Nase, wie weifser Eiter, mit Blutklumpen gemischt (*Hull*, a. a. O.).

Blatt - Silber.

───────

Es ward ihm jähling düselig und wie ein Nebel vor den Augen.
Schwindelartige Schlaftrunkenheit; die Augen fielen ihm zu.
Es fing ihm an, im Kopfe zu kriebeln und zu wiebeln, wie von Trunkenheit.
Wie dumm und wie hohl im Kopfe, das ganze Gehirn thut ihm weh, mit Frostigkeit.
5 Drückender Schmerz mit Betäubung im Vorderhaupte und ziehendes Drücken im Hinterhaupte.
Im Kopfe, stechend brennender Schmerz.
Arger stechender und reifsender Schmerz im Kopfe.
(Früh, stechender Kopfschmerz mit Röthe des einen Auges.)
Beim Stehen und Lesen bekam er jähling eine brennende Empfindung in der Herzgrube, ein Gefühl von dumpfem Zusammendrücken des Gehirns von allen Seiten, und wie einen drohenden Schwindel, mit brecherlicher Uebelkeit in der Gegend des Brustbeins, wie nach schnellem, heftigem Herumdrehen im Kreise zu erfolgen pflegt; zugleich eine jählinge Hitze im ganzen Körper, doch mehr im Gesichte, und augenblicklicher Schweifs an der Brust und im Gesichte.
10 Im Nacken wie steif und wie etwas fremdartiges im Hinterhaupte, eine Art Ziehen und Drücken darin.
In den rechten Schläfemuskeln, in den rechten Stirnmuskeln, in den Seitenmuskeln des Halses,

neben dem Schildknorpel und hinten nach dem Nacken zu, ein krampfhaftes Zucken und Aufspringen der Muskeln, welches die Hand fortstiefs, mit zuckendem Schmerze.

Eine Blüthe an der linken Schläfe, die bei Berührung wie ein Schwär schmerzt.

(Obere und untere Augenlidränder sind sehr roth und dick, doch schwären die Augen nicht.)

Starkes Jücken in den Augenwinkeln.

15 Starkes Jücken am äufsern Ohre, bis zum Blutigkratzen.

Auf Schnauben, starkes Nasenbluten (gleich nach dem Mittagsessen) und nach drei Stunden wieder.

Auf Kriebeln und Kitzeln in der Nase erfolgte Nasenbluten.

Geschwulst der Oberlippe, dicht unter der Nase.

Zahnfleisch schmerzt für sich, doch mehr bei Berührung.

20 Ein kleines Bläschen an der Zunge von brennendem Wundheitsschmerze.

Roh und wund schmerzhaft ist's ihm im Halse.

Bohrender und wühlender Schmerz im Halse.

(Grofses Verlangen auf Wein.)

Appetit ganz verloren; es ekelt ihm vor den Speisen, wenn er nur daran denkt.

25 Früh, im Unterleibe, im Magen und bis in die Brust, eine brennende Empfindung, wie von Soodbrennen.

Nachts, eine drückend schmerzhafte Auftreibung im Unterleibe, die ohne Blähungsabgang verging.

Kollern im Unterleibe, die Nacht, und Abgang von Blähungen.

Nach dem Frühstuhlgange, zusammenziehendes Bauchweh, wie von Verkältung, im Sitzen.

Während der Ausleerung eines weichen Stuhls, ein schmerzhaftes Noththun im Unterbauche.

30 Beim Stuhlgange, Nachmittags, zweimaliges Erbrechen.

Fast jede Nacht, eine Samenergiefsung.

* * *

Blattsilber.

Roh und wundschmerzhaft oben im Luftröhrkopfe, beim Husten, nicht beim Schlingen.

Am Tage (nicht die Nacht und nicht in freier Luft), mehre Anfälle von kurzem, röchelndem Husten (Kölstern) mit weifsem, dicklichem, leicht abgehendem Auswurfe, wie gekochte Stärke, aber undurchsichtig, ohne Geschmack und Geruch. (Früh, Husten.)

35 Unter der letzten linken Ribbe, ein schneidender Stich querüber, beim seitwärts Vorbücken und Auflehnen mit dem Arme.

In der Seite des Rückens, dem Bauche gegenüber, erst ein Drücken, später, im Stehen, bei der geringsten Bewegung und beim Athmen, ein fürchterlich arges, drückendes Stechen, bis zum Sterben, er mufste krumm gehen; es war, als wenn es darin packte, wie in einem bösen Geschwüre, wenn er still lag; in der Brust selbst war Beklemmung, dafs er keinen Athem kriegen konnte, als wenn eine grofse Last auf der Brust läge.

An einigen Ribben, ein krampfhaft drückend spannender Schmerz.

Ein kitzelnd jückendes Stechen zwischen den Schulterblättern, wie von einem heftigen Floh- oder Mückenstiche, er konnte nicht genug kratzen.

Spannendes Ziehen, was einem Stechen ähnelte, an verschiedenen Stellen der Arme.

40 In der rechten Ellbogenbeuge, ein krampfhaft drückend ziehender Schmerz, als wenn man den Arm mit heftiger Bewegung angestrengt hätte, blofs bei Bewegung, doch mehr beim Ausstrecken, als beim Biegen.

In der rechten und linken Ellbogenbeuge und in beiden Knieen, ein drückend ziehend spannender Schmerz (unter allen Umständen), welcher nur bei starkem Draufdrücken auf einen Augenblick verschwindet, aber dann gleich wiederkehrt.

Am Innern des linken Vorderarms, ein krampfhaft drückend ziehender Schmerz.

In der Hüfte und dem Oberschenkel, eine lähmige Schwäche.

(Mehre Blüthchen am Schienbeine, brennenden
Schmerzes.)

45 Schmerz in der Ferse beim Auftreten, wie er-
böllt (anhaltend).
Beim Gehen in freier Luft, Mattigkeit und Hitze
über und über, ohne Schweifs und ängstlich, als
wollten ihm die Kleider zu enge werden.
Die Unfälle erneuern sich alle Mittage.
Unerträgliches Jücken, wie das Laufen eines Flohes
oder einer Laus, auf dem Kopfe und am ganzen
Körper.
Ein brennendes Jücken hie und da auf der Haut,
z. B. des Gesichts, der Hände u. s. w., was jedoch nicht zum Kratzen zwang.

50 Träume von Tagsbegebenheiten.
Aengstliche Träume; nach dem Aufwachen war er
noch so ängstlich, dafs er glaubte, es sei ihm wirklich so begegnet (n. 65 St.).
Nachmittags, Frost bis zum Schlafengehen; er konnte sich auch im Bette nicht erwärmen; Nachmitternachts, Schweifs.
Die Nacht im Bette, beim mindesten Aufheben und
Lüften der Decke, Fieberfrost am Oberkörper,
bei gehörigem Zudecken aber hatte er blofs natürliche Wärme (n 4 St.).
Vormittags, Hitze und Hitzgefühl am ganzen Körper, doch weniger am Kopfe, ohne Durst, mit
Schweifse blofs am Unterleibe und etwas an der
Brust.

55 (In der Zufriedenheit ist sie ausgelassen lustig, ge-
räth aber gleich über eine Kleinigkeit in langes
Weinen.)
Mifsmüthig.

Beobachtungen Andrer.

Schwindelanfälle; er kann sich nicht recht besinnen; auch beim Sitzen und Nachdenken (n. ½ St.) (*W. Grofs*, in einem Aufsatze).
Dümmlichkeit im Kopfe (*Grofs*, a. a. O.).
Er ist stets in einer Art von Trunkenheit; er weifs nicht, wie ihm ist (*C. Franz*, in einem Aufsatze).
Gefühl von Düsterheit im Kopfe, als wenn Rauch im Gehirne wäre (*Fr. Meyer*, in einem Aufsatze).

(5) Aus Druck und Ziehen zusammengesetzte Empfindung im Kopfe, über dem rechten Ohre, nach hinten zu (n. 4 St.) (*Grofs*, a. a. O.).
In der linken Schläfe, ungeheurer Schmerz, aus Drücken und Reifsen zusammengesetzt (n. 5 St.) (*Grofs*, a. a. O.).
Reifsen in der linken Schläfe (*Grofs*, a. a. O.).
Reifsen wie im Knochen der linken Schläfe und über dem linken Warzenfortsatze (*Ferd. Adolph Haynel*, in einem Aufsatze).
Ziehender Schmerz vom Hinterhauptbeine an bis zur Mitte des Stirnknochens, in krummer Richtung über das rechte Schläfebein, äufserlich (*E. Theod. Herrmann*, in einem Aufsatze).

(10) **Drückend reifsender Schmerz am linken und rechten Schläfebeine, durch Berührung vermehrt** (*Herrmann*, a. a. O.).
Klemmender Druck an der rechten Schläfe, mit taktmäfsigen, scharfen Stichen nach innen (n. 5 Tagen) (*W. E. Wislicenus*, in einem Aufsatze).
Schneidende Stiche wie im Knochen oder auf der Oberfläche des Gehirns, gleich vor dem linken Ohre nach vorne zu (*Haynel*, a. a. O.).
Drückender Schmerz an den Schläfebeinen, äufserlich (*Hartmann*, a. a. O.).
Drückender Schmerz auf den beiden Scheitelbeinen, äufserlich (*Herrmann*, a. a. O.).

(15) Drückender Schmerz am linken Scheitelbeine, äufserlich (*Herrmann*, a. a. O.).
Ein geringer Druck am Kopfe macht Wundheitsschmerz (*Franz*, a. a. O.).

Beobachtungen Andrer.

Leiser, rieselnder Schauder über den rechten Theil des behaarten Kopfs (*Haynel*, a. a. O.).

Drückendes Kopfweh in der Stirne über den Augenbrauen (n. 2 St.) (*Wislicenus*, a. a. O.).

Drückend reifsendes Kopfweh im linken Stirnhügel (n. 6 St.) (*Grofs*, a. a. O.).

(20) Drückend reifsendes Kopfweh unter dem linken Stirnhügel, wobei auch der Augapfel zusammengedrückt zu seyn scheint (*Grofs*, a. a. O.).

Absetzende, bohrende Schmerzen vorn an der linken Stirnseite, den ganzen Tag, die sich Abends nach dem Niederlegen noch verstärkten (n. 7 St.) (*Chr. Fr. Langhammer*, in einem Aufsatze).

Schmerzhaftes, nagendes Drücken auf den Gesichtsknochen rechter Seite, am stärksten auf dem Wangenbeine (n. 1 St.) (*Wislicenus*, a. a. O.).

Reifsen am linken Jochbeine (*Herrmann*, a. a. O.).

Feiner, ziehender Schmerz in den Gesichtsmuskeln, vorzüglich an den Wangenbeinen (*Wislicenus*, a. a. O.).

(25) Feine, schmerzhafte Stiche am rechten Wangenbeine (*Wislicenus*, a. a. O.).

Schneidende Stiche vom innern linken Ohre bis in's Gehirn.

Empfindung im rechten Ohre, als wenn es verstopft wäre.

Ueber dem linken Ohre, auf einer kleinen Stelle, drückendes Reifsen (n. 12 St.) (*Grofs*, a. a. O.).

Fressendes Jücken an den Ohrläppchen beider Ohren, früh; nach dem Aufstehen (n. 24 St.) (*Grofs*, a. a. O.).

(30) Von der Vertiefung unter dem rechten Ohrläppchen bis zur Backenhaut hin, ein ziehender Schmerz, der sich bis in die untere Kinnlade erstreckt, als wäre er in der Beinhaut (*Franz*, a. a. O.).

Beim Kauen, schneidende Empfindung nach der Ohrdrüse hin, wie nach dem Genufs einer scharfen Säure, in der Eustachschen Röhre (*Franz*, a. a. O.).

(Ein Schneidezahn schmerzte, da er vorwärts gedrückt ward) (n. 5 St.) (*Wislicenus*, a. a. O.).

Beobachtungen Andrer.

An der äufsern Seite des Halses, links, Drücken, beim Gehen im Freien (*Franz*, a. a. O.).

Schneidende Stiche unter der rechten Unterkinnlade, wie in der Drüse, nach innen zu (*Haynel*, a. a. O.).

(35) **Die Gegend der Unterkieferdrüsen am Halse ist geschwollen, und dadurch der Hals wie steif und spannt bei Bewegung; zugleich ist das Schlingen wie durch innere Verschwellung des Halses erschwert, und er mufs jeden Bissen mit Gewalt durch den Schlund drücken** (n. 48 St.) (*Wislicenus*, a. a. O.).

Trockenheitsgefühl der Zunge, die jedoch feucht ist (*Franz*, a. a. O.).

Wundheit und Rohheit im Halse beim Ausathmen und Schlingen (*Franz*, a. a. O.).

Rauh und kratzig im Schlunde, den ganzen Tag anhaltend (*Haynel*, a. a. O.).

Am Gaumenvorhange, eine kratzende Empfindung, als ob ein rauher Körper da angeklebt wäre, nicht eben schmerzhaft, aber widrig, bei leerem Schlingen fühlbarer, als beim Herabschlucken eines Bissens, doch beständig bemerkbar und zum Hinterschlingen des Speichels nöthigend; nach mehren Stunden senkt sich diefs Gefühl tiefer in den Rachen herab (*Franz*, a. a. O.).

(40) Beim Gähnen, ein schmerzhaftes Spannen im Rachen, wie von einer Geschwulst (*Grofs*, a. a. O.).

Der Zusammenflufs des zähen Speichels im Munde erschwert ihm das Reden (*Franz*, a. a. O.).

Zusammenflufs des Speichels im Munde, mit schauderartigem Schütteln (*Franz*, a. a. O.).

Zäher, grauer, gallertartiger Schleim im Rachen, der sich durch Raksen ganz leicht auswerfen läfst, früh (*Grofs*, a. a. O.).

Gleichgültigkeit gegen Speise, und er ist gleich satt (*Franz*, a. a. O.).

(45) **Der Frühhunger verschwindet** (*Franz*, a. a. O.).

Beobachtungen Andrer.

Sehr starker Appetit (n. 40 St.) (*Grofs.*, a. a. O.).

Bei vollem Magen immer noch sehr starker Appetit (*Grofs*, a. a. O.).

Ungeheurer, durch Essen nicht zu tilgender, nagender Hunger, den ganzen Tag. Später konnte er mehre Tage nur kurze Zeit durch Essen getilgt werden (*Haynel*, a. a. O.).

Gefühl, dem Soodbrennen ähnlich (n. 1½ St.) (*Meyer*, a. a. O.).

(50) Schlucksen beim (gewohnten) Tabakrauchen (n. 1¼ St.) (*Langhammer*, a. a. O.).

Fast ununterbrochne Wapplichkeit und Uebelkeit (*Franz*, a. a. O.).

Brecherlichkeitsgefühl im Halse, und gleich hernach Hitze über und über, am meisten aber am Kopfe, mit Röthe des Gesichts, ohne Durst (n. ½ St.) (*Meyer*, a. a. O.).

Ein Würgen, wodurch eine bittre, scharfe, übelschmeckende Feuchtigkeit aus dem Magen bis in den Mund gebracht wird, wonach eine kratzige, scharrige, sehr brennende Empfindung in der Kehle anhaltend zurückbleibt (Sood) (n. 8 St.) (*Grofs*, a. a. O.).

Drücken in der Herzgrube (*Franz*, a. a. O.).

(55) Kneipen über dem Magen herüber und im linken Hypochonder (*Franz*, a. a. O.).

Nachdem er angefangen hat zu essen, entsteht ein ungeheures Drücken aus dem Unterbauche nach der Schaambeingegend zu, dafs sich beim Einathmen verschlimmert und durch Aufstehen vom Sitze erleichtert wird (*Grofs*, a. a. O.).

Lautes Getöse im Unterleibe, links, wie das Quaken junger Frösche (n. ¾ St.) (*Langhammer*, a. a. O.).

Bauchweh, wie bei Durchfall (*Franz*, a. a. O.).

Schneiden, innerlich, quer durch den Unterleib (*Franz*, a. a. O.).

(60) Zusammenziehen der Bauchmuskeln beim Gehen, und Anspannung in denselben, dafs er vorwärts gebeugt gehen mufs (*Franz*, a. a. O.).

Blattsilber.

Beobachtungen Andrer.

In den Bauchmuskeln neben der letzten wahren Rihbe, scharfe Stiche von innen heraus, welche sich in ein feines Kneipen endigen und durch Reiben etwas nachlassen (n. 60 St.) (*Wislicenus*, a. a. O.).

Ein bohrender Schmerz am rechten Unterbauche, gleich über dem Schoofse (n. 34 St.) (*Langhammer*, a. a. O.).

Stechendes Schneiden auf beiden Seiten in der Gegend des Bauchrings (n. $3\frac{1}{2}$ St) (*Haynel*, a. a. O.).

In der linken Schoofsbiegung, Empfindung von Anspannen der Flechse (des Lendenmuskels), welche beim Draufdrücken wie zerschlagen schmerzt (*Franz*, a. a. O.).

(65) Pressen im Unterbauche bei dem ziemlich weichen Stuhlgange, und auch noch nachher (n. 72 St.) (*Wislicenus*, a. a. O.).

Oefterer (nie vergeblicher) Drang zum Stuhle im untern Theile des Mastdarms, und Abgang wenigen, weichen Stuhls (n. $2\frac{1}{2}$ St.) mehre Tage anhaltend.

Nach dem Mittagsessen, Stuhlgang, welcher sehr trocken und sandig ist, aber doch ohne Mühe abgeht (n. 8 St.) (*Franz*, a. a. O.).

Sehr öfteres Uriniren (n. 6 St.) (*Grofs*, a. a. O.).

Oefterer Harndrang und reichlicher Urinabgang, mehre Stunden über (n. 2 St.) (*Langhammer*, a. a. O.).

(70) Nachts, Pollutionen, ohne geile Träume (*Langhammer*, a. a. O.).

Ein Schmerz im linken Hoden, wie nach einer Quetschung (n. 49 St.) (*Langhammer*, a. a. O.).

* * *

Reiz in der Nase, wie zum Schnupfen (n. 1 St.) (*Meyer*, a. a. O.).

Die Nase ist in beiden Nasenlöchern ganz vorne wie verstopft, und es beifst im linken Nasenloche (*Franz*, a. a. O.).

Beobachtungen Andrer.

Fliefsender Schnupfen; die Nase ist stets voll Schleim (*Grofs*, a. a. O.).

(75) Ungeheurer Fliefsschnupfen mit öfterm Niefsen, zwei Tage lang (*Haynel*, a. a. O.).

Arger Fliefsschnupfen, ohne Niefsen (n. 10 St.) (*Langhammer*, a. a. O.).

Durch Lachen wird Schleim in der Luftröhre erregt und Husten hervorgebracht (*Franz*, a. a. O.).

Schleim auf der Brust und Auswurf-Husten (n. 26 St.) (*Langhammer*, a. a. O.).

Beim Treppensteigen und Bücken kommt Schleim in die Luftröhre, der durch einen einzigen Hustenstofs ausgeworfen wird (*Franz*, a. a. O.).

(80) Beim Bücken kommt Schleim in die Luftröhre, der durch einen einzigen Hustenstofs ausgeworfen wird (*Franz*, a. a. O.).

Früh nach dem Aufstehn aus dem Bette, ein reizendes Hüsteln, ohne Auswurf (n. 48 St.) (*Langhammer*, a. a. O.).

Stumpfes, in ein Stechen übergehendes Schneiden steigt in der Luftröhre heran und zwingt zu einem Husten von zwei, drei Stöfsen, und dauert auch nach demselben noch einige Zeit fort; der Husten bringt wässerigen Auswurf, welcher den Hustenreiz nicht wegnimmt (n. 24 St.) (*Franz*, a. a. O.).

In der rechten Brust, von innen heraus, ein fast minutenlanger, so heftiger Stich, dafs er weder ein- noch ausathmen konnte (im Sitzen) (n. 28 St.) (*Langhammer*, a. a. O.).

Feine Stiche innerhalb des obern Theils des Brustbeins, von innen heraus (n. 48 St.) (*Wislicenus*, a. a. O.).

(85) Scharfe Stiche auf der rechten Seite, neben der Brustwarze (*Herrmann*, a. a. O.).

Unter der rechten Brustwarze, ein Stechen, ohne Beziehung auf Ein- oder Ausathmen (*Grofs*, a. a. O.).

Reifsen unter der rechten Brustwarze (*Grofs*, a. a. O.).

Blattsilber.

Beobachtungen Andrer.

Nagendes Kratzen auf der linken Brustseite, in der Ruhe (*Wislicenus*, a. a. O.).

Klammschmerz auf der linken Brustseite, und wenn er vorüber ist, schmerzt die Stelle noch bei Berührung (n. 9 St.) (*Wislicenus*, a. a. O.).

(90) (Beklemmendes Brennen in der Gegend des Herzens) (*Haynel*, a. a. O.).

Gefühl von Druck und Beklemmung in der linken Brustseite über dem Herzen (n. 78 St.) (*Wislicenus*, a. a. O.).

Ein stechend klemmender Schmerz auf der linken Seite des Brustbeins, am stärksten beim vorgebogenen Sitzen, ohne Bezug auf Aus- oder Einathmen (n. 8 St.) (*Wislicenus*, a. a. O.).

Drückendes Stechen auf der rechten Brustseite und dem Brustbeine, nur bei sehr tiefem Einathmen etwas verstärkt (n. einigen Minuten) (*Wislicenus*, a. a. O.).

Beim tiefen Einathmen, unter der zweiten bis dritten rechten Ribbe, ein Fleck von der Gröfse eines Guldens, mit herausdrückendem Schmerze (*Haynel*, a. a. O.).

(95) Auf der rechten Brustseite, eine Stelle mit drückendem Schmerze, als würde da mit etwas Hartem auf die Ribbenknochen gedrückt (*Franz*, a. a. O.).

Heftiges Drücken mitten auf dem Brustbeine, innerlich, durch jede Bewegung, besonders durch Vorbücken und Wiederaufrichten sehr vermehrt (*Haynel*, a. a. O.).

Drückender Schmerz auf dem Brustbeine, äufserlich (*Herrmann*, a. a. O.).

Nadelstiche unter dem Schwerdknorpel des Brustbeins (*Herrmann*, a. a. O.).

Scharfe Stiche, rechts neben dem Griffe des Brustbeins (n. 3 St.) (*Herrmann*, a. a. O.).

(100) Scharfe Stiche zwischen der sechsten und siebenten wahren Ribbe rechter Seite, die sich beim Einathmen verstärkten (*Herrmann*, a. a. O.).

Stumpfe Stiche auf der linken Seite, unter den letzten falschen Ribben (*Herrmann*, a. a. O.).

Beobachtungen Andror.

Stumpfe Stiche unter der dritten wahren Ribbe linker Seite, beim Ein- und Ausathmen gleich (*Herrmann*, a. a. O.).

Langsam absetzende, stumpfe Stiche unter den Knorpeln der letzten wahren Ribben, links über der Herzgrube (Abends im Bette) (n. 31 St.) (*Grofs*, a. a. O.).

Starkes Schneiden in beiden Seiten an den untersten Ribben, von innen heraus, beim Tiefeinathmen, aufserdem nur schwach; bewegt er den Rumpf ohne einzuathmen, so fühlt er keine Verstärkung, wohl aber sogleich, als er den Athem einzieht (n. 10 St.). (*Wislicenus*, a. a. O.).

(105) Schneidende Stiche zu Ende der Ribben, rechts neben der Wirbelsäule, besonders beim Krümmen des Rückens (*Haynel*, a. a. O.).

Brennendes Stechen rechts im Kreuze, beim Sitzen, beim Aufstehen und beim Draufdrücken macht diese Stelle blofs einen brennenden Schmerz und sticht nicht mehr (*Franz*, a. a. O.).

Ziehen auf der rechten Seite des hintern Beckenumfangs und im Kreuze (n. $\frac{1}{4}$ St.) (*Grofs*, a. a. O.).

Empfindung, als wäre das Kreuz abgeschlagen (n. 24 St.) (*Grofs*, a. a. O.).

Das Kreuz schmerzt ihn sehr, wie zerschlagen (n. 36 St.) (*Grofs*, a. a. O.).

(110) Stumpfe Stiche am zweiten Lendenwirbel (*Herrmann*, a. a. O.).

Scharfes Drücken innerhalb der Schulterblätter (n. 1 St.) (*Wislicenus*, a. a. O.).

Am obern Theile des linken Schulterblattes, ungeheures Reifsen, im Sitzen, welches beim Aufstehen vom Sitze nachliefs (*Grofs*, a. a. O.).

Kriebeln, wie von Eingeschlafenheit, auf dem linken Schulterblatte (*Franz*, a. a. O.).

Reifsen auf der Schulterhöhe und am Kopfe des Schulterknochens (*Herrmann*, a. a. O.).

(115) Reifsen in der Pfanne am Schulterbeinkopfe, das sich bis in's Schlüsselbein erstreckt (*Herrmann*, a. a. O.).

Blattsilber.

Beobachtungen Andrer.

Bohrende Stiche in der rechten Achselhöhle, die bei Berührung nicht vergingen (n. 30 St.) (*Langhammer*, a. a. O.).

Drückendes Reifsen unterhalb des Schultergelenks (*Grofs*, a. a. O.).

Anhaltendes Kneipen auf dem rechten Oberarme (n. 1 St.) (*Wislicenus*, a. a. O.).

Reifsen im linken Oberarme (*Herrmann*, a. a. O.).

(120) Ein brennender, schnell vorübergehender Stich vorne in der Mitte des linken Oberarms (*Haynel*, a. a. O.).

Drückender Schmerz im Fleische des Oberarms, der sich durch Berührung vermehrt (*Herrmann*, a. a. O.).

Klamm in der Mitte des Oberarms beim Aufheben desselben; aufserdem nur wenig bemerklich (n. 10 St.) (*Wislicenus*, a. a. O.).

Lähmiges Gefühl in den Armen bei Bewegung, vorzüglich am Ellbogengelenke (n. 32 St.) (*Wislicenus*, a. a. O.).

Eine Art Lähmung des rechten Arms uud der Hand; sie sinkt nieder, und mit vieler Anstrengung kann er kaum schreiben (n. 3 St.) *Herrmann*, a. a. O.).

(125) Beim Einbiegen des Arms, ein Spannen äufserlich an der Ellbogenspitze (n. 1 St.) (*Wislicenus*, a. a. O.).

Brennen in der rechten Ellbogenspitze (n. 6 St.) (*Grofs*, a. a. O.).

In den Muskeln zwischen den Ellbogenknochen und der Speiche des linken Vorderarms, auf dem Rücken desselben, unweit dem Handwurzelknochen ein sehr starkes, drückendes Reifsen (n. 31 St.) (*Grofs*, a. a. O.).

Nicht lange anhaltendes, ruckweises Reifsen wie mitten im Knochen der Speiche erst des rechten, dann des linken Vorderarms, zuletzt im hintersten Gliede des rechten Mittelfingers, von Zeit zu Zeit wiederkehrend (*Haynel*, a. a. O.).

Spitzige, absetzende Stiche an der Speiche rechter Seite, mehr in den Muskeln (*Herrmann*, a. a. O.).

(130) Scharfer, anhaltender Stich hinter dem Handgelenke, am Anfange der Speiche (n. 6 St.) (*Wislicenus*, a. a. O.).

Beobachtungen Andrer.

Stechend jückendes Brennen unter der Haut an der innern Seite des linken Handgelenks (n. 32 St.) (*Wislicenus*, a. a. O.).

Ein Kitzel im rechten Handteller, der zum Kratzen nöthigte (n. 33 St.) (*Langhammer*, a. a. O.).

Klammartiges Ziehen im rechten Hand- und Fufsrücken (*Franz*, a. a. O.).

Drückendes Reifsen in den Handwurzelknochen beider Hände (*Grofs*, a. a. O.).

(135) Reifsend drückender Schmerz am Mittelhandknochen des Daumens und in den beiden hintersten Gliedern der grofsen Zehe des rechten und linken Fufses, durch Befühlen vermehrbar (*Herrmann*, a. a. O.).

Reifsen im hintersten Gliede des vierten Fingers linker Hand und demselben Mittelhandknochen, mit krampfhaftem Einwärtsziehen des Fingers, vorzüglich beim Zugreifen (*Haynel*, a. a. O.).

Ziehen im Gelenke der drei mittelsten Finger der linken Hand, bei Bewegung und Ruhe (*Herrmann*, a. a. O.).

Spannen und Ziehen im Schoofse unter dem Bauchringe, am linken Oberschenkel (*Franz*, a. a. O.).

Auf einer Stelle hinter der linken Hüfte, ein heftiger Schmerz, als wenn er stark darauf gefallen wäre, blofs bei Bewegung; Stehen erregte ihn nicht (n. 32 St.) (*Langhammer*, a. a. O.).

(140) Beim Laufen, wenn er mit dem linken fortgesetzten Fufse auftritt, ein schmerzliches, spitziges Drücken im rechten Hüftgelenke (*Grofs*, a. a. O.).

Beim Gehen, lähmige Schwäche im rechten Hüftgelenke, vorzüglich beim Nachziehen des Fufses, und Stiche daselbst beim Auftreten, was seinen Gang hinkend machte, bald vorübergehend (*Haynel*, a. a. O.).

Kriebelndes Summen im linken Oberschenkel, und Ziehen in den vordern Muskeln (*Franz*, a. a. O.).

Zucken und Palpitiren in mehren Muskelstellen, besonders am rechten Oberschenkel (*Grofs*, a. a. O.).

Gelindes Zucken an der Aussenseite des linken

Blattsilber.

Beobachtungen Andrer.

Kniees, nebst einem Gefühle, wie Glucksen, im Sitzen (sogleich) (*Wislicenus,* a. a. O.).

(145) Ueber dem linken Kniee, klammartiges Einschneiden auf beiden Seiten, wenn er sich nicht bewegt (n. 8 St.) (*Wislicenus,* a. a. O.).

Reifsende stumpfe Stiche über der linken Kniescheibe, in allen Lagen (*Haynel,* a. a. O.).

Im linken Kniegelenke, ein Reifsen, im Sitzen (n. 72 St) (*Grofs,* a. a. O).

Das Knie schmerzt wie zerschlagen, stärker im Sitzen, als beim Gehen (n. 1¼ St.) (*Wislicenus,* a. a. O.).

Die Kniee knicken oft beim Gehen zusammen (*Haynel,* a. a. O.).

(150) Drückender Schmerz im Kniegelenke und nach aufsen in den Muskeln des linken Beins, im Sitzen (*Herrmann,* a. a. O.).

Abends im Bette, brennend ätzende Stiche im linken Schienbeine, unweit des Kniees, so dafs er unwillkührlich mit dem Fufse zuckte (n. 17 St.) (*Haynel,* a. a. O.).

Klamm in der linken Wade, in der Ruhe am stärksten (n. 4 St.) (*Wislicenus,* a. a. O.).

Beim Herabsteigen der Treppen schmerzen die Wadenmuskeln, als wenn sie zu kurz wären (*Haynel,* a. a. O.).

Zerschlagenheitsschmerz in den Fufsgelenken und Klopfen darin, am stärksten beim Sitzen (n. 3 St.) (*Wislicenus,* a. a. O.).

(155) In den Fufsgelenken und in den untern Theilen der Unterschenkel, ein starkes Toben und dumpfes Pochen, wie von allzu grofser Ermüdung, nebst Krabbeln und Stichen auf der Haut der Unterschenkel, am schlimmsten in der Ruhe, bei Bewegung aber geringer (n. 14 St.) (*Wislicenus,* a. a. O.).

Im linken Fufsgelenke, eine Empfindung, als wäre der Fufs daselbst los, und als wenn sich die Gelenkkorpel nicht mehr berührten, beim Gehen (*Franz,* a. a. O.).

Beobachtungen Andrer.

Stechendes Schneiden in den äufsern Fufsköcheln, von innen heraus, beim Sitzen, fast gar nicht beim Gehen; am stärksten ist's, wenn man den Fufs auf eine schmale Leiste stützt (n. einigen St.) (*Wislicenus*, a. a. O.).

Reifsen in den Füfsen, bald auf der Fufssohle, bald auf dem Rücken des Fufses, bald in der Ferse, bald in den Zehen (vorzüglich in den hintersten Gelenken derselben), bald in den Fufsknochen, bald in den Mittelfufsknochen, welche Schmerzen sich nicht über den Fufsknöchel herauf erstreckten; nur selten ging weiter herauf ein flüchtig reifsender Schmerz (*Herrmann*, a. a. O.).

In der rechten Ferse und der Achillssenne, eine (etwas brennende) Empfindung von Eingeschlafenheit (*Franz*, a. a. O.).

(160) Absatzweise, heftiges Brennen im Hühnerauge, auch ohne äufsern Druck, 24 Stunden lang (*Wislicenus*, a. a. O.).

An den Enden der Röhrknochen, nahe über oder unter ihren Gelenken, an verschiednen Stellen des Körpers, ein drückendes Reifsen (n. 48 St.) (*Grofs*, a. a. O.).

Grofse Mattigkeit des Körpers, vorzüglich der Oberschenkel, im Sitzen und Gehen, mit Schläfrigkeit (n. 4 St.) (*Meyer*, a. a. O.).

Unbehaglichkeit, Trägheit in allen Gliedern (*Grofs*, a. a. O.).

Frost im Rücken und von unten bis über die Knöchel der Füfse, wo er gegen 2 Stunden anhielt und sehr empfindlich war; Gehen half nicht (n. 6½ St.) (*Haynel*, a. a. O.).

(165) **Schauder durch den ganzen Körper** (n. 1½ St.) (*Langhammer*, a. a. O.).

Abends im Bette, schneller Puls mit Durste (n. 11 St.) (*Meyer*, a. a. O.).

Gröfsere Heiterkeit des Gemüths und Aufgelegtheit zu sprechen, den ganzen Tag über (n. 8 St.) (*Langhammer*,*) a. a. O.).

---

*) Heil-Nachwirkung.